全国中医药行业高等教育“十四五”规划教材
全国高等中医药院校规划教材（第十一版）

针灸治疗学

（新世纪第五版）

（供针灸推拿学、康复治疗学等专业用）

主　编　高树中　冀来喜

中国中医药出版社
·北　京·

图书在版编目（CIP）数据

针灸治疗学 / 高树中，冀来喜主编．—5 版．—北
京：中国中医药出版社，2021.6（2024.5 重印）
全国中医药行业高等教育“十四五”规划教材
ISBN 978-7-5132-6809-7

Ⅰ．①针…　Ⅱ．①高…　②冀…　Ⅲ．①针灸疗法－中
医学院－教材　Ⅳ．① R245

中国版本图书馆 CIP 数据核字（2021）第 052100 号

融合出版数字化资源服务说明

全国中医药行业高等教育“十四五”规划教材为融合教材，各教材相关数字化资源（电子教材、PPT 课件、视频、复习思考题等）在全国中医药行业教育云平台“医开讲”发布。

资源访问说明

扫描右方二维码下载“医开讲 APP”或到“医开讲网站”（网址：www.e-lesson.cn）注册登录，输入封底“序列号”进行账号绑定后即可访问相关数字化资源（注意：序列号只可绑定一个账号，为避免不必要的损失，请您刮开序列号立即进行账号绑定激活）。

资源下载说明

本书有配套 PPT 课件，供教师下载使用，请到“医开讲网站”（网址：www.e-lesson.cn）认证教师身份后，搜索书名进入具体图书页面实现下载。

中国中医药出版社出版
北京经济技术开发区科创十三街 31 号院二区 8 号楼
邮政编码　100176
传真　010-64405721
山东润声印务有限公司印刷
各地新华书店经销

开本 889×1194　1/16　印张 14　字数 375 千字
2021 年 6 月第 5 版　2024 年 5 月第 5 次印刷
书号　ISBN 978-7-5132-6809-7

定价　54.00 元
网址　www.cptcm.com

服务热线　010-64405510　微信服务号　zgzyycbs
购书热线　010-89535836　微商城网址　https://kdt.im/LIdUGr
维权打假　010-64405753　天猫旗舰店网址　https://zgzyycbs.tmall.com

如有印装质量问题请与本社出版部联系（010-64405510）

全国中医药行业高等教育“十四五”规划教材
全国高等中医药院校规划教材（第十一版）

《针灸治疗学》编委会

主　编

高树中（山东中医药大学）　　冀来喜（山西中医药大学）

副主编

赵吉平（北京中医药大学）　　符文彬（广州中医药大学）
张　虹（成都中医药大学）　　陈泽林（天津中医药大学）
付　勇（江西中医药大学）　　尹洪娜（黑龙江中医药大学）

编　委（按姓氏笔画排序）

王　威（辽宁中医药大学）　　王海军（山西中医药大学）
衣华强（山东中医药大学）　　孙建华（南京中医药大学）
李　彬（首都医科大学）　　李永峰（陕西中医药大学）
杨晓波（中国医科大学）　　吴毅明（河南中医药大学）
张小珊（贵州中医药大学）　　张会珍（河北中医学院）
林　栋（福建中医药大学）　　周仲瑜（湖北中医药大学）
赵仓焕（暨南大学）　　施　静（云南中医药大学）
娄必丹（湖南中医药大学）　　黄学勇（安徽中医药大学）
董国娟（长春中医药大学）

《针灸治疗学》融合出版数字化资源编创委员会

主　编

高树中（山东中医药大学）
冀来喜（山西中医药大学）

副主编

赵吉平（北京中医药大学）
符文彬（广州中医药大学）
张　虹（成都中医药大学）
陈泽林（天津中医药大学）
付　勇（江西中医药大学）
尹洪娜（黑龙江中医药大学）

编　委（按姓氏笔画排序）

王　威（辽宁中医药大学）
王海军（山西中医药大学）
衣华强（山东中医药大学）
孙建华（南京中医药大学）
李　彬（首都医科大学）
李永峰（陕西中医药大学）
杨晓波（中国医科大学）
吴毅明（河南中医药大学）
张小珊（贵州中医药大学）
张会珍（河北中医学院）
林　栋（福建中医药大学）
周仲瑜（湖北中医药大学）
赵仓焕（暨南大学）
施　静（云南中医药大学）
娄必丹（湖南中医药大学）
黄学勇（安徽中医药大学）
董国娟（长春中医药大学）

专家指导委员会

编审专家组

组　长

余艳红（国家卫生健康委员会党组成员，国家中医药管理局党组书记、局长）

副组长

张伯礼（天津中医药大学教授、中国工程院院士、国医大师）
秦怀金（国家中医药管理局副局长、党组成员）

组　员

陆建伟（国家中医药管理局人事教育司司长）
严世芸（上海中医药大学教授、国医大师）
吴勉华（南京中医药大学教授）
匡海学（黑龙江中医药大学教授）
刘红宁（江西中医药大学教授）
翟双庆（北京中医药大学教授）
胡鸿毅（上海中医药大学教授）
余曙光（成都中医药大学教授）
周桂桐（天津中医药大学教授）
石　岩（辽宁中医药大学教授）
黄必胜（湖北中医药大学教授）

前 言

为全面贯彻《中共中央 国务院关于促进中医药传承创新发展的意见》和全国中医药大会精神，落实《国务院办公厅关于加快医学教育创新发展的指导意见》《教育部 国家卫生健康委 国家中医药管理局关于深化医教协同进一步推动中医药教育改革与高质量发展的实施意见》，紧密对接新医科建设对中医药教育改革的新要求和中医药传承创新发展对人才培养的新需求，国家中医药管理局教材办公室（以下简称“教材办”）、中国中医药出版社在国家中医药管理局领导下，在教育部高等学校中医学类、中药学类、中西医结合类专业教学指导委员会及全国中医药行业高等教育规划教材专家指导委员会指导下，对全国中医药行业高等教育“十三五”规划教材进行综合评价，研究制定《全国中医药行业高等教育“十四五”规划教材建设方案》，并全面组织实施。鉴于全国中医药行业主管部门主持编写的全国高等中医药院校规划教材目前已出版十版，为体现其系统性和传承性，本套教材称为第十一版。

本套教材建设，坚持问题导向、目标导向、需求导向，结合“十三五”规划教材综合评价中发现的问题和收集的意见建议，对教材建设知识体系、结构安排等进行系统整体优化，进一步加强顶层设计和组织管理，坚持立德树人根本任务，力求构建适应中医药教育教学改革需求的教材体系，更好地服务院校人才培养和学科专业建设，促进中医药教育创新发展。

本套教材建设过程中，教材办聘请中医学、中药学、针灸推拿学三个专业的权威专家组成编审专家组，参与主编确定，提出指导意见，审查编写质量。特别是对核心示范教材建设加强了组织管理，成立了专门评价专家组，全程指导教材建设，确保教材质量。

本套教材具有以下特点：

1.坚持立德树人，融入课程思政内容

将党的二十大精神进教材，把立德树人贯穿教材建设全过程、各方面，体现课程思政建设新要求，发挥中医药文化育人优势，促进中医药人文教育与专业教育有机融合，指导学生树立正确世界观、人生观、价值观，帮助学生立大志、明大德、成大才、担大任，坚定信念信心，努力成为堪当民族复兴重任的时代新人。

2.优化知识结构，强化中医思维培养

在“十三五”规划教材知识架构基础上，进一步整合优化学科知识结构体系，减少不同学科教材间相同知识内容交叉重复，增强教材知识结构的系统性、完整性。强化中医思维培养，突出中医思维在教材编写中的主导作用，注重中医经典内容编写，在《内经》《伤寒论》等经典课程中更加突出重点，同时更加强化经典与临床的融合，增强中医经典的临床运用，帮助学生筑牢中医经典基础，逐步形成中医思维。

3.突出“三基五性”，注重内容严谨准确

坚持“以本为本”，更加突出教材的“三基五性”，即基本知识、基本理论、基本技能，思想性、科学性、先进性、启发性、适用性。注重名词术语统一，概念准确，表述科学严谨，知识点结合完备，内容精炼完整。教材编写综合考虑学科的分化、交叉，既充分体现不同学科自身特点，又注意各学科之间的有机衔接；注重理论与临床实践结合，与医师规范化培训、医师资格考试接轨。

4.强化精品意识，建设行业示范教材

遴选行业权威专家，吸纳一线优秀教师，组建经验丰富、专业精湛、治学严谨、作风扎实的高水平编写团队，将精品意识和质量意识贯穿教材建设始终，严格编审把关，确保教材编写质量。特别是对32门核心示范教材建设，更加强调知识体系架构建设，紧密结合国家精品课程、一流学科、一流专业建设，提高编写标准和要求，着力推出一批高质量的核心示范教材。

5.加强数字化建设，丰富拓展教材内容

为适应新型出版业态，充分借助现代信息技术，在纸质教材基础上，强化数字化教材开发建设，对全国中医药行业教育云平台“医开讲”进行了升级改造，融入了更多更实用的数字化教学素材，如精品视频、复习思考题、AR/VR等，对纸质教材内容进行拓展和延伸，更好地服务教师线上教学和学生线下自主学习，满足中医药教育教学需要。

本套教材的建设，凝聚了全国中医药行业高等教育工作者的集体智慧，体现了中医药行业齐心协力、求真务实、精益求精的工作作风，谨此向有关单位和个人致以衷心的感谢！

尽管所有组织者与编写者竭尽心智，精益求精，本套教材仍有进一步提升空间，敬请广大师生提出宝贵意见和建议，以便不断修订完善。

国家中医药管理局教材办公室

中国中医药出版社有限公司

2023年6月

编写说明

为全面贯彻《中共中央 国务院关于促进中医药传承创新发展的意见》和全国中医药大会精神，落实《国务院办公厅关于加快医学教育创新发展的指导意见》《教育部 国家卫生健康委 国家中医药管理局关于深化医教协同进一步推动中医药教育改革与高质量发展的实施意见》，紧密对接新医科建设对中医药教育改革的新要求和中医药传承创新发展对人才培养的新需求，国家中医药管理局教材办公室（以下简称“教材办”）、中国中医药出版社在国家中医药管理局领导下，在教育部高等学校中医学类、中药学类、中西医结合类专业教学指导委员会及全国中医药行业高等教育规划教材专家指导委员会指导下，对全国中医药行业高等教育“十三五”规划教材进行综合评价，研究制定《全国中医药行业高等教育“十四五”规划教材建设方案》，并全面组织实施。鉴于全国中医药行业主管部门主持编写的全国高等中医药院校规划教材目前已出版十版，为体现其系统性和传承性，本套教材称为第十一版。

本套教材建设，坚持问题导向、目标导向、需求导向，结合“十三五”规划教材综合评价中发现的问题和收集的意见建议，对教材建设知识体系、结构安排等进行系统整体优化，进一步加强顶层设计和组织管理，坚持立德树人根本任务，力求构建适应中医药教育教学改革需求的教材体系，更好地服务院校人才培养和学科专业建设，促进中医药教育创新发展。

本套教材建设过程中，教材办聘请中医学、中药学、针灸推拿学三个专业的权威专家组成编审专家组，参与主编确定，提出指导意见，审查编写质量。特别是对核心示范教材建设加强了组织管理，成立了专门评价专家组，全程指导教材建设，确保教材质量。

本套教材具有以下特点：

1.坚持立德树人，融入课程思政内容

将党的二十大精神进教材，把立德树人贯穿教材建设全过程、各方面，体现课程思政建设新要求，发挥中医药文化育人优势，促进中医药人文教育与专业教育有机融合，指导学生树立正确世界观、人生观、价值观，帮助学生立大志、明大德、成大才、担大任，坚定信念信心，努力成为堪当民族复兴重任的时代新人。

2.优化知识结构，强化中医思维培养

在“十三五”规划教材知识架构基础上，进一步整合优化学科知识结构体系，减少不同学科教材间相同知识内容交叉重复，增强教材知识结构的系统性、完整性。强化中医思维培养，突出中医思维在教材编写中的主导作用，注重中医经典内容编写，在《内经》《伤寒论》等经典课程中更加突出重点，同时更加强化经典与临床的融合，增强中医经典的临床运用，帮助学生筑牢中医经典基础，逐步形成中医思维。

3.突出“三基五性”，注重内容严谨准确

坚持“以本为本”，更加突出教材的“三基五性”，即基本知识、基本理论、基本技能，思想性、科学性、先进性、启发性、适用性。注重名词术语统一，概念准确，表述科学严谨，知识点结合完备，内容精炼完整。教材编写综合考虑学科的分化、交叉，既充分体现不同学科自身特点，又注意各学科之间的有机衔接；注重理论与临床实践结合，与医师规范化培训、医师资格考试接轨。

4.强化精品意识，建设行业示范教材

遴选行业权威专家，吸纳一线优秀教师，组建经验丰富、专业精湛、治学严谨、作风扎实的高水平编写团队，将精品意识和质量意识贯穿教材建设始终，严格编审把关，确保教材编写质量。特别是对32门核心示范教材建设，更加强调知识体系架构建设，紧密结合国家精品课程、一流学科、一流专业建设，提高编写标准和要求，着力推出一批高质量的核心示范教材。

5.加强数字化建设，丰富拓展教材内容

为适应新型出版业态，充分借助现代信息技术，在纸质教材基础上，强化数字化教材开发建设，对全国中医药行业教育云平台“医开讲”进行了升级改造，融入了更多更实用的数字化教学素材，如精品视频、复习思考题、AR/VR等，对纸质教材内容进行拓展和延伸，更好地服务教师线上教学和学生线下自主学习，满足中医药教育教学需要。

本套教材的建设，凝聚了全国中医药行业高等教育工作者的集体智慧，体现了中医药行业齐心协力、求真务实、精益求精的工作作风，谨此向有关单位和个人致以衷心的感谢！

尽管所有组织者与编写者竭尽心智，精益求精，本套教材仍有进一步提升空间，敬请广大师生提出宝贵意见和建议，以便不断修订完善。

国家中医药管理局教材办公室

中国中医药出版社有限公司

2023年6月

目 录

扫一扫，查阅本书数字资源

上篇
总　论

针灸治疗学是在中医理论指导下，运用经络腧穴理论和刺灸方法以防治疾病的一门临床学科。具体而言，就是运用“四诊”诊察疾病以获取病情资料，以经络辨证为特色，结合脏腑及八纲辨证等方法，对临床上各种不同的证候进行分析归纳，以明确疾病的病因、病位、病机及标本缓急，在此基础上进行相应的配穴处方，依方施术（或针，或灸，或针灸并用，或补，或泻，或平补平泻，或补泻兼施），以通经脉，行气血，调脏腑，和阴阳，从而达到治疗疾病的目的。

第一章

针灸治疗原则

扫一扫，查阅本章数字资源，含PPT、音视频、图片等

针灸治疗原则就是针灸治疗疾病时所必须遵循的基本法则，是确立治疗方法的基础。《灵枢·官能》说："用针之服，必有法则。"针灸治疗的病种众多，针灸方法也多种多样，所以从总体上把握针灸治疗原则具有执简驭繁的重要意义。针灸治疗原则可概括为治神守气、补虚泻实、清热温寒、治标治本和三因制宜。

一、治神守气

治神守气是充分调动医者、患者双方积极性的关键措施。医者的治神守气、患者的意守感传，往往对诱发经气、加速气至、促进气行和气至病所起到决定性的作用。其中医者应端正医疗作风，认真操作，潜心尽意，正神守气；患者应正确对待疾病，配合治疗，安神定志，意守感传。治神守气既能更好地发挥针灸疗法的作用，提高治疗效果，又能有效地防止针灸意外事故的发生。

（一）治神

中医学的"神"是指整个人体机能活动的外在表现，是对人的精神意识、思维活动以及脏腑、气血、津液外在表现的概括。治神是要求医者在针刺治疗中掌握和重视患者的精神状态和机体变化，主要包括两方面：一是在针灸操作过程中，医者专一其神，意守神气，患者神情安定，意守感传；二是指在施治前后注重调治患者的精神状态。治神对于针刺操作手法是否成功、针刺疗效能否提高都有其重要意义。

《素问·宝命全形论》记载的"凡刺之真，必先治神"及《灵枢·官能》记载的"用针之要，勿忘其神"，意在强调治神在针刺中的重要性，旨在表明"治神"是针刺施治的基础和前提，在针刺治疗中居重要地位。《灵枢·九针十二原》记载的"粗守形，上守神"也强调了"治神"在针刺治病过程中的重要性。精神因素在针灸临床治疗中与医患双方都有密切关系。

（二）守气

气，主要指经气。守气，意即守住所得之气。主要包括两方面：一是要求医者仔细体察针下感应，并根据患者的变化及时施以手法，主要体现在行针过程中要专心致志，做到"神在秋毫，意属病者"，一旦针下气至，就要"密意守气"，做到"如临深渊，手如握虎"；二是要求患者专心体会针刺感应，配合医者治疗，促使气至病所，达到治疗目的。

在这些因素中，医者的治神守气，往往对诱发经气、加速气至、促进气行和气至病所起到决定性的作用。患者的意守感传，亦能为守气打下良好的基础。如能在医者进针、行针过程中配合做呼吸运动，其意守感传的效果会更好。

二、补虚泻实

补虚泻实即扶正祛邪。《素问·通评虚实论》说："邪气盛则实，精气夺则虚。"其中，"虚"指正气不足，"实"指邪气有余。补虚就是扶助正气，泻实就是祛除邪气。疾病有虚实，针灸分补泻，如《灵枢·九针十二原》说："凡用针者，虚则实之，满则泻之，菀陈则除之，邪盛则虚之……虚实之要，九针最妙，补泻之时，以针为之。"《灵枢·经脉》亦言："盛则泻之，虚则补之……陷下则灸之，不盛不虚以经取之。"

（一）虚则补之

"虚则补之""虚则实之"，意即治疗虚证用补法，适用于治疗各种虚弱性病证，如精神倦怠，肢软乏力，心悸气短，语声低微，自汗盗汗，面色苍白，形体消瘦，大便溏泄，遗尿或尿频，或肌肉萎缩，肢体瘫痪等。

临床上应用补法应注意以下几点：一是针灸方法的选择，针和灸皆可补可泻，但两者比较而言，针偏于泻，灸偏于补，故凡虚证（除阴虚外）皆可加灸。二是针灸补泻手法的选择，虚证当用补法：偏于阳虚、气虚，针用补法，或用灸补法；偏于阴虚、血虚，针用补法，血虚也可用灸补法，但阴虚一般不宜用灸法；阴阳两虚则灸补为上，如《灵枢·官能》所言："阴阳皆虚，火自当之。"此外，《灵枢·邪气脏腑病形》曰："诸小者，阴阳形气俱不足，勿取以针，而调以甘药也。"《灵枢·终始》也说："如此者弗灸。"指出对六部脉小、阴阳营卫气血皆严重不足的病证，针灸并非最好的治疗手段，当首先用甘味药物补益脾胃，以化生营卫气血，待营卫气血相对充足后再施以针灸。三是选用偏补的穴位，常取下腹部穴位，如神阙、气海、关元，及其他穴性偏补的穴位，如足三里、膏肓、命门、太溪等穴，对五脏虚证多用相应的背俞穴和原穴，也可用五输穴的生克补泻法选取相应的穴位。

（二）陷下则灸之

"陷下则灸之"之"陷下"，《黄帝内经》（以下简称《内经》）的本意主要有两个方面：一是指脉象，如《灵枢·九针十二原》说："凡将用针，必先诊脉，视气之剧易，乃可以治也。"此之"陷下"主要指脉象沉伏。对于《灵枢·禁服》所记载的"陷下者，脉血结于中，中有著血，血寒故宜灸之。"唐代王冰注曰："脉虚气少，故陷下也。"明代张介宾注曰："沉伏不起也。"故脉之"陷下"主要见于血寒或气虚之证。二是指穴位，如《灵枢·经脉》说："实则必见，虚则必下，视之不见，求之上下。"意思是说实证在相应的穴位可见隆起，虚证在相应的穴位可见下陷。

"陷下则灸之"本意是说对脉象沉伏不起，或穴位处有凹陷者皆宜用灸法。其内在的病机是血寒，或经气亏虚。临床常见脾虚者多在脾俞、足三里有凹陷或按之虚软；肾虚者多在肾俞、太溪有凹陷或按之虚软；元气不足者多在气海、关元有凹陷或按之虚软；清阳不升者多在百会有凹陷。临床上，此类病证都可以用灸法治疗。

（三）实则泻之

"满则泻之""盛则泻之""邪盛则虚之"，意即实证用泻法，适用于邪气盛的病证（实证），如胸闷、腹胀、便结、尿闭、高热、中暑、神昏、惊厥、抽搐，以及各种原因引起的剧痛等。

临床上用泻法应注意以下几点：一是针灸方法的选择，一般多针少灸，或不灸，除毫针外，三棱针、皮肤针也较为常用。二是针刺补泻手法的选择，实证当用泻法。《灵枢·寿夭刚柔》说：

"有刺营者，有刺卫者……刺营者出血，刺卫者出气。"所以对病在卫分的实证多用毫针浅刺出气，对病在营血的实证则必须刺后出血，以泻血分之邪。三是选用偏泻的穴位，多选用四肢末端和头面部的穴位，如十二井穴、十宣、水沟、耳尖、太阳等。

（四）菀陈则除之

"菀"同"瘀"，即瘀结、瘀滞之意。"陈"即"陈旧"，引申为时间长久，久病。"菀陈则除之"意即络脉瘀阻之类的病证用清除瘀血的刺血疗法，适用于病久入络，及跌仆损伤、毒蛇咬伤、丹毒、腱鞘囊肿等病证。

临床上运用刺血法应注意以下几点：一是针具的选择，一般多用三棱针或皮肤针，也可刺血后加拔罐。二是穴位的选择，一般多选局部络脉瘀阻处或反应点，及尺泽、委中、十二井、十宣等，如治疗痹证日久入络者，《灵枢·寿夭刚柔》说："久痹不去身者，视其血络，尽出其血。"再如痔疮，可挑刺腰骶部的反应点出血。

（五）不盛不虚以经取之

"不盛不虚"，《内经》的本意是指人迎脉与寸口脉大小相等（《内经》多以人迎脉和寸口脉大小的不同判别病在何经），说明其病与其他经脉无关，病在本经，如《灵枢·禁服》曰："不盛不虚以经取之，名曰经刺。"《难经·六十九难》曰："不盛不虚以经取之者，是正经自生病，不中他邪也，当自取其经，故言以经取之。"所以"不盛不虚以经取之"并不是指病证本身无虚实，而是指本经自病，不涉及其他的经络或脏腑而言。本经自病，自当取本经穴。

临床上应用"不盛不虚以经取之"应注意以下几点：一是如何辨病在本经，《内经》所记载的通过对比人迎脉、寸口脉大小的不同来辨别病在何经的方法已较少使用，但仍有深入研究的价值，现在临床一般根据经脉的循行及"是主……所生病""是动则病"来判定病在何经，可参见《经络腧穴学》。二是针刺补泻手法的选择，一般可用平补平泻手法。三是穴位的选取，一般以五输穴和原穴最为常用。

补虚泻实既是针灸治疗原则，又是针灸治病的重要方法，《灵枢·九针十二原》说："无实无虚，损不足而益有余，是谓甚病。"《灵枢·邪气脏腑病形》亦说："补泻反则病益笃。"都明确指出补泻不可误用，勿犯虚虚实实之戒。对虚实夹杂或本虚标实之证，针灸应补泻兼施。

三、清热温寒

寒与热是表示疾病性质的两条纲领。在诸多疾病的演变过程中，都会出现寒热的变化。外来之邪或属寒或属热，侵入机体后或从热化或从寒化，人体的机能状态可表现为亢进或不足，亢进则生热，不足则生寒。

"清热"就是热证用清法；"温寒"就是寒证用温法。《素问·至真要大论》云："寒者热之，热者寒之，温者清之，清者温之。"这是关于清热温寒治疗法则的最早记载。《灵枢·经脉》说："热则疾之，寒者留之。"这是针对热性病证和寒性病证制订的清热、温寒的针灸治疗原则。

（一）热则疾之

《灵枢·经脉》说："热则疾之。"《灵枢·九针十二原》亦云："刺诸热者，如以手探汤。""疾"与"急"相通，有快速针刺之义，"以手探汤"形象地描述了针刺手法的轻巧快速。"热则疾之"意即针灸治疗热证的原则是：浅刺疾出或点刺出血，手法宜轻而快，少留针或不留针，针用泻法。适用于各种热证的治疗，如发热、中暑、咽喉肿痛等病证。例如风热感冒，常取大椎、曲池、合谷、外关等穴浅刺疾出，即可达清热解表之目的。若伴有咽喉肿痛者，可用三棱针在少商、商阳点刺出血，以加强泻热、消肿、止痛的作用。

（二）寒则留之

《灵枢·经脉》说："寒则留之。"《灵枢·九针十二原》亦云："刺寒清者，如人不欲行。""留"有留针之义，"人不欲行"形象地描述针刺手法应深而久留。指出寒性病证的治疗原则是深刺而久留针，以达温经散寒的目的。主要适用于各种寒证的治疗，如风寒湿痹为患的肌肉、关节疼痛以及寒邪入里之证等。若寒邪在表，留于经络者，艾灸施治最为相宜；若寒邪在里，凝滞脏腑，则针刺应深而久留，或配合施行"烧山火"复式针刺手法，或加用艾灸，以温针法最为适宜。

在临床上热证与寒证的表现往往是错综复杂、变化多端的，如有表热里寒或表寒里热，有上热下寒或下热上寒等，所以清热温寒的治则应灵活掌握，若寒热相间，当温清并用。如素体阳虚又外感风热之证，既有发热、咽喉肿痛等风热表证，又有脘腹冷痛、大便泄泻等里寒证，则可外清手太阴、阳明表热，毫针浅刺曲池、合谷、列缺、外关、大椎等穴，内温足太阴、阳明之寒，取足三里、中脘等穴，针用补法或用灸法。

四、治标治本

"标""本"是一个相对的概念，在中医学中具有丰富的内涵，可以说明病变过程中各种矛盾的主次关系。例如，从正邪双方而言，正气为本，邪气为标；从病因与症状而论，病因为本，症状为标；从疾病的先后来看，旧病、原发病为本，新病、继发病为标。

《素问·标本病传论》云："病有标本，刺有逆从，奈何？……知标本者，万举万当，不知标本，是为妄行。"明确指出治标治本是重要的针灸治疗原则，强调了标本理论对指导针灸临床具有重要意义。对于如何治标与治本，《灵枢·病本》云："谨察间甚，以意调之，间者并行，甚者独行。"概而言之，治标治本的基本原则是：急则治标、缓则治本、标本同治。

（一）急则治标

急则治标就是当标病急于本病时，首先要治疗标病，这是特殊情况下采取的一种权宜之法，目的在于抢救生命或缓解患者的急迫症状，为治疗本病创造有利的条件。《灵枢·病本》曰："先病而后中满者，治其标……大小便不利，治其标。"例如，不论任何原因引起的昏迷，都应先针刺水沟，在患者恢复意识时再根据本病的情况选择相应的治疗；由于某些原因引起的小便潴留，应首先针刺中极、膀胱俞、水道、秩边、委阳，急利小便，然后再根据疾病的发生原因从本论治。

（二）缓则治本

在大多数情况下，治疗疾病都要坚持"治病求本"的原则。即正虚者固其本，邪盛者祛其邪；治其病因，症状可除；治其先病，后病可解。这就是"伏其所主，治其所因"的深刻含义。缓则治本尤其对于慢性病和急性病的恢复期有重要的指导意义。如肾阳虚引起的五更泄，泄泻为标，肾阳不足为本，治宜灸命门、肾俞、气海、关元以温补肾阳，肾阳得温则泄泻自止。再如脾胃虚弱、气血化生不足而引起的月经量少或闭经，月经量少或闭经为标，脾胃虚弱为本，治宜针灸足三里、三阴交、血海、脾俞以补益脾胃，脾胃和气血足，则月经自调。

（三）标本同治

当标病和本病处于俱重或俱缓的状态时，应当采取标本同治的方法。如体虚感冒，应当益气解表，其中益气为治本，解表为治标，宜补足三里、气海、关元，泻合谷、风池、列缺，以达到益气解表的目的。再如肾虚腰痛，治当补肾壮腰、通络止痛，可取肾俞、大钟补肾壮腰以治本，取阿是穴、委中通络止痛以治标。

五、三因制宜

“三因制宜”是指因人、因地、因时制宜，即根据治疗对象、季节（包括时辰）、地理环境等具体情况选择相应的治疗方法。

（一）因人制宜

因人制宜，即根据患者的性别、年龄、体质等不同特点而选择适宜的治疗方法，是确定治疗方案的决定性因素。人体由于性别、年龄不同，生理功能和病理特点也不相同，针刺治疗方法也有差别。如妇人以血为用，在治疗妇人病时要多考虑调理冲脉（血海）、任脉等。另外，患者个体差异更是决定针灸治疗方法的重要因素，如体质虚弱、皮肤薄嫩、对针灸较敏感者，针刺手法宜轻；体质强壮、皮肤粗厚、针感较迟钝者，针刺手法可重些。正如《灵枢·逆顺肥瘦》所言：“体质壮大，血气充盈，肤革坚固，因加以邪，刺此者，深而留之……婴儿者，其肉脆血少气弱，刺此者，以毫针，浅刺而疾发针，日再可也。”

（二）因地制宜

由于地理环境、气候条件不同，人体的生理功能、病理特点也有所区别，治疗应有差异。如在寒冷的地区，治疗多用温灸，而且应用壮数较多；在温热地区，应用灸法较少。正如《素问·异法方宜论》指出：“北方者……其地高陵居，风寒冰冽，其民乐野处而乳食，脏寒生满病，其治宜灸焫，南方者……其地下，水土弱，雾露之所聚也，其民嗜酸而食胕，故其民皆致理而赤色，其病挛痹，其治宜微针。”

（三）因时制宜

四时气候的变化对人体的生理功能和病理变化有一定影响。《难经·七十难》认为：“春夏者，阳气在上，人气亦在上，故当浅取之；秋冬者，阳气在下，人气亦在下，故当深取之。”春夏之季，阳气升发，人体气血趋向体表，病邪伤人多在浅表，多宜浅刺；秋冬之季，人体气血潜藏于内，病邪伤人多在深部，多宜深刺。所以在应用针灸治疗疾病时，考虑患病的季节和时辰有一定意义。子午流注针法就是根据人体气血流注盛衰与一日不同时辰的相应变化规律而创立。因时制宜还包括针对某些疾病的发作或加重规律而选择恰当的治疗时机。如精神疾患多在春季发作，故应在春季之前进行治疗；乳腺增生患者常在经前乳房胀痛较重，治疗也应在经前 1 周开始；针治疟疾则应“先发如食顷乃可以治，过之则失时也”。

第二章
针灸治疗作用

扫一扫，查阅本章数字资源，含PPT、音视频、图片等

针灸可以治疗内外妇儿五官等各科疾病，治疗作用也各不相同：如针灸可以治疗失眠，说明针灸有镇静安神作用；可以治疗各种疼痛，说明针灸有止痛作用；可以治疗咳喘，说明针灸有止咳平喘的作用。又如从西医学角度说，针灸可以治疗变态反应性疾病，说明针灸有抗过敏作用；可以治疗扁桃体炎、乳腺炎、阑尾炎等炎症，说明针灸有消炎作用。《灵枢·九针十二原》云："知其要者，一言而终。"概括地讲，针灸众多的治疗作用都是通过疏通经络、调和气血、调和阴阳而实现的。张景岳云："医道虽繁，可一言以蔽之，曰阴阳而已。"针灸的治疗作用虽多，也可用"通""调"两字来概括。"通"即疏通经络，"调"即调和气血（扶正祛邪）、调和阴阳。

一、疏通经络

经络"内属于腑脏，外络于肢节"，运行气血是其主要生理功能之一。经络功能正常时，气血运行通畅，脏腑器官、体表肌肤及四肢百骸得以濡养，发挥着"内溉脏腑，外濡腠理"的生理功能。

若经络功能失常，气血运行受阻，则会影响人体正常的生理功能，出现病理变化而引起疾病的发生。在发生疾病时，经络就成为传递病邪和反应病变的途径。《素问·皮部论》说："邪客于皮则腠理开，开则邪入客于络脉，络脉满则注于经脉，经脉满则舍于脏腑也。"这里明确指出，当外邪侵犯人体时，如果经脉功能失常，则病邪可以通过经络逐渐侵入内脏；反之，当内脏发生疾患时，可以通过经络在体表的一定部位有所反应，如出现压痛点、结节、皮肤颜色改变等。

针灸疏通经络作用就是可使瘀阻的经络通畅而发挥其正常生理功能，是针灸最基本和最直接的治疗作用。正如《灵枢·经脉》所言："经脉者，所以决死生，处百病，调虚实，不可不通。"《灵枢·刺节真邪》亦云："用针者，必先察其经络之实虚……一经上实下虚而不通者，此必有横络盛加于大经，令之不通，视而泻之，此所谓解结也。""解结"就是疏通经络的意思。

二、调和气血，扶正祛邪

气血是构成人体和维持人体生命活动的基本物质。人之生以气血为本，人之病无不伤及气血，而经络是运行气血的道路，穴位和经络也是邪气入侵和传变的重要部位与途径，此即《灵枢·九针十二原》所言之"神客在门"。《灵枢·小针解》释曰："神客者，正邪共会也。神者，正气也。客者，邪气也。在门者，邪循正气之所出入也。"针灸相关的经络、穴位，通过补虚泻实，既可以调和人体自身的气血，又可以祛除入侵的病邪，起到扶正祛邪的作用。所以，《灵枢·九针十二原》说："以微针通其经脉，调其血气，营其逆顺出入之会，令可传于后世。"

针灸治病不外乎扶助正气和祛除邪气两个方面，所以《灵枢·刺节真邪》说："用针之类，

在于调气。”《灵枢·终始》也说：“凡刺之道，气调而止。”对于邪气有余的实证，当用泻法以调气，邪去则气自调；对于正气不足的虚证，当用补法以调气，正气足则气自调。

针灸调和气血、扶正祛邪的作用也是通过疏通经络来实现的。《灵枢·九针十二原》说：“经脉十二，络脉十五，凡二十七气以上下。”“所言节者，神气之所游行出入也。”说明十二经脉、十五络脉和经穴主要是运行气的，而络脉除十五络外主要是运行血的，故有“经主气，络主血”之说。临床上用针灸调和气血也有调气、调血、调气血之不同，如《素问·三部九候论》说：“经病者治其经，孙络病者治其孙络血，血病身有痛者治其经络。”若病在气，以调经脉为主；若病在血，以调络脉为主；若病在气血，应经络并调。

三、调和阴阳

阴阳失调是疾病发生发展的根本原因，调和阴阳是针灸治病的最终目的，故《灵枢·根结》曰：“用针之要，在于知调阴与阳，调阴与阳，精气乃光。”《素问·至真要大论》也说：“调气之方，必别阴阳。”“谨察阴阳所在而调之，以平为期。”如阴虚阳亢所致的眩晕，当针补肾俞、太溪以滋阴，针泻风池、太冲以潜阳，使阴阳调和，则眩晕自止。

针灸调和阴阳的作用与针刺手法密切相关。《灵枢·终始》曰：“阴盛而阳虚，先补其阳，后泻其阴而和之；阴虚而阳盛，先补其阴，后泻其阳而和之。”例如，阴盛阳虚可见癫证、嗜睡，阳盛阴虚可见狂证、失眠，针灸临床均可取阴跷脉气所发穴照海和阳跷脉气所发穴申脉治疗。属阴盛阳虚的癫证、嗜睡，应补申脉、泻照海（补阳泻阴）；属阳盛阴虚的狂证、失眠，应补照海、泻申脉（补阴泻阳）。

《素问·阴阳应象大论》说：“善用针者，从阴引阳，从阳引阴。”指出针灸治疗疾病，除了用补阴泻阳（阴虚阳盛病证）、泻阴补阳（阳虚阴盛病证）的常规治法外，擅长用针者还可以采取从阴治阳、从阳治阴的方法。如治疗脏腑病，五脏属阴，六腑属阳，背为阳，腹为阴，五脏病多取相应的背俞穴，即属于从阳引阴，六腑病多取腹部相应的募穴，即属于从阴引阳。

综上所述，针灸的治疗作用实际上就是对机体的良性双向调节作用——通调经络气血，调节脏腑阴阳。其治疗作用的发挥与机体状态、针灸补泻手法、腧穴的特异性、针灸用具的选择、治疗时间等因素密切相关，是以上多种主客观因素综合作用的结果。其中，机体状态这一内在因素在针灸治疗过程中起重要作用——机体在不同的病理状态下，针灸可以产生不同的治疗作用。如机体处于虚证状态时，针灸可以起到补虚的作用，机体处于实证状态时，针灸可以起到泻实的作用；心动过速者，针内关、通里能使之减慢，心动过缓者，针内关、通里能使之加快，对正常心率者，针内关、通里则心率无明显变化；便秘者，针天枢可通便，泄泻者，针天枢可止泻。这说明针灸治疗作用的实质是激发、调动和增强了机体本身所固有的自我调节能力。

第三章
针灸临床诊治特点

扫一扫，查阅本章数字资源，含PPT、音视频、图片等

中医学辨证论治内容丰富，就针灸学科而言，其辨证论治有鲜明的特点，即不仅要辨病、辨证，更要辨经。要将八纲、脏腑、经络等辨证方法紧密结合，分析疾病的病因病机，归纳疾病的病位病性，即确定病位是在脏还是在腑，是在经还是在络，分析病性是属寒还是属热，是属虚还是属实，是属阴还是属阳，然后做出正确的诊断和治疗，使理、法、方、穴、术丝丝相扣，一线贯穿。只有如此，才能如《灵枢·官能》所言，"得邪所在，万刺不殆"。

一、辨病诊治

经络内连脏腑，外络肢节。从经络的角度看，疾病虽多，但大体可以分为在内的脏腑病和在外的经络肢节病。在针灸临床进行诊治时，即应首先将这两大类病分辨清楚，如果是脏腑病，则宜用脏腑辨证的方法为主辨其病在何脏何腑，如果是经络肢节病，则需用经络辨证的方法进行辨经定位。

脏腑病有其相同的用穴规律，如不论是何种脏腑病，都可以取其原穴、背俞穴和募穴进行治疗。如《灵枢·九针十二原》说："凡此十二原者，主治五脏六腑之有疾也。"俞募穴也是治疗脏腑病较为常用的腧穴，根据"从阴引阳，从阳引阴"的原则，临床上六腑病多用募穴，五脏病多用背俞穴。此外，治疗六腑病最常用下合穴，如胃痛、胃痞、胃反、呕吐等都属于胃病，皆可用足三里，泄泻、便秘、肠痈等都属于大肠病，皆可用上巨虚。《灵枢·邪气脏腑病形》说的"合治内腑"就是指下合穴而言。概之，五脏病首取背俞穴或原穴，也常用募穴，可单独使用，也可以配合使用；六腑病首取下合穴或募穴，也常用背俞穴。而五脏六腑的急性病，则多取郄穴，如急性胃痛，可取胃经的郄穴梁丘，急性哮喘，可取肺经的郄穴孔最等。

如果脏腑病表现为明显的实证或虚证时，还可结合五输穴的生克补泻法选取相应的五输穴，如肝虚补曲泉，肝实泻行间等。

以肺为例，肺居胸中，为五脏六腑之华盖，主气，司呼吸，朝百脉，主治节，且肺开窍于鼻，系于气管、咽喉，外合皮毛。若肺功能失常，则临床上多表现为咳嗽、哮喘、咯血、胸闷、胸痛等症状，治疗时可以选取肺俞、中府、太渊等为主穴，再随证加减。同时，由于内在脏腑与外在的官窍、形体通过经络密切联系，官窍、形体的病变可以说是脏腑病变的外在反应。所以在治疗上，除了取局部相应的穴位外，还可以取相应脏腑所属经的穴位。如肺开窍于鼻，外合皮毛，对于鼻塞、流涕、鼻衄等症状，我们可以取局部的穴位，同时加上肺经的穴位，如太渊、列缺、孔最等。

另外，脏腑的阴阳、五行属性决定了它们之间在生理、病理上有着千丝万缕的联系，在针灸治疗取穴时既要照顾到原病之脏腑，同时又要兼顾与病情有关的脏腑。以肝与胃为例，肝五行属

木，胃五行属土，当胃痛是因为肝气犯胃所致时，除了有胃脘疼痛、呃逆、呕吐、食少纳呆等症状外，尚有胃痛连及两胁、喜叹息、在情绪不佳时加重等特点，临床治疗时，除了常规取穴外，还应取肝经的期门、太冲穴以疏肝理气、和胃止痛。此外，根据中医治未病和先安未受邪之地的思想，治肝之时也要注意顾护脾胃，如《灵枢·五邪》所说："邪在肝，则两胁中痛……取之行间以引胁下，补三里以温胃中。"

二、辨证诊治

在针灸临床上用针灸疗法治疗疾病时，不仅要通过辨病知其是脏腑病还是经络肢节病，还要进一步结合八纲辨证辨其阴阳、表里、寒热、虚实，从而确定具体的治疗方法和补泻手法。

（一）阴阳

针和灸各有所长，如《灵枢·官能》说："针所不为，灸之所宜……阴阳皆虚，火自当之。"一般情况下，阳证多用针，阴证多用灸，如果证属阴阳两虚，也多选用灸法。

（二）表里

《素问·刺要论》说："病有浮沉，刺有浅深，各至其理，无过其道。"病有表里之别，刺有浅深之分，总宜刺至患部。如皮肤病病在皮肤，宜浅刺；腰椎间盘突出症针刺夹脊穴应深刺近骨，过深过浅皆属不当。《素问·刺齐论》所说"刺骨者无伤筋，刺筋者无伤肉，刺肉者无伤脉，刺脉者无伤皮，刺皮者无伤肉，刺肉者无伤筋，刺筋者无伤骨"和《灵枢·终始》所言"在骨守骨，在筋守筋"皆是此意。

（三）寒热

一般而言，寒属阴多用灸法，热属阳多用针法；此外，在运用针刺治疗时热证宜"热则疾之"，"刺诸热者，如以手探汤"，寒证宜"寒则留之"，"刺寒清者，如人不欲行"。具体方法见第一章之"清热温寒"。

（四）虚实

"盛则泻之，虚则补之"是其基本原则，具体方法详见第一章之"补虚泻实"。针灸临床辨虚实有以下独特的方法和鲜明的特点：一是通过诊察经络穴位辨虚实。《灵枢·经脉》言："实则必见，虚则必下，视之不见，求之上下。"说的就是疾病的虚实可在相应的经络穴位上反应出来，如脾胃虚弱的患者脾俞、足三里多呈现凹陷或按之虚软，肝火旺者肝俞多有隆起等。二是通过脉象辨虚实，如《灵枢·九针十二原》说："凡将用针，必先诊脉，视气之剧易，乃可以治也。"三是通过针下辨气之虚实。如《灵枢·九针十二原》说的"上守神""上守机"，及《灵枢·终始》所说"邪气来也紧而疾，谷气来也徐而和"等都是针下辨气之意。

三、辨经诊治

针灸是通过经络穴位而起作用的，所以针灸临床除了辨病和辨证外，还必须辨经，进一步确定病与何经相关，应该取何经何穴进行治疗。经络诊治是针灸临床最重要最鲜明的特点，其重要性恰如窦材《扁鹊心书》所言："学医不明经络，开口动手便错。"辨经主要有以下方法：

（一）病候辨经

辨经主要根据《灵枢·经脉》中记载的十二经脉各有“是动则病……”和“是主……所生病”的病候内容进行辨经，意指各经脉既有其循行所过部位的外经病证，又有其相关的脏腑病证，而此经脉变动就出现有关的病候，可以取此经脉腧穴来治疗。以脾经病证为例，在《灵枢·经脉》记载：“是动则病，舌本强，食则呕，胃脘痛，腹胀善噫，得后与气则快然如衰，身体皆重。是主脾所生病者，舌本痛，体不能动摇，食不下，烦心，心下急痛，溏瘕泄，水闭，黄疸，不能卧，强立股膝内肿、厥，足大指不用。”在临床上如果出现以上病候，就可辨归为脾经病，可以取脾经的穴位进行治疗。

（二）病位辨经

经络系统遍布全身内外上下，不论是内在的脏腑还是外在的肢节，都有不同的经络通过，所以对于有明确和固定部位的病证，都可以根据患病部位有哪条或哪几条经络通过而辨其与何经相关，治疗时就可取其相关经脉的腧穴。故《灵枢·卫气》说：“能别阴阳十二经者，知病之所生，候虚实之所在者，能得病之高下。”

如头痛，因为阳明经行于前额，所以前额头痛就可辨为阳明头痛；少阳经行于头侧部，所以偏头痛可辨为少阳头痛；太阳经行于后项部，所以后头痛可辨为太阳头痛；足厥阴肝经与督脉会于巅顶部，所以巅顶头痛可辨为厥阴头痛。针灸治疗时即可取相关经脉腧穴，如巅顶头痛可针双太冲穴，常有针入痛缓（止）之效。

对于颈肩腰腿等肢节的病痛，应仔细循按检查病变部位以辨经，如《灵枢·刺节真邪》所说：“用针者，必先察其经络之实虚，切而循之，按而弹之，视其应动者，乃后取之而下之。”仔细诊察患病部位出现的异常反应是在哪条经脉循行线上，就可辨为该经的病证。这些常见的异常反应包括疼痛、压痛、结节或条索状物、局部隆起（属实证），或者局部凹陷、按之虚软等（属虚证）。

对于脏腑病，也可结合患病脏腑所联系的经络进行辨经。如足阳明胃经属胃络脾，足太阴脾经属脾络胃，所以脏腑病除选用以上所说原穴、背俞穴、募穴和下合穴等特定穴外，还可以取其所属经脉及其表里经脉或所过经脉的腧穴。如胃痛，既可以取胃经的足三里、梁丘等穴，也可以取脾经的公孙等穴，因为肝经夹胃，所以对于肝气犯胃的胃痛还应取期门、太冲等肝经腧穴；反之，脾虚泄泻，既可以取脾经的阴陵泉、三阴交等穴，也可以取胃经的足三里、上巨虚等穴。

对于疮疡痈疖等外科病证，古代医家常按发病部位进行辨经论治，不仅可以提高临床疗效，对判断预后也有一定参考价值。故《扁鹊心书》说：“昔人望而知病者，不过熟其经络故也。”

随着现代科学技术的发展，也可以应用经络电测定、知热感度测定等现代科技手段进行辨经。

辨经，确切地讲还包括辨经络，辨经络包含两个层次的内容，一是辨在经还是在络，二是辨在何经何络。以痹证为例，《灵枢·寿夭刚柔》说：“有刺营者，有刺卫者，有刺寒痹之留经者。”寒痹既有“留经”者，也有“留络”者，对痹证“留络”者的诊断和治疗方法，该篇后面还有一句话：“久痹不去身者，视其血络，尽出其血。”可见辨别疾病是否在络有一个重要的方法，就是看体表有无肉眼可见的血络（小静脉），如果有则表明病在络脉，治疗当刺络出血。《灵枢·周痹》所说：“故刺痹者，必先切循其下之六经，视其虚实，及大络之血结而不通，及虚而脉陷空者而调之。”就是辨痹证在何经何络而施治。

第四章
针灸处方

扫一扫，查阅本章数字资源，含PPT、音视频、图片等

针灸处方是在分析病因病机、明确辨证立法的基础上，选择适当的腧穴和刺灸法组合而成的。作为针灸临床治疗的实施方案，处方是否得当，直接关系到治疗效果的优劣。因此，针灸处方必须在中医基本理论和针灸治疗原则的指导下，根据各种刺灸法的特点和腧穴的特异性，严密组合，做到配穴精练，方法得当，以更好地发挥针灸的治疗作用。针灸处方包括两大要素，即穴位和刺灸法。

一、穴位的选择

腧穴是针灸处方的第一组成要素。选取适当的腧穴是配穴的先决条件，人体每个穴位都有相对的特异性，其主治功能不尽相同。只有依据经络、腧穴理论，结合临床具体实践，掌握取穴的一般原则，才能合理地选取适当的腧穴，为正确拟定针灸处方打下基础。穴位的选择应遵循基本的选穴原则和配穴方法。

（一）选穴原则

选穴原则是临证选取穴位应遵循的基本法则，包括近部选穴、远部选穴、辨证选穴和对症选穴。近部、远部选穴是主要针对病变部位而确立的选穴原则，辨证、对症选穴是针对疾病表现出的证候或症状而确立的选穴原则。

1. 近部选穴　是指选取病痛所在部位或邻近部位的腧穴。这一选穴原则的依据是腧穴普遍具有近治作用的特点，体现了“腧穴所在，主治所在”的治疗规律。例如，眼病取睛明、耳病取听宫、鼻病取迎香、胃痛取中脘、膝痛取膝眼等，皆属于近部选穴。

近部选穴适用于所有病证，尤以经筋病和筋骨病最为常用。如《灵枢·经筋》指出治疗经筋病的基本原则是“以知为数，以痛为输”。《素问·调经论》也说：“病在筋，调之筋；病在骨，调之骨；燔针劫刺其下及与急者。”都说明经筋病和筋骨病皆应以局部选穴为主。如面瘫属阳明经筋病，宜首取面部穴位；颈椎病、腰椎间盘突出症、膝骨关节炎、网球肘、踝关节扭伤等筋骨病也都应取局部穴位为主。

2. 远部选穴　是指选取距离病痛较远处部位的腧穴。这一选穴原则的依据是腧穴具有远治作用的特点，体现了“经脉所过，主治所及”的治疗规律。例如，耳鸣取中渚、胃痛取足三里、巅顶头痛取太冲、久痢脱肛取百会、急性腰痛取水沟等，均为远部选穴的具体应用。

远部选穴在针灸临床上应用十分广泛，尤以在四肢肘膝关节以下选穴，用于治疗头面、五官、躯干、脏腑病证最为常用。《灵枢·终始》所说的“病在上者下取之，病在下者高取之，病在头者取之足，病在腰者取之腘”都属于远部选穴。“四总穴歌”之“肚腹三里留，腰背委中求，

头项寻列缺，面口合谷收”更是远部选穴的典范。

3. 辨证选穴 是根据疾病的证候特点，分析病因病机而辨证选取穴位的方法。临床上有些病证，如发热、昏厥、虚脱、癫狂、失眠、健忘、嗜睡、多梦、贫血、月经不调等均属于全身性病证，因无法辨位，不能应用上述按部位选穴的方法。此时，就必须根据病证的性质进行辨证分析，将病证归属于某脏腑或经脉，然后再按经选穴。例如，失眠，若心肾不交者，归心、肾两经，应在心、肾两经选穴，可取神门、太溪；属心胆气虚者，归心、胆两经，应在心、胆两经选穴，可取神门、丘墟；属心脾两虚者，归心、脾两经，应在心、脾两经选穴，可取神门、三阴交。也可根据辨证所属的脏腑，取相应的背俞穴，如心脾两虚者也可取心俞、脾俞等。

4. 对症选穴 是根据疾病的特殊症状而选取穴位的原则，是腧穴特殊治疗作用及临床经验在针灸处方中的具体应用，也称经验选穴。如哮喘选定喘穴、虫证选百虫窝、腰痛选腰痛点、落枕选外劳宫、小儿疳积选四缝、面瘫选牵正、痔疮选二白、目赤选耳尖、发热选大椎、痰多选丰隆等。

（二）配穴方法

配穴方法就是在选穴原则的指导下，针对疾病的病位、病因病机等，选取主治相同或相近，具有协同作用的腧穴加以配伍应用的方法。其目的在于加强腧穴之间的协同作用，相辅相成，提高治疗效果。具体的配穴方法，主要有按部配穴和按经配穴两大类。

1. 按部配穴 是结合身体上腧穴分布的部位进行穴位配伍的方法，主要包括上下配穴法、前后配穴法、左右配穴法。

（1）*上下配穴法* 是指将腰部以上或上肢腧穴和腰部以下或下肢腧穴配合应用的方法，在临床上应用较为广泛。如风火牙痛，上取合谷，下取内庭；脱肛，上取百会，下取长强。另外，传统的八脉交会穴配伍也体现了这一特点，如胸腹满闷，上取内关，下取公孙；咽喉疼痛，上取列缺，下取照海；颈椎病，上取后溪，下取申脉等。

临床上还有在病变的局部、邻近和远端同时取穴，古称“天人地三才”配穴法。如眼病，可以取局部的睛明、邻近的风池和远端的光明相配伍。

（2）*前后配穴法* 又称“腹背阴阳配穴法”，是指将人体前部和后部的腧穴配合应用的方法，主要指将胸腹部和背腰部的腧穴配合应用，在《内经》中称“偶刺”。此法多用于治疗脏腑和躯干病证，俞募配穴法即属于此法。如胃病，前取中脘，后取胃俞；便秘，前取天枢，后取大肠俞；咳嗽、气喘，前取天突、膻中，后取肺俞、定喘；中风失语，前取廉泉，后取哑门；脊柱强痛，前取水沟，后取脊中等。

（3）*左右配穴法* 是指将人体左侧和右侧的腧穴配合应用的方法。本方法是基于人体十二经脉左右对称分布和部分经脉左右交叉的特点总结而成的。临床应用时，一般左右穴同时取用，以加强协同作用。如胃痛可选双侧足三里、内关、公孙等。当然左右配穴法并不局限于选双侧同一腧穴，如左侧面瘫可选同侧的太阳、颊车、地仓和对侧的合谷。

2. 按经配穴 是按经脉理论和经脉之间的联系进行配穴。临床上常用的有本经配穴法、表里经配穴法、同名经配穴法。

（1）*本经配穴法* 是某一脏腑、经脉发生病变时，即选某一脏腑经脉的腧穴，配成处方。如肺病咳嗽，可取局部腧穴肺募中府，同时远取本经之尺泽、太渊；胃火循经上扰导致的牙痛，可在足阳明胃经上近取颊车，远取该经的荥穴内庭。运用某条经的起止穴配穴治疗本经病证，称首尾配穴法，也属于本经配穴法的范畴，如睛明、至阴治疗坐骨神经痛。

（2）表里经配穴法　是以脏腑、经脉的阴阳表里配合关系，作为配穴依据。即某一脏腑经脉有病，取其相表里经腧穴组成处方施治。例如，肝病以足厥阴肝经期门、太冲配足少阳胆经阳陵泉；腰痛以足太阳膀胱经肾俞、委中配足少阴肾经大钟等。另外，原络配穴法是表里经配穴法中的特殊实例，在特定穴的临床应用中将详细论述。

（3）同名经配穴法　是在同名经“同气相通”的理论指导下，以手足同名经腧穴相配。如牙痛、面瘫、阳明头痛，取手阳明合谷配足阳明内庭；落枕、急性腰扭伤、太阳头痛，取手太阳后溪配足太阳申脉；失眠、多梦，取手少阴神门配足少阴太溪。

临床上治疗关节肌肉的扭伤或疼痛，多用关节对应取穴法，即肩关节与髋关节对应，肘关节与膝关节对应，腕关节与踝关节对应，也属同名经配穴法。如右外踝扭伤，肿痛在足太阳膀胱经申脉穴处者，可在左侧腕关节手太阳小肠经养老穴处找压痛点针刺，常有针入痛缓之效。

此外，按经选穴还有子母经配穴法和交会经配穴法等。

以上介绍的选穴原则和常见的配穴方法，在临床应用时要灵活掌握，因为一个针灸处方常是几种选穴原则和多种配穴方法的综合运用，如左侧周围性面瘫有味觉减退、听觉过敏和泪腺分泌障碍者，可选同侧的阳白、四白、太阳、颊车、地仓、翳风、足三里、阳陵泉、太冲和对侧的合谷，既包含了左右配穴法，又包含了上下配穴法。因此，选穴原则和配穴方法从理论上提供了针灸处方选穴的基本思路。

二、刺灸法的选择

刺灸法是针灸处方的第二组成要素，包括治疗方法、操作方法和治疗时机的选择。

（一）治疗方法的选择

治疗方法的选择即针对患者的病情和具体情况而确定治疗手段。如《灵枢·九针十二原》认为，九针“各不同形，各以任其所宜”。《灵枢·官能》则说：“针所不为，灸之所宜。”说明不同的针灸用具各有其适应病证。在针灸处方中，使用何种针灸方法应予说明，如是用毫针刺法、灸法，还是火针、三棱针、皮肤针、耳针、头针、拔罐等，均应注明。在针灸临床上，可以多种方法综合应用，如虚寒性病证，可在毫针刺的基础上，配合灸法，或用温针灸；局部肌肉疼痛，部位局限而固定者，可选用刺络拔罐法。

（二）操作方法的选择

当确定了疗法后，要对疗法的具体操作进行说明，如毫针刺法用补法还是泻法，针刺是否留针，留针时间长短；艾灸用艾条灸还是艾炷灸，艾灸的壮数和时间等。尤其是对于处方中的部分穴位，当针刺的深度、方向等不同于常规的方法时，要特别强调。此外，针刺治疗疾病一般可每日 1 次，急性病痛可每日 2 次，慢性疾病病势较缓者可隔日 1 次，应根据疾病的具体情况而定。

需要注意的是，本教材下篇各科疾病基本治疗中的操作，所言“毫针常规刺”是指：实证用泻法，虚证用补法，虚实夹杂者补泻兼施，气机逆乱或虚实不明显者用平补平泻法。为避免重复，在各病的操作中不再赘述。

（三）治疗时机的选择

治疗时机是提高针灸疗效的重要方面。一般来说，针灸治疗疾病没有特殊严格的时间要求。但是在临床上，针灸治疗部分疾病在时间上却有极其重要的意义。一般来讲，如果疾病的发作和加重有明显的时间规律性，应在发作前进行针灸治疗，可明显提高疗效。如痛经可在月经来潮前3～7天开始针灸，直到月经结束为止；女性不孕症，在排卵期前后几天连续针灸治疗等。应用子午流注针法和灵龟八法，对治疗时机有特殊要求，可参见附篇。因此，治疗时机也应在处方中说明。同时，亦可将针灸临床上针灸处方符号一并写上。常用的符号见表4–1。

表4–1　针灸处方中常用的符号

方　法	符　号	方　法	符　号
针刺平补平泻法	|	针刺补法	⊤
三棱针点刺放血	↓	针刺泻法	⊥
皮肤针	※	艾条灸	×
艾炷灸	△	温针灸	个
拔罐	○	穴位注射	IM
皮内针	⊖—	电针	IN

第五章

特定穴的临床应用

扫一扫，查阅本章数字资源，含PPT、音视频、图片等

特定穴的概念和分类在《经络腧穴学》中已有详细论述，本章主要讨论特定穴在临床上的具体应用。

一、五输穴的临床应用

十二经脉在四肢肘、膝关节以下各有井、荥、输、经、合五个腧穴，在全身腧穴中占有极其重要的位置，临床应用十分广泛，是远部选穴的重要穴位。五输穴除了有经脉的归属外，还有其自身的五行属性，并按照“阴井木”“阳井金”的规律进行配属。十二经脉五输穴穴名及穴位的五行属性见表 5-1、表 5-2。

表 5-1　阴经五输穴

经脉名称	井（木）	荥（火）	输（土）	经（金）	合（水）
手太阴肺经	少　商	鱼　际	太　渊	经　渠	尺　泽
手厥阴心包经	中　冲	劳　宫	大　陵	间　使	曲　泽
手少阴心经	少　冲	少　府	神　门	灵　道	少　海
足太阴脾经	隐　白	大　都	太　白	商　丘	阴陵泉
足少阴肾经	涌　泉	然　谷	太　溪	复　溜	阴　谷
足厥阴肝经	大　敦	行　间	太　冲	中　封	曲　泉

表 5-2　阳经五输穴

经脉名称	井（金）	荥（水）	输（木）	经（火）	合（土）
手阳明大肠经	商　阳	二　间	三　间	阳　溪	曲　池
手少阳三焦经	关　冲	液　门	中　渚	支　沟	天　井
手太阳小肠经	少　泽	前　谷	后　溪	阳　谷	小　海
足阳明胃经	厉　兑	内　庭	陷　谷	解　溪	足三里
足少阳胆经	足窍阴	侠　溪	足临泣	阳　辅	阳陵泉
足太阳膀胱经	至　阴	足通谷	束　骨	昆　仑	委　中

根据古代文献和临床实际，五输穴的应用可以归纳为以下几点：

（一）按五输穴主病特点选用

《灵枢·邪气脏腑病形》说：“荥输治外经。”《灵枢·寿夭刚柔》又说：“病在阴之阴者，刺阴之荥输。”指出了阳经的荥穴、输穴主要治疗经脉循行所过部位的外经病证，阴经的荥穴、输穴可以治疗五脏病。《灵枢·顺气一日分为四时》则曰：“病在脏者，取之井；病变于色者，取之荥；病时间时甚者，取之输；病变于音者，取之经；经满而血者，病在胃及以饮食不节得病者，取之于合。”《难经·六十八难》曰：“井主心下满，荥主身热，输主体重节痛，经主喘咳寒热，合主逆气而泄。”

近代对五输穴的应用，井穴多用于各种急救，如点刺十二井穴可以抢救昏迷；荥穴多用于各种热病，如胃火牙痛选足阳明胃经的荥穴内庭来清泻胃火；阳经输穴多用于肢节疼痛，如肩周炎可选取手阳明大肠经的输穴三间，阴经输穴多用于五脏病证（阴经以输代原），如肺病可取手太阴肺经的输穴太渊。此外，十二经的输穴皆可治疗时间性病证，如足少阴肾经的输穴太溪可以治疗酉时病证，足厥阴肝经的输穴太冲可以治疗丑时病证等。

（二）按五行生克关系选用

《难经·六十九难》提出“虚者补其母，实者泻其子”的理论，五输穴按五行属性以“生我者为母，我生者为子”的原则进行选穴，即虚证选用母穴，实证选用子穴。这就是临床上所称的补母泻子法（表 5-3）。

表 5-3　五输穴子母补泻取穴

经脉	虚实	本经取穴	他经取穴	经脉	虚实	本经取穴	他经取穴
肺经	虚	太渊	太白	脾经	虚	大都	少府
	实	尺泽	阴谷		实	商丘	经渠
心经	虚	少冲	大敦	肾经	虚	复溜	经渠
	实	神门	太白		实	涌泉	大敦
心包经	虚	中冲	大敦	肝经	虚	曲泉	阴谷
	实	大陵	太白		实	行间	少府
大肠经	虚	曲池	足三里	胃经	虚	解溪	阳谷
	实	二间	足通谷		实	厉兑	商阳
小肠经	虚	后溪	足临泣	膀胱经	虚	至阴	商阳
	实	小海	足三里		实	束骨	足临泣
三焦经	虚	中渚	足临泣	胆经	虚	侠溪	足通谷
	实	天井	足三里		实	阳辅	阳谷

在具体运用时，补母泻子法分本经子母补泻和他经子母补泻两种方法。如肺经的实证应该“泻其子”，肺在五行中属“金”，而“水”为“金”之子，故选本经五输穴中属“水”的穴位，即合穴尺泽；肺经的虚证应“补其母”，肺在五行中属“金”，而“土”为“金”之母，故选本经五输穴中属“土”的穴位，即输穴太渊，以上即是本经子母补泻。

他经子母补泻道理相同，仍以肺经实证为例，在脏腑的五行配属中，肺属“金”，肾属“水”，肾经为肺经的“子经”，根据“实则泻其子”的补泻原则，应在肾经上选取属“水”的五输穴，即肾经的合穴阴谷穴；若肺经的虚证，肺属“金”，脾属“土”，脾经即为肺经的“母经”，故可取脾经属“土”的穴位，即输穴太白，此即他经子母补泻法。

由于井穴位置的特殊性，补泻手法难以为用，故有“补井当补合，泻井当泻荥”之说。

（三）按时选用

天人相应是中医整体观念的重要内容，经脉的气血运行和流注与季节、时辰等有密切的关系。《难经·七十四难》记载：“春刺井，夏刺荥，季夏刺输，秋刺经，冬刺合。”认为“四时有数，而并系于春夏秋冬者也。”春夏之际，人体之气行于浅表，故宜浅刺井荥；秋冬之际，人体之气深伏于里，故宜深刺经合。另外，子午流注针法则是根据一日中十二经脉气血盛衰的时间不同，而选用不同的五输穴。

二、原穴、络穴的临床应用

原穴与脏腑原气有着密切的联系，如《难经·六十六难》记载：“三焦者，原气之别使也，主通行三气，经历于五脏六腑。原者，三焦之尊号也，故所止辄为原。”原气借三焦之道，贯通运行上、中、下三焦，输布到五脏六腑、头身四肢。原穴的临床应用主要表现在诊断和治疗两个方面。《灵枢·九针十二原》中记载：“五脏有疾也，当取之十二原。十二原者，五脏之所以禀三百六十五节气味也。五脏有疾也，应出十二原，而原各有所出，明知其原，睹其应，而知五脏之害矣……凡此十二原者，主治五脏六腑之有疾也。”凡五脏六腑之病，尤其是五脏病，皆可取其原穴。

络穴是络脉从本经别出的部位，络穴除了可以治疗其各自络脉的病证外，由于十二络穴能沟通表里两经，故有“一络通两经”之说。因此，络穴不仅能主治本经病，还能治疗其相表里经脉的病证，正如《针经指南》所云：“络穴正在两经中间……若刺络穴，表里皆活。”例如，手太阴肺经的络穴列缺，既能治疗肺经的咳嗽、喘息，又能治疗手阳明大肠经的齿痛等疾患。可见，络穴的作用主要是扩大了经脉的治疗范围。

在临床上原穴、络穴可单独应用，也可以相配合使用。病变脏腑的原穴与相表里经脉的络穴相配，称为原络配穴法或主客原络配穴法，是表里经配穴法的典型应用（表 5–4）。例如，肺经先病，先取肺的原穴太渊，大肠后病，再取该经络穴偏历。反之，大肠先病，先取大肠经原穴合谷，肺经后病，再取该经络穴列缺。

表 5–4　十二经脉原穴与络穴

经　脉	原　穴	络　穴	经　脉	原　穴	络　穴
手太阴肺经	太渊	列缺	手阳明大肠经	合谷	偏历
手厥阴心包经	大陵	内关	手少阳三焦经	阳池	外关
手少阴心经	神门	通里	手太阳小肠经	腕骨	支正
足太阴脾经	太白	公孙	足阳明胃经	冲阳	丰隆
足少阴肾经	太溪	大钟	足太阳膀胱经	京骨	飞扬
足厥阴肝经	太冲	蠡沟	足少阳胆经	丘墟	光明

三、背俞穴、募穴的临床应用

背俞穴位于背腰部足太阳膀胱经的第一侧线上，募穴则位于胸腹部，都是脏腑之气直接输注的部位，与脏腑关系密切（表 5–5）。《灵枢·背腧》说：“按其处应在中而痛解，乃其俞也。”《灵枢·邪气脏腑病形》则记载:“大肠病者……当脐而痛(大肠募天枢处)……胃病者……胃脘当心而痛(胃募中脘处)……小肠病者,小腹痛(小肠募关元处)。”说明脏腑发生疾病时,可在相应的背俞穴、募穴出现反应,表现为疼痛、压痛或敏感等。因此,某一脏腑有病时,就可以应用背俞穴、募穴来进行治疗。如《素问·长刺节论》说:“迫脏刺背,背俞也。”《标幽赋》云:“岂不闻脏腑病,而求门、海、俞、募之微。”这些均说明背俞穴、募穴可以治疗脏腑病证。

背俞穴、募穴不仅可以治疗与其相应的脏腑疾病,也可以治疗与脏腑经络相联属的五官九窍、皮肉筋骨的病证。如肺俞既可治咳嗽、喘息等肺系病证,又能治疗与肺有关的鼻病、皮毛病;肾俞既能治疗肾病,又能治疗与肾有关的耳鸣耳聋、阳痿及骨病等。

针灸临床上,同一脏腑的背俞穴和募穴常常配合使用,称“俞募配穴法”,属“前后配穴法”范畴。如胃痛前取募穴中脘,后取背俞穴胃俞。若俞募穴单独应用,一般五脏病多用背俞穴,六腑病多用募穴。

表 5–5 脏腑背俞穴与募穴

六 脏	背俞穴	募 穴	六 腑	背俞穴	募 穴
肺	肺俞	中府	大肠	大肠俞	天枢
心包	厥阴俞	膻中	三焦	三焦俞	石门
心	心俞	巨阙	小肠	小肠俞	关元
脾	脾俞	章门	胃	胃俞	中脘
肝	肝俞	期门	胆	胆俞	日月
肾	肾俞	京门	膀胱	膀胱俞	中极

四、八脉交会穴的临床应用

八脉交会穴与相应的奇经八脉相通,所以在临床上此八穴既可以治疗本经的病证,也可以治疗相通奇经的病证。李梴在《医学入门》中说:“八法者,奇经八脉为要,乃十二经之大会也。”“周身三百六十穴统于手足六十六穴,六十六穴又统于八穴。”由此表明这八个穴位的重要意义。

八脉交会穴在临床上,可作为远道取穴单独选用,若再配上头身部的邻近穴,成为远近配穴,又可上下配合应用,如公孙配内关,治疗胃、心、胸部疾病;后溪配申脉,治内眼角、耳、项、肩胛部位疾病及发热恶寒等表证;外关配足临泣,治外眼角、耳、颊、颈、肩部疾病及寒热往来症;列缺配照海,治咽喉、胸膈、肺部疾病等(表 5–6)。

表 5–6 八脉交会穴及主治

穴 名	主治病证	相配合主病
公孙	冲脉病证	胃、心、胸疾病
内关	阴维脉病证	
外关	阳维脉病证	目外眦、颊、颈、耳后、肩疾病
足临泣	带脉病证	
后溪	督脉病证	目内眦、项、耳、肩胛疾病
申脉	阳跷脉病证	
列缺	任脉病证	胸、肺、膈、咽喉疾病
照海	阴跷脉病证	

五、八会穴的临床应用

八会穴与其所属的八种脏器组织的生理功能有着密切的关系，所以对各自所会的脏、腑、气、血、筋、脉、骨、髓的相关病证有特殊的治疗作用，故在临床上常作为治疗相关病证的主要穴位（表 5–7）。临床上，凡与此八者有关的病证均可选用相关的八会穴来治疗，如血病取膈俞，气病取膻中，筋病取阳陵泉，脉病取太渊等。

表 5–7　八会穴

八会	脏会	腑会	气会	血会	筋会	脉会	骨会	髓会
穴位	章门	中脘	膻中	膈俞	阳陵泉	太渊	大杼	绝骨

六、郄穴的临床应用

郄穴在临床上一般多用来治疗本经循行部位及所属脏腑的急性病证。阴经的郄穴常用来治疗血证，如孔最治咯血、衄血，中都治崩漏等。阳经的郄穴多用来治疗急性疼痛，如梁丘治急性胃脘痛。此外，当脏腑发生病变时，也可以在相应的郄穴上出现疼痛或压痛，有助于协助诊断。各经郄穴见表 5–8。

表 5–8　十六经脉郄穴

经　脉	郄　穴	经　脉	郄　穴
手太阴肺经	孔最	手阳明大肠经	温溜
手厥阴心包经	郄门	手少阳三焦经	会宗
手少阴心经	阴郄	手太阳小肠经	养老
足太阴脾经	地机	足阳明胃经	梁丘
足厥阴肝经	中都	足少阳胆经	外丘
足少阴肾经	水泉	足太阳膀胱经	金门
阴维脉	筑宾	阳维脉	阳交
阴跷脉	交信	阳跷脉	跗阳

七、下合穴的临床应用

下合穴主要用于治疗六腑疾病。如《灵枢 · 邪气脏腑病形》中“合治内腑”和《素问 · 咳论》载“治腑者，治其合”，都是指下合穴而言。说明下合穴是治疗六腑病证的主要穴位。如足三里治胃脘痛，上巨虚治肠痈、痢疾，下巨虚治泄泻，阳陵泉治胆绞痛，委阳、委中治疗三焦气化失常而引起的癃闭、遗尿等。另外，下合穴也可以协助诊断。六腑下合穴见表 5–9。

表 5–9　下合穴

六腑	胃	大肠	小肠	三焦	膀胱	胆
下合穴	足三里	上巨虚	下巨虚	委阳	委中	阳陵泉

八、交会穴的临床应用

交会穴具有治疗交会经脉疾病的作用。以三阴交为例，三阴交是足太阴脾经的穴位，同时又是足三阴经的交会穴。所以，三阴交除了可以治疗脾经病证外，还可以治疗足少阴肾经和足厥阴肝经的病证。关元、中极是任脉穴，又与足三阴经相交会，故可治疗任脉病证，又可治疗足三阴经的病证；大椎是督脉穴，又与三阳经相交会，既可治督脉的疾患，又可治诸阳经的全身性疾患。在历代中医文献中对交会穴的记载略有差异，但大部分内容来自《针灸甲乙经》，表 5–10 所列举的交会穴大部分出自该书。

表 5–10 经脉交会穴 ○所属经 √交会经

	足太阴经	手太阴经	足厥阴经	手厥阴经	足少阴经	手少阴经	足太阳经	手太阳经	足少阳经	手少阳经	足阳明经	手阳明经	任脉	冲脉	督脉	带脉	阴维脉	阳维脉	阴跷脉	阳跷脉	备注
承浆											√	√	○		√						《针灸大成》
廉泉													○				√				
天突													○				√				
上脘								√			√		○								
中脘								√		√	√		○								手太阳、手少阳、足阳明所生
下脘	√												○								
阴交													○		√						
关元	√		√		√								○								
中极	√		√		√								○								
曲骨			√										○								
会阴													○	√	√						
三阴交	○		√		√																
冲门	○		√																		
府舍	○		√														√				
大横	○																√				
腹哀	○																√				
中府	√	○																			
章门			○						√												
期门	√		○														√				
天池				○					√												
横骨					○									√							
大赫					○									√							
气穴					○									√							

续表

	足太阴经	手太阴经	足厥阴经	手厥阴经	足少阴经	手少阴经	足太阳经	手太阳经	足少阳经	手少阳经	足阳明经	手阳明经	任脉	冲脉	督脉	带脉	阴维脉	阳维脉	阴跷脉	阳跷脉	备注
四满					○									√							
中注					○									√							
肓俞					○									√							
商曲					○									√							
石关					○									√							
阴都					○									√							
腹通谷					○									√							
幽门					○									√							
照海					○														√		
交信					○														√		
筑宾					○												√				
神庭							√				√				○						
水沟											√	√			○						
百会							√								○						
脑户							√								○						
风府															○			√			
哑门															○			√			
大椎							√		√		√				○						
陶道							√								○						《铜人》
长强					√				√						○						《铜人》
睛明							○	√			√								√	√	《素问》
大杼							○	√													
风门							○								√						
附分							○	√													
跗阳							○													√	
申脉							○													√	
仆参							○													√	
金门							○											√			
臑俞								○										√		√	
秉风								○	√	√		√									
颧髎								○		√											

续表

	足太阴经	手太阴经	足厥阴经	手厥阴经	足少阴经	手少阴经	足太阳经	手太阳经	足少阳经	手少阳经	足阳明经	手阳明经	任脉	冲脉	督脉	带脉	阴维脉	阳维脉	阴跷脉	阳跷脉	备注
听宫								○	√	√											
瞳子髎								√	○	√											
上关									○	√	√										
颔厌									○	√	√										
悬厘									○	√	√										
曲鬓							√		○												
率谷							√		○												
浮白							√		○												
头窍阴							√		○							√					
完骨							√		○							√					
本神									○									√			
阳白									○									√			
头临泣							√		○									√			
目窗									○									√			
正营									○									√			
承灵									○									√			
脑空									○									√			
风池									○									√			
肩井									○	√	√							√			
日月	√								○									√			
环跳							√		○												
带脉									○							√					
五枢									○							√					
维道									○							√					
居髎									○											√	
阳交									○									√			
天髎										○								√			
翳风									√	○											
角孙									√	○		√									
耳和髎								√	√	○											《铜人》
承泣											○		√							√	

续表

	足太阴经	手太阴经	足厥阴经	手厥阴经	足少阴经	手少阴经	足太阳经	手太阳经	足少阳经	手少阳经	足阳明经	手阳明经	任脉	冲脉	督脉	带脉	阴维脉	阳维脉	阴跷脉	阳跷脉	备　注
巨　髎											○									√	
地　仓											○	√								√	
下　关									√		○										
头　维									√		○							√			
气　冲											○			√							冲脉所起
臂　臑												○									手阳明络之会
肩　髃												○								√	
巨　骨												○								√	
迎　香											√	○									

下篇 各　论

针灸防治疾病历史悠久，具有适应证广、疗效显著、经济安全等优点，临床上广泛地应用于治疗痛证、妇儿科、皮外伤科、五官科疾病，及急症等方面。经过数千年的传承、创新与发展，针灸医学为中华民族的繁衍昌盛，乃至世界人民的健康做出了巨大贡献。

第六章
头面躯体痛证

扫一扫，查阅本章数字资源，含PPT、音视频、图片等

第一节 头 痛

头痛是以患者自觉头部疼痛为主症的一类病证，又称“头风”。多种急慢性疾病均可出现头痛。

头痛的发生常与外感风邪，以及情志、饮食、体虚久病等因素有关。本病病位在头，头为“髓海”，又为诸阳之会、清阳之府，且足厥阴肝经、督脉均行头部，故手足三阳经、肝经、督脉与头痛密切相关。基本病机是气血失和，经络不通或脑络失养。无论外感还是内伤等因素，凡导致头部经络功能失常、气血失调、脉络不通或脑窍失养等，均可导致头痛。

西医学中，头痛多见于高血压、偏头痛、丛集性头痛、紧张性头痛等，也可为脑炎、脑膜炎、感染性发热、急性脑血管疾病、脑外伤、脑肿瘤以及部分五官科疾病等的兼症。本节主要讨论外感和内伤杂病以头痛为主症者，若为某一疾病发生过程中的兼症，也可参照治疗。

【辨证要点】

主症 头部疼痛。发病较急，痛无休止，外感表证明显，为外感头痛；反复发作，时轻时重，常伴头晕，遇劳或情志刺激而发作、加重，为内伤头痛。

阳明头痛：疼痛部位在前额、眉棱、鼻根部。

少阳头痛：疼痛部位在侧头部。

太阳头痛：疼痛部位在后枕部，或下连于项。

厥阴头痛：疼痛部位在巅顶部，或连于目系。

头胀痛或抽痛、跳痛，目眩，心烦易怒，面赤口苦，舌红，苔黄，脉弦数，为肝阳头痛。头空痛，头晕，神疲乏力，面色无华，劳则加重，舌淡，脉细弱，为血虚头痛。头痛昏蒙，脘腹痞满，呕吐痰涎，苔白腻，脉滑，为痰浊头痛。头痛迁延日久，或头部有外伤史，痛处固定不移，痛如锥刺，舌暗，脉细涩，为瘀血头痛。

【治疗】

1. 基本治疗

治法 调和气血，通络止痛。取局部穴为主，配合循经远端取穴。

主穴 阳明头痛：头维 印堂 阳白 阿是穴 合谷 内庭

少阳头痛：太阳 丝竹空透率谷 风池 阿是穴 外关 侠溪

太阳头痛：天柱 后顶 风池 阿是穴 后溪 申脉

厥阴头痛：百会 四神聪 阿是穴 太冲 中冲

配穴 外感头痛配风府、列缺。肝阳头痛配行间、太溪；血虚头痛配三阴交、足三里；痰浊头痛配丰隆、中脘；瘀血头痛配血海、膈俞。

方义 取头部腧穴调和气血，通络止痛。合谷与内庭、外关与侠溪、后溪与申脉、太冲与中冲分属于手足阳明经、手足少阳经、手足太阳经、手足厥阴经，每组两穴为同名经穴配合，一上一下，同气相求，疏导阳明、少阳、太阳、厥阴经气血。

操作 毫针常规针刺。风池穴应严格掌握针刺方向和深度，防止伤及延髓；瘀血头痛可点刺出血。头痛急性发作时每日治疗 1 ～ 2 次，慢性头痛每日或隔日治疗 1 次。

2. 其他治疗

（1）耳针 取枕、颞、额、脑、神门。毫针刺法，或埋针法、压丸法。对于顽固性头痛可在耳背静脉点刺出血。

（2）皮肤针 取太阳、印堂及阿是穴。用皮肤针中、重度叩刺。适用于外感头痛及瘀血头痛。

（3）穴位注射 取风池穴。选用维生素 B_{12} 注射液，穴位常规注射。适用于顽固性头痛。

【按语】

1. 针灸治疗头痛的疗效主要取决于头痛的原因和类型，总体而言功能性头痛的针灸疗效较好。

2. 对于多次治疗无效或逐渐加重者，要查明原因，尤其要排除颅内占位性病变。

3. 头痛患者在治疗期间，应禁烟酒，适当参加体育锻炼，避免过劳和精神刺激，注意休息。

【文献摘录】

1.《标幽赋》：头风头痛，刺申脉与金门。

2.《玉龙歌》：偏正头风痛难医，丝竹金针亦可施，沿皮向后透率谷，一针两穴世间稀。

3.《医学纲目·卷之十五》：治一老妇人头痛，久岁不已，因视其手足有血络，皆紫黑，遂用三棱针尽刺出其血，如墨汁者数盏，后视其受病之经灸刺之，而得痊愈。

4.《杂病穴法歌》：一切风寒暑湿邪，头疼发热外关起。

5.《神灸经纶·卷三》：偏正头痛，脑空、风池、列缺、太渊、合谷、解溪，均灸。

第二节 面 痛

面痛是以眼、面颊部出现放射性、烧灼样抽掣疼痛为主症的病证。又称“面风痛”“面颊痛”。本病多发于 40 岁以上，女性多见，以右侧面部为主（占 60% 左右）。

面痛的发生常与外感邪气、外伤、情志不调等因素有关。本病病位在面部，与手足三阳经、足厥阴肝经有密切关系。基本病机是面部经络气血阻滞，不通则痛。无论是外感邪气，还是情志内伤、久病或外伤成瘀，导致面部经络气血痹阻，经脉不通，均可产生面痛。

西医学中，面痛多见于三叉神经痛。三叉神经中，上、下颌支同时发病者最多。

【辨证要点】

主症 面部疼痛突然发作，呈闪电样、刀割样、针刺样、电灼样剧烈疼痛，持续数秒到数分钟。痛时面部肌肉抽搐，伴面部潮红、流泪、流涎、流涕等，常因说话、吞咽、刷牙、洗脸、冷刺激、情绪变化等诱发。发作次数不定，间歇期无症状。

眼部痛：面痛表现为眼部呈电灼样疼痛，属足太阳经病证。

上颌、下颌部痛：面痛表现为上颌、下颌部电击样疼痛，属手、足阳明和手太阳经病证。

【治疗】

1. 基本治疗

治法　通经活络，祛风止痛。取手、足阳明经穴为主。

主穴　四白　下关　地仓　合谷　内庭　太冲

配穴　眼部疼痛配攒竹、阳白；上颌部疼痛配巨髎、颧髎；下颌部疼痛配承浆、颊车。

方义　四白、下关、地仓，疏通面部经络。合谷、太冲分属手阳明、足厥阴经，两经均循行于面部，两穴相配为“四关”穴，可祛风通络止痛；内庭为足阳明经荥穴，与面部腧穴相配，疏通阳明经气血。

操作　毫针泻法。针刺时宜先取远端穴，用重刺激手法，局部穴宜深刺、久留针。

2. 其他治疗

（1）耳针　取面颊、颌、额、神门。毫针刺法，或用埋针法、压丸法。

（2）拔罐　取颊车、地仓、颧髎。用三棱针点刺后拔罐。适用于气血瘀滞型面痛。

（3）皮内针　在面部寻找扳机点，将皮内针刺入，外以医用胶带固定，埋藏2～3日，更换皮内针。

【按语】

1. 三叉神经痛分为原发性和继发性两种，是一种顽固难治之证，针刺有较好的止痛效果。对继发性三叉神经痛要查明原因，采取适当措施。

2. 患者应起居有规律，忌食生冷辛辣刺激性食物，避免情绪过激、精神紧张。

【文献摘录】

1.《备急千金要方·卷三十》：攒竹、龈交、玉枕，主面赤、颊中痛。

2.《针灸资生经·第六》：中渚，主颞颥痛、颔颅热痛、面赤。

3.《针灸大全·卷之四》：两眉角痛不已……攒竹二穴，阳白二穴，印堂一穴（两眉中间），合谷二穴，头维二穴。

第三节　颞下颌关节功能紊乱综合征

颞下颌关节功能紊乱综合征是因外伤、劳损、寒冷刺激或周围组织炎症波及等因素导致咀嚼肌疲劳、炎症反应或颞下颌关节各组成结构之间运动失常而引起的以疼痛、弹响、肌肉酸痛、张口受限等症状为主症的疾病。少数患者伴有头昏、耳鸣和听觉障碍。

颞下颌关节功能紊乱综合征属中医学“颊车骱痛”“口噤不开”等范畴，其发生常与外邪侵袭、咀嚼硬物、暴力打击等因素有关。本病病位在面部经筋。基本病机是面部经筋痹阻，气血不通。

【辨证要点】

主症　颞下颌关节区疼痛，张口受限，下颌运动障碍，咀嚼肌无力、强直或酸胀，运动有弹响。本病多单侧发病，也有双侧发病。

寒湿痹阻：颞下颌关节疼痛，开口不利，遇寒湿风冷症状加重，得热则减。舌淡，苔薄白，脉弦紧。

瘀血阻滞：局部持续性疼痛，易疲劳，开口受限且疼痛加重，拒按。舌紫暗或有瘀斑，脉涩。

【治疗】

1. 基本治疗

治法 舒筋活络，止痛利节。取局部穴为主。

主穴 阿是穴 下关 颊车 听宫 合谷

配穴 寒湿痹阻配风池、外关；瘀血阻滞配足三里、膈俞。伴有弹响配颧髎、上关。

方义 阿是穴、下关、颊车、听宫为局部取穴，达到疏通局部经络气血，舒筋通络止痛作用；合谷为治疗头面部疾患的要穴，即“面口合谷收”之意。

操作 针刺合谷用泻法或平补平泻法，宜边行针边嘱患者做缓慢、连续、小幅度张口和闭口动作。可配合艾灸疗法。

2. 其他治疗

（1）温针灸 取下关、阿是穴。1～2日治疗1次。

（2）皮内针 取阿是穴、下关、听宫。选用麦粒型皮内针埋入穴位，医用胶带固定针柄。每次留针1～2日。

（3）拔罐 取患侧下关。用三棱针点刺后拔罐，2～3日治疗1次。

（4）穴位注射 取患侧足三里。选用丹参注射液，常规穴位注射。

【按语】

1. 针灸治疗本病具有很好的疗效，重在调节颞下颌关节有关肌肉、关节囊及关节盘的功能。

2. 不宜张口过大，忌食生硬、寒凉及刺激性食物。

【文献摘录】

《针灸甲乙经·卷十二》：颊肿、口急、颊车痛，齿不可以嚼，颊车主之。

第四节 落 枕

落枕是以颈部突然发生疼痛、活动受限为主症的病证，主要指急性单纯性颈项强痛。属颈部伤筋范畴，又称“失枕”“失颈”。

落枕的发生常与睡眠姿势不正、枕头高低不适、颈部负重过度、寒邪侵袭颈背部等因素有关。本病病位在颈项部经筋，与督脉、手足太阳和足少阳经密切相关。基本病机是经筋受损，筋络拘急，气血阻滞不通。

西医学认为本病是各种原因导致颈部肌肉痉挛所致。

【辨证要点】

主症 颈项强痛，活动受限，项背部或颈肩部压痛明显。

督脉、太阳经证：项背部强痛，低头时加重，项背部压痛明显。

少阳经证：颈肩部疼痛，头部歪向患侧，颈肩部压痛明显。

【治疗】

1. 基本治疗

治法 通经活络，舒筋止痛。取局部穴为主，配合循经远端取穴。

主穴 天柱 阿是穴 后溪 悬钟 外劳宫

配穴 督脉、太阳经证配大椎、申脉；少阳经证配风池、肩井。

方义 足少阳、手太阳经循行于颈项部，悬钟、后溪分属两经，与局部天柱、阿是穴合用，远近相配，可疏调颈项部经络气血，舒筋通络止痛；外劳宫又称落枕穴，是治疗本病的经验穴，有活血通络、解痉镇痛作用。

操作　毫针泻法。先刺远端穴，持续捻转，嘱患者慢慢活动颈项，一般疼痛可立即缓解。再针局部的腧穴，可加艾灸或点刺出血。

2. 其他治疗

（1）指针　取患侧承山。医者以拇指重掐至局部酸胀，边指压边让患者活动颈部。适用于疾病初起。

（2）耳针　取颈、颈椎、神门。毫针中等刺激，持续运针时嘱患者徐徐活动颈项部。

（3）拔罐　取大椎、肩井、天宗、阿是穴。疼痛较重者可行刺络拔罐或走罐法。

（4）刮痧　颈夹脊穴，以患者活动颈部后疼痛明显的颈段夹脊穴、肩部阿是穴为重点进行刮痧。

（5）皮肤针　取颈项强痛部位及肩背部压痛点。轻者用弱刺激，重者用强刺激，可加拔罐放血。

【按语】

1. 针灸治疗本病疗效迅捷显著，常为首选方法，针后可配合推拿和理疗。

2. 反复出现落枕时，应考虑颈椎病。

【文献摘录】

1.《备急千金要方·卷三十》：少泽、前谷、后溪、阳谷、完骨、昆仑、小海、攒竹，主项强急痛不可以顾。

2.《针灸资生经·第六》：肩井，治颈项不得顾……天牖、后溪，治颈项不得顾……天柱，治颈项筋急不得顾……天井，疗颈项及肩背痛。

3.《针灸大全·卷之四》：头项拘急引肩背痛，承浆一穴、百会一穴、肩井二穴、中渚二穴。

第五节　漏肩风

漏肩风是以肩部疼痛，活动受限为主症的病证。因本病多发于50岁左右的成人，故俗称“五十肩”。后期常出现肩关节的粘连，活动明显受限，又称“肩凝症”“冻结肩”等。

漏肩风的发生常与体虚、劳损及风寒侵袭肩部等因素有关。本病病位在肩部筋肉，与手三阳、手太阴经密切相关。基本病机是肩部经络不通或筋肉失于气血温煦和濡养。无论是感受风寒，气血痹阻，或劳作过度，外伤损及筋脉，还是年老气血不足，筋骨失养，皆可导致本病。

西医学中，漏肩风相当于肩关节周围炎，本病早期以疼痛为主，后期以功能障碍为主。

【辨证要点】

主症　肩周疼痛、酸重，夜间为甚，常因天气变化及劳累而诱发或加重，患者肩前、后或外侧压痛，主动和被动外展、后伸、上举等功能明显受限，后期可出现肌肉萎缩。

手阳明经证：疼痛以肩前外部为主且压痛明显，肩髃穴处疼痛或压痛明显，外展疼痛加重。

手少阳经证：疼痛以肩外侧部为主且压痛明显，肩髎穴处疼痛或压痛明显，外展疼痛加重。

手太阳经证：疼痛以肩后部为主且压痛明显，肩贞、臑俞穴处疼痛或压痛明显，肩内收疼痛加重。

手太阴经证：疼痛以肩前部为主且压痛明显，中府穴处疼痛或压痛明显，后伸疼痛加重。

【治疗】

1. 基本治疗

治法　通经活络，舒筋止痛。取局部穴为主，配合循经远端取穴。

主穴　肩髃　肩髎　肩贞　肩前　阿是穴　阳陵泉　条口透承山

配穴　手阳明经证配三间；手少阳经证配中渚；手太阳经证配后溪；手太阴经证配列缺。

方义　肩髃、肩髎、肩贞分别为手阳明、手少阳、手太阳经穴，与奇穴肩前、阿是穴均为局部选穴，可疏通肩部经络气血，通经活血而止痛；阳陵泉为筋会，可舒筋止痛；条口透承山可疏导太阳、阳明两经气血，为临床经验效穴。

操作　毫针刺，泻法或平补平泻。可行透刺法：肩髃透极泉、肩髎透极泉、肩前透肩贞。局部穴位可加灸法。肩关节活动受限者，在局部穴针刺前或出针后刺远端穴，行针后让患者活动肩关节。

2. 其他治疗

（1）拔罐　取肩部阿是穴。行刺络拔罐，2 ～ 3 日治疗 1 次。

（2）火针　取肩部阿是穴。2 ～ 3 日治疗 1 次。

（3）电针　取穴参考基本治疗之主穴。局部、远端各取一组穴，选用密波或疏密波。

（4）穴位注射　取肩部阿是穴。选用当归注射液，穴位常规注射。

（5）针刀　肩关节出现粘连时，局麻下将针刀刺入痛点，可触及硬结和条索，顺肌纤维走行方向分离松解粘连。

【按语】

1. 本病早期针灸治疗效果较好。经较长时间治疗无明显缓解时应排除肩关节结核、肿瘤等疾患。

2. 本病治疗期间患者应配合肩关节功能锻炼，例如爬墙、拉绳等动作，并注意肩部保暖。

【文献摘录】

1.《针灸甲乙经·卷十》：肩重不举、臂痛，肩髎主之。

2.《玉龙赋》：风湿搏于两肩，肩髃可疗。

3.《针灸资生经·第五》：肩髎，疗肩重不举。

4.《循经考穴编》：肩贞，直刺入二寸五分，治肩骨一点大疼，宜单泻之。

5.《针灸集成·卷二》：肩痛累月，肩节如胶连接，不能举，取肩下腋上两间空虚针刺，针锋几至穿出皮外，一如治肘之法，慎勿犯骨，兼刺筋结处，神效。

第六节　臂丛神经痛

臂丛神经痛是各种原因导致臂丛神经根、干出现无菌性炎症，以锁骨上窝、肩、腋、前臂尺侧等部位出现强烈的放射性，甚至呈刀割样、撕裂样、烧灼样或针刺样疼痛为主症，可伴有肢体运动、感觉障碍和肌萎缩的疾病。本病是较典型的神经疼痛，常与颈椎的退行性变、外伤或免疫接种、感受寒凉等因素有关。疼痛在几天内可减轻或消失，但有些患者可持续数周，瘫痪肢体可从数周到数月开始好转，最终大都能明显好转。

臂丛神经痛属中医学“痹证”“肩臂痛”“腋痛”等范畴，其发生常与风寒湿热侵袭、跌打损伤等有关，与手三阳、手三阴经关系密切。基本病机是经络气血阻滞不通。

【辨证要点】

主症　锁骨上窝、肩、腋、前臂尺侧等部位出现强烈的放射性，甚至呈刀割样、撕裂样、烧灼样或针刺样疼痛。

手阳明经证：肩前部疼痛为主，或向臂外桡侧放射。

手太阳经证：肩后部疼痛为主，或向臂外尺侧放射。

手三阴经证：腋下部疼痛为主，或向臂内侧手掌尺侧放射。

发病前常有恶寒、发热等外感症状或有局部受凉史，为外邪侵袭。有肩臂腋部损伤或劳损史，局部压痛明显，舌暗或可见瘀斑，脉涩，为瘀血阻滞。

【治疗】

1. 基本治疗

治法　通经活络止痛。取局部穴及手三阳经穴为主。

主穴　颈夹脊　极泉　肩髃　曲池　外关　后溪

配穴　手阳明经证配合谷、三间；手太阳经证配小海、腕骨；手三阴经证配少海、太渊、内关。外邪侵袭配风池、合谷；瘀血阻滞配阿是穴、内关。

方义　根据西医神经节段理论，取颈夹脊可以治疗臂丛神经支配区域的疼痛；极泉疏通手少阴经气血；肩髃、曲池疏通手阳明经气血；外关、后溪分别疏导手少阳和手太阳经气血。诸穴合用，可奏通经活络止痛之功。

操作　极泉穴直刺 0.5 ～ 0.8 寸，避开腋动脉，或在穴下 1 寸针刺，用提插泻法，使针感直达手指。余穴毫针常规刺。

2. 其他治疗

（1）电针　取穴参考基本治疗之主穴。每次选 1 组，选密波或疏密波。

（2）耳针　取颈椎、肩、颈、肘、腕、神门、交感、肾上腺、皮质下。每次选用 3 ～ 4 穴，毫针刺法，或埋针法、压丸法。

（3）拔罐　取局部阿是穴。闪罐法。

（4）穴位注射　取颈夹脊、肩髃、曲池、外关。选用利多卡因或维生素 B_1、维生素 B_{12} 注射液，常规穴位注射。

【按语】

针灸治疗本病有较好的疗效。急性期患者要注意休息，避免提重物。

第七节　肘　劳

肘劳是以肘部疼痛为主症的病证。本病属中医学“伤筋”“痹证”范畴，一般起病缓慢，常反复发作，无明显外伤史，多见于从事经常旋转前臂和屈伸肘关节的劳动者，如木工、钳工、水电工、矿工及网球运动员等。

肘劳的发生常与慢性劳损有关，前臂在反复做拧、拉、旋转等动作时，可使肘部的经筋慢性损伤。本病病位在肘部手三阳经筋。基本病机是筋脉不通，气血痹阻。

西医学中，肘劳多见于肱骨外上髁炎、肱骨内上髁炎和尺骨鹰嘴炎等疾病中。

【辨证要点】

主症　肘关节活动时疼痛，有时可向前臂、腕部和上臂放射，局部肿痛不明显，有明显而固定的压痛点，肘关节活动一般不受限。

手阳明经证：肘关节外上方（肱骨外上髁周围）有明显压痛点，俗称网球肘。临床最为常见。

手太阳经证：肘关节内下方（肱骨内上髁周围）有明显压痛点，俗称高尔夫球肘。

手少阳经证：肘关节外部（尺骨鹰嘴处）有明显压痛点，俗称学生肘或矿工肘。

【治疗】

1. 基本治疗

治法 通经活络，舒筋止痛。取局部穴为主。

主穴 阿是穴 曲池 肘髎 阳陵泉

配穴 手阳明经证配手三里、三间；手太阳经证配小海、阳谷；手少阳经证配天井、外关。

方义 取阿是穴以通经活络、舒筋止痛；肘劳多发于肘外侧，此乃手阳明经脉所过之处，取手阳明经之曲池、肘髎旨在疏通经络气血；阳陵泉为筋会，配合局部穴位可舒筋止痛。

操作 毫针泻法。可先针刺对侧阳陵泉处压痛点（多在腓骨头），属缪刺法，同时活动患部。在局部压痛点采用多向透刺，或齐刺，局部可加灸，以温和灸、温针灸、隔姜灸最为常用。

2. 其他治疗

（1）火针 取阿是穴。2 ～ 3 日治疗 1 次。

（2）拔罐 取阿是穴。行刺络拔罐。

（3）穴位注射 取阿是穴。选用当归注射液，常规穴位注射。

（4）针刀 用针刀松解相应部位肌腱附着点的粘连。

【按语】

1. 针灸治疗肘劳有较好的疗效，可配合推拿、药物熏洗和敷贴疗法。

2. 急性发作者应避免肘关节运动，注意局部保暖，免受风寒。

【文献摘录】

1.《备急千金要方·卷三十》：臑会、支沟、曲池、腕骨、肘髎，主肘节痹……曲池、关冲、三里、中渚、阳谷、尺泽，主肘痛时寒。

2.《针灸资生经·第五》：肘髎，治肘节风痹。

3.《针灸大成·卷八》：肘劳，天井、曲池、间使、阳溪、中渚、阳谷、太渊、腕骨、列缺、液门。

第八节 腰 痛

腰痛又称“腰脊痛”，是以腰部疼痛为主症的病证。

腰痛的发生常与感受外邪、跌仆损伤和劳欲过度等因素有关。本病与肾、足太阳膀胱经、督脉等关系密切。基本病机是腰部经络不通，气血痹阻，或肾精亏虚，腰府失养。

西医学中，腰痛多见于腰部软组织损伤、棘间韧带损伤、肌肉风湿、腰椎病变、椎间盘病变以及部分内脏病变中。腰椎影像学及妇科相关检查有助于本病的诊断。

【辨证要点】

主症 腰部疼痛。发病较急，腰痛明显，痛处拒按者为实证；起病较缓，腰部酸痛，遇劳加重，痛处喜按者为虚证。

寒湿腰痛：腰部冷痛重坠，遇阴雨寒冷加重。舌淡，苔白滑，脉弦迟。

瘀血腰痛：多有外伤史，腰部刺痛，痛处固定不移。舌质暗或有瘀斑，脉涩。

肾虚腰痛：腰部酸痛隐隐，喜按喜揉，遇劳加重。脉细。

疼痛或压痛部位在腰脊正中，病在督脉；疼痛或压痛部位在腰脊两侧，病在足太阳经。

【治疗】

1. 基本治疗

治法　通经止痛。取局部穴及足太阳经穴为主。

主穴　肾俞　大肠俞　阿是穴　委中

配穴　寒湿腰痛配腰阳关；瘀血腰痛配膈俞；肾虚腰痛配大钟。病在督脉配后溪；病在足太阳经配申脉；腰椎病变配腰夹脊。

方义　腰为肾之府，取肾俞可益肾壮腰，祛除寒湿；膀胱之脉，夹脊抵腰络肾，循经远取委中，可通调足太阳经气，即"腰背委中求"之意；阿是穴为局部选穴，与大肠俞同用可以疏导局部经筋络脉之气血。

操作　毫针常规刺。急性腰痛，痛势剧烈者，阿是穴、委中可用三棱针放血。寒湿腰痛、肾虚腰痛者，可加用灸法。

2. 其他治疗

（1）耳针　取腰骶椎、肾、膀胱、神门。毫针刺法，或埋针法、压丸法。

（2）拔罐　取肾俞、大肠俞、阿是穴。瘀血腰痛和寒湿腰痛可行刺络拔罐。

（3）穴位注射　取肾俞、大肠俞、阿是穴。选用当归注射液或丹参注射液等，每次取 2 ～ 3 穴，常规穴位注射。

【按语】

1. 针灸治疗本病有较好疗效。

2. 内脏疾病引起的腰痛以治疗原发病为主。

3. 因脊柱结核、肿瘤等引起的腰痛一般不在局部取穴。

【文献摘录】

1.《灵枢・经脉》：足少阴之别名曰大钟……虚则腰痛。

2.《素问・刺腰痛》：足太阳脉令人腰痛，引项脊尻背如重状，刺其郄中，太阳正经出血……少阳令人腰痛，如以针刺其皮中，循循然不可以俯仰，不可以顾，刺少阳成骨之端出血，成骨在膝外廉之骨独起者……足少阴令人腰痛，痛引脊内廉，刺少阴于内踝上二痏。

3.《丹溪心法・卷四》：腰痛，血滞于下，委中刺出血，妙。仍灸肾俞、昆仑，尤佳。

4.《针灸大全・卷之四》：肾虚腰痛，举动艰难，取足临泣、肾俞、脊中、委中。

第九节　坐骨神经痛

坐骨神经痛是指沿坐骨神经通路及其分布区域（腰、臀、大腿后侧、小腿后外侧及足外侧）出现以放射性疼痛为主要临床表现的疾病。通常分为根性坐骨神经痛和干性坐骨神经痛两种，临床上以前者多见。坐骨神经痛多见于腰椎间盘突出症、脊柱肿瘤、骨盆病变、腰骶软组织劳损及部分内科疾病中。

坐骨神经痛属中医学"痹证""腰腿痛"等范畴，其发生常与感受外邪、跌仆闪挫有关。本病病位主要在足太阳、足少阳经。基本病机是经络不通，气血瘀滞。凡感受风寒湿邪，痹阻经脉，或腰部跌仆闪挫，损伤筋脉，均可导致本病。

【辨证要点】

主症　腰或臀、大腿后侧、小腿后外侧及足外侧的放射样、电击样、烧灼样疼痛。起病急骤，痛势剧烈，痛处固定，拒按者为实证；起病缓慢，痛势隐隐，喜揉按，伴腰膝酸软，倦怠乏力，脉沉细者为虚证。

足太阳经证：疼痛以下肢后侧为主。

足少阳经证：疼痛以下肢外侧为主。

腰腿冷痛、重浊，遇冷加重，得温则减，舌质淡，苔白滑，脉沉迟，为寒湿证。腰腿疼痛剧烈，痛如针刺，痛处固定不移，夜间加重，或伴有外伤史，舌质紫暗，脉涩，为瘀血证。痛势隐隐，喜揉喜按，劳则加重，舌淡，脉细，为气血不足证。

【治疗】

1. 基本治疗

治法 通经止痛。取足太阳、足少阳经穴为主。

主穴 足太阳经证：腰夹脊 秩边 委中 承山 昆仑 至阴 阿是穴

足少阳经证：腰夹脊 环跳 阳陵泉 悬钟 丘墟 阿是穴

配穴 寒湿证配命门、腰阳关；瘀血证配血海、三阴交；气血不足证配足三里、三阴交。

方义 腰夹脊为治疗腰腿疾病的要穴，可疏通局部气血，以治病求本；坐骨神经痛多发于足太阳经、足少阳经循行部位，分别取足太阳、足少阳经诸穴可以疏导本经痹阻不通之气血，达到“通则不痛”的治疗目的。

操作 毫针常规刺。秩边、环跳以针感沿腿部足太阳、足少阳经向下传导为佳。

2. 其他治疗

（1）拔罐 沿下肢足太阳、足少阳经循行部位行闪罐、走罐法；可参考基本治疗之主穴行留罐法；寒湿证和瘀血证可刺络拔罐。

（2）电针 取穴参考基本治疗之主穴。选 1 ～ 2 组，用密波或疏密波。

（3）头针 取顶中线或对侧顶颞后斜线上 1/5。用电针，选密波或疏密波。

（4）穴位注射 取腰夹脊、秩边、环跳、阳陵泉。每次选 2 ～ 3 穴，选用当归注射液或丹参注射液，利多卡因，或维生素 B_1 注射液，或维生素 B_{12} 注射液等，常规穴位注射。

【按语】

1. 针灸治疗坐骨神经痛效果显著，腰椎间盘突出症引起的可配合牵引或推拿治疗。如因肿瘤、结核等引起者，应治疗其原发病。

2. 急性期应卧床休息，椎间盘突出症者须卧硬板床，腰部束阔腰带。

【文献摘录】

1.《灵枢·经脉》：膀胱足太阳之脉……是动则病……脊痛，腰似折，髀不可以屈，腘如结，踹如裂。

2.《针灸甲乙经·卷十》：髀痹引膝股外廉痛、不仁、筋急，阳陵泉主之。

3.《杂病穴法歌》：腰痛环跳委中神。

第十节 痛 风

痛风是由嘌呤代谢紊乱和尿酸排泄障碍所致，以特征性急性关节炎为主要临床表现的疾病。

痛风属中医学“痹证”“历节风”等范畴，其发生常与正气不足、饮食不节、外邪侵袭等因素有关。本病病位初见于筋骨，日久可使病邪由经络而至脏腑，呈现心、脾、肾同病。基本病机是正虚邪侵，气血痹阻，经络不通。

【辨证要点】

主症　关节剧痛反复发作，多急性发作于午夜，最易受累部位是蹈趾的跖趾关节，其次为踝、跟、膝、腕、指、肘等关节。久病者出现痛风石沉积，常导致关节畸形，并有肾脏病变和尿路结石的发生。

风湿热痹：关节红肿疼痛，局部按之焮热，喜凉恶热，伴全身发热，尿黄，便干。舌红，苔黄，脉滑数。

痰瘀痹阻：关节疼痛固定不移，呈梭形肿胀，活动不利，皮下可触及硬结，可伴面色暗滞，胸部刺痛，溺时腰痛如掣如绞。唇舌暗红，脉细涩或弦紧。

【治疗】

1. 基本治疗

治法　疏经活络，通痹止痛。取局部穴为主。

主穴　局部阿是穴

配穴　风湿热痹配大椎、阴陵泉；痰瘀痹阻配丰隆、血海。依据不同关节配穴：跖趾关节配八风、内庭；踝关节配申脉、昆仑；指间关节配八邪、四缝；腕关节配阳池、腕骨；膝关节配膝眼、阳陵泉。

方义　局部取阿是穴，可通经络调气血，使营卫调和而风寒湿热等邪无所依附，痹痛遂解。

操作　局部阿是穴施以齐刺、扬刺、输刺等，针后可令局部出血，每日 1 ～ 2 次。关节肿甚或呈梭形者，可在局部行刺络拔罐法，每隔 2 ～ 3 日治疗 1 次。余穴用常规针刺。

2. 其他治疗

（1）灸法　取局部阿是穴。施以温和灸，每日 1 次。

（2）耳针　取神门、内分泌、交感、对应部位。毫针刺法，或埋针法。

【按语】

1. 针灸对缓解局部关节红肿热痛有一定疗效。

2. 要严格注意饮食，不食高嘌呤食物，不酗酒，必要时可同时服用秋水仙碱等药物。

第七章
内科病证

扫一扫，查阅本章数字资源，含PPT、音视频、图片等

第一节　中　风

中风是以突然昏倒、不省人事，伴口角㖞斜、言语不利、半身不遂，或不经昏仆仅以口㖞、半身不遂为主症的病证。

中风的发生常与饮食不节、情志内伤、思虑过度、年老体衰等因素有关。本病病位在脑，与心、肾、肝、脾关系密切。本病病机复杂，但归纳起来，急性期以风、火、痰、瘀等标实证候为主；恢复期及后遗症期则表现为虚实夹杂或本虚之证，气虚、阴虚证候逐渐明显。基本病机是脏腑阴阳失调，气血逆乱，上扰清窍，窍闭神匿，神不导气。

西医学中，中风多见于脑血管病，如脑梗死、脑出血、脑栓塞、蛛网膜下腔出血等。

【辨证要点】

1. 中经络

主症　半身不遂，舌强语謇，口角㖞斜而无意识障碍。

风痰阻络：肢体麻木或手足拘急，头晕目眩。苔白腻，脉弦滑。

肝阳暴亢：面红目赤，眩晕头痛，心烦易怒，口苦咽干，尿黄，便秘。舌红或绛，苔黄燥，脉弦有力。

痰热腑实：口黏痰多，腹胀便秘。舌红，苔黄腻或灰黑，脉弦滑大。

气虚血瘀：肢体软弱，偏身麻木，手足肿胀，面色淡白，气短乏力，心悸自汗。舌暗，苔白腻，脉细涩。

阴虚风动：肢体麻木，心烦失眠，眩晕耳鸣，手足拘挛或蠕动。舌红，苔少，脉细数。

2. 中脏腑

主症　神志恍惚、迷蒙，嗜睡或昏睡，甚至昏迷，半身不遂。

闭证：神昏面赤，呼吸急促，喉中痰鸣，牙关紧闭，口噤不开，肢体强痉，两手握固，二便不通。苔黄腻，脉洪大而数。

脱证：面色苍白，瞳神散大，气息微弱，手撒口开，汗出肢冷，二便失禁。舌痿，脉细弱或脉微欲绝。

【治疗】

1. 基本治疗

（1）中经络

治法　醒脑开窍，疏通经络。取督脉、手厥阴、少阴经穴为主。

主穴 水沟 内关 极泉 尺泽 委中 三阴交

配穴 风痰阻络配丰隆、风池；肝阳暴亢配太冲、太溪；痰热腑实配内庭、丰隆；气虚血瘀配气海、血海；阴虚风动配太溪、风池。上肢不遂配肩髃、曲池、手三里、合谷；手指不伸配腕骨；下肢不遂配环跳、足三里、阳陵泉、阴陵泉、太冲、风市；病侧肢体拘挛者，肘部配曲泽，腕部配大陵；足内翻配丘墟透照海；口角㖞斜配颊车、地仓、合谷、太冲；语言謇涩配廉泉、通里、哑门；头晕配风池、天柱；复视配风池、睛明；便秘配天枢、支沟；尿失禁、尿潴留配中极、关元。

方义 中风病位在脑，督脉入络脑，水沟为督脉要穴，可醒脑开窍、调神导气；心主血脉藏神，内关为心包经络穴，可调理心气、疏通气血；极泉、尺泽、委中，可疏通肢体经络；三阴交为足三阴经交会穴，可滋补肝肾。

操作 水沟用雀啄法，以眼球湿润为度；内关用捻转泻法；极泉在标准定位之下 1 寸心经上取穴，避开腋毛，直刺进针，用提插泻法，以上肢有麻胀感和抽动为度；尺泽、委中直刺，提插泻法，使肢体抽动；三阴交用提插补法。可用电针。

（2）中脏腑

治法 醒脑开窍，启闭固脱。取督脉、手厥阴经穴为主。

主穴 水沟 百会 内关

配穴 闭证配十二井穴、太冲；脱证配关元、神阙。

方义 脑为元神之府，督脉入络脑，水沟为督脉穴，可醒脑开窍，调神导气；百会位于头顶，属督脉，内络于脑，醒神开窍作用明显；心主血脉，内关为心包经络穴，可调理心气，促进气血运行。

操作 水沟、内关操作方法同前。百会闭证用毫针刺，泻法；脱证用灸法。十二井穴点刺放血。关元、神阙用大艾炷重灸法。

2. 其他治疗

（1）头针 取对侧顶颞前斜线、顶颞后斜线、顶旁 1 线及顶旁 2 线。头针常规刺。

（2）穴位注射 取肩髃、曲池、手三里、足三里、丰隆。每次选 2 ～ 3 穴，选用丹参注射液或川芎嗪注射液、维生素 B_1 注射液、维生素 B_{12} 注射液，常规穴位注射。适用于中经络。

（3）电针 取穴参考中经络主穴、配穴。在患侧上、下肢体各选一组穴位，针刺得气后留针，接通电针仪，选用断续波或疏密波，电流强度以患者肌肉微颤为度，每次通电 20 分钟。

【按语】

1. 针灸治疗中风疗效满意，尤其对于神经功能的康复，如肢体运动、语言、吞咽功能等有促进作用，治疗越早效果越好。

2. 中风急性期，若出现高热、神昏、心衰、颅内压增高、上消化道出血等情况，应采取综合治疗措施。

3. 中风患者应注意防治褥疮，保持呼吸道通畅。

【文献摘录】

1.《灵枢·热病》：偏枯，身偏不用而痛，言不变，志不乱，病在分腠之间，巨针取之，益其不足，损其有余，乃可复也。

2.《扁鹊神应针灸玉龙经·磐石金直刺秘传》：中风半身不遂，左瘫右痪，先于无病手足针，宜补不宜泻；次针其有病足手，宜泻不宜补：合谷一、手三里二、曲池三、肩井四、环跳五、血海六、阳陵泉七、阴陵泉八、足三里九、绝骨十、昆仑十一。

3.《神应经·诸风部》：不识人，水沟、临泣、合谷。

4.《针灸大成·卷八》：凡初中风跌倒，卒暴昏沉，痰涎壅滞，不省人事，牙关紧闭，药水不下，急以三棱针刺手十指十二井穴，当去恶血……但未中风时，一两月前或三四个月前，不时足胫上发酸重麻，良久方解，此将中风之候也。便宜急灸三里、绝骨四处，各三壮……中风，左瘫右痪，三里、阳溪、合谷、中渚、阳辅、昆仑、行间。

［附］假性延髓麻痹

假性延髓麻痹又称“假性球麻痹”，由两侧皮质延髓束损害所致。临床表现为延髓所支配的肌肉呈上运动神经元性瘫痪或不完全性瘫痪，患者常出现软腭、咽喉、舌肌运动障碍，吞咽困难，构音障碍等症状。脑卒中、肌萎缩性侧索硬化等可引起本病。

假性延髓麻痹属中医学“喑痱”“噎膈”等范畴，其发生常与饮食不节、情志内伤、思虑过度、年老体衰等因素有关。本病病位在脑，累及舌咽。基本病机是痰浊、瘀血阻滞脑络舌窍。

【治疗】

治法 通关利窍，豁痰化瘀。以对症选穴、局部选穴为主，结合循经远端选穴。

主穴 廉泉 风池 完骨 通里 照海 合谷 太冲

配穴 伴有偏瘫配肩髃、曲池、外关、合谷、后溪、环跳、足三里、阳陵泉、悬钟；吞咽困难配金津、玉液；强哭强笑配百会、印堂、水沟；中枢性尿失禁配四神聪、百会；痰多配丰隆、中脘。

方义 廉泉、风池、完骨为对症选穴、局部选穴，可疏通患部气血，通关利窍；通里为手少阴心经络穴，善治失音之疾；照海为足少阴经穴，通于阴跷脉，与通里相配，可调理心肾之气，疏导气血；合谷、太冲，开四关，疏利气机。

操作 廉泉施以合谷刺法，先向舌根方向刺入 1.5 ～ 1.8 寸，再向左右各刺入 1.5 ～ 1.8 寸，以局部得气为宜；风池、完骨，针尖稍向内下方，刺入 1 ～ 1.5 寸，以咽喉部麻胀感为宜；余穴用常规刺法。

【按语】

1. 针刺治疗本病效果较好，但需注意针刺的深度及方向。

2. 重视治疗导致皮质延髓束损伤的原发病。

第二节 眩 晕

眩晕是以头晕目眩、视物旋转为主症的病证，又称“头眩”“掉眩”“冒眩”“风眩”等。

眩晕的发生常与忧思恼怒、恣食厚味、劳伤过度、头脑外伤等因素有关。本病病位在脑，与肝、脾、肾相关。基本病机虚证为气血虚衰或肾精不足，清窍失养；实证多与风、火、痰、瘀扰乱清窍有关。

西医学中，眩晕多见于高血压病、梅尼埃病、颈椎病、良性发作性位置性眩晕、椎－基底动脉系统血管病以及贫血、脑血管病等疾病中。

【辨证要点】

主症 头晕目眩、视物旋转。轻者如坐车船，飘摇不定，闭目少顷即可复常；重者突发黑蒙，旋摇不止，昏昏欲倒，难以站立，甚则跌仆。

1. 实证

肝阳上亢：眩晕耳鸣，头目胀痛，烦躁易怒，失眠多梦，面红目赤，口苦。舌红，苔黄，脉弦数。

痰湿中阻：头重如裹，视物旋转，胸闷恶心，呕吐痰涎，口黏，纳差。舌淡，苔白腻，脉弦滑。

瘀血阻窍：眩晕头痛，耳鸣耳聋，失眠，心悸，精神不振，面唇紫暗。舌暗有瘀斑，脉涩或细涩。

2. 虚证

气血亏虚：头晕目眩，面色淡白或萎黄，神倦乏力，心悸少寐，腹胀纳呆。舌淡，苔薄白，脉弱。

肾精不足：眩晕久发不已，视力减退，少寐健忘，心烦口干，耳鸣，神疲乏力，腰酸膝软。舌红，苔薄，脉弦细。

【治疗】

1. 基本治疗

（1）实证

治法　平肝潜阳，和胃化痰。取督脉、足厥阴、足阳明经穴为主。

主穴　百会　风池　太冲　内关　丰隆

配穴　肝阳上亢配行间、率谷；痰湿中阻配中脘、阴陵泉；瘀血阻窍配膈俞、阿是穴。

方义　眩晕病位在脑，脑为髓之海，督脉入络脑，故治疗首选位于巅顶之百会穴，可清头目、止眩晕；风池位于头部，局部取穴，疏调头部气机；太冲为肝之原穴，可平肝潜阳；内关为八脉交会穴，通阴维脉，既可宽胸理气，和中止呕，又与太冲同名经配穴，加强平肝之力；丰隆健脾除湿、化痰定眩。

操作　针刺风池穴应正确把握进针的方向、角度和深度。其他腧穴常规刺法。

（2）虚证

治法　补益气血，益精填髓。取督脉穴及肝、肾的背俞穴为主。

主穴　百会　风池　肝俞　肾俞　足三里

配穴　气血亏虚配脾俞、气海；肾精不足配悬钟、太溪。

方义　眩晕病位在脑，脑为髓之海，督脉入络脑，故治疗首选位于巅顶之百会穴，可清头目、止眩晕；风池位于头部，局部取穴，疏调头部气机；肝俞、肾俞可调补肝肾，益精填髓；足三里补益气血、充髓止晕。

操作　针刺风池穴应正确把握进针的方向、角度和深度。其他腧穴常规刺法。

2. 其他治疗

（1）三棱针　眩晕剧烈时取印堂、太阳、百会、头维等穴。三棱针点刺出血数滴。

（2）耳针　取肾上腺、皮质下、枕、脑、神门、额、内耳。每次取 3 ～ 5 穴，毫针刺法或压丸法。

（3）头针　取顶中线、枕下旁线。头针常规刺法。

【按语】

1. 针灸治疗本病效果较好，但应分清标本缓急。眩晕急重者，先治其标；眩晕较轻或发作间歇期，注意求因治本。

2. 治疗的同时应注意做相关检查以明确病因。如测查血色素、红细胞计数，测定血压、心电图、电测听、脑干诱发电位、眼震电图及颈椎 X 线片，以及 CT、MRI 等。应注意与中风、厥证鉴别。

【文献摘录】

1.《扁鹊神应针灸玉龙经·盘石金直刺秘传》：眩晕呕吐者，针风府；头眩善呕烦满者，取神庭、承光；头旋耳鸣取络却；头晕面赤不欲言，泻攒竹、三里、合谷、风池。

2.《针灸大全·卷之四》：阴厥头晕及头目昏沉，大敦二穴，肝俞二穴，百会一穴。

第三节　贫　血

贫血是指周围血液单位容积内红细胞数、血红蛋白量及 / 或血细胞比容低于正常范围的疾病。一般以血红蛋白低于正常参考值 95% 下限作为诊断标准（成年男性血红蛋白< 120g/L，成年女性血红蛋白< 110g/L，妊娠妇女血红蛋白< 100g/L）。根据红细胞形态特点，将贫血分为大细胞性贫血、正常细胞性贫血和小细胞性贫血三类。临床上常见的贫血有营养不良性贫血、缺铁性贫血、溶血性贫血、再生障碍性贫血等。

贫血属中医学“眩晕”“虚劳”“黄胖病”等范畴，其发生常与素体虚弱、饮食所伤、失血过多等因素有关。本病与脾、胃、心、肾等脏腑关系密切。基本病机为气血亏虚，机体失养。

【辨证要点】

主症　面色苍白，疲乏无力，头晕眼花，心悸气短，食欲不振。

脾胃虚弱：少气懒言，腹胀便溏。舌质淡，苔薄腻，脉细弱。

心脾两虚：心悸健忘，纳少便溏，失眠多梦。舌胖而淡，脉濡细。

脾肾阳虚：面浮黄胖，畏寒肢冷，腰膝酸软，遗精阳痿。舌胖大而淡，苔薄白，脉沉细。

肾阴亏虚：头晕目眩，腰膝酸软，低热盗汗，五心烦热。舌质红，苔少，脉细数。

【治疗】

1. 基本治疗

治法　健脾益胃，调养气血。取心、脾、肾的背俞穴及足阳明经穴为主。

主穴　脾俞　心俞　肾俞　膈俞　足三里　气海　血海

配穴　脾胃虚弱配中脘、胃俞；心脾两虚配三阴交、内关；脾肾阳虚配关元、命门；肾阴亏虚配太溪、复溜。月经过多或崩漏不止配地机、隐白。

方义　贫血病本为气血亏虚，脾胃为后天之本，“饮食入胃，中焦受气取汁，变化而赤是为血”，故取脾之背俞穴脾俞、胃之下合穴足三里、善补元气的气海相配，以健脾益胃，助气血生化之源，气血双补；肾主藏精，精血同源，故取肾俞补益精血；心主血脉，心俞为心之背俞穴，膈俞为血之会穴，血海位于足太阴脾经，三穴合用，既善调理又能补益，能调养人体一身之气血。

操作　毫针常规刺，除肾阴亏虚外均可加灸。背部腧穴应当注意针刺深度，以免伤及内脏。

2. 其他治疗

（1）耳针　取皮质下、脾、胃、心、肾、膈、内分泌、肾上腺。每次选用 3 ～ 4 穴，毫针刺法，或压丸法。

（2）穴位注射　取血海、膈俞、脾俞、足三里。每次选 2 ～ 3 穴，选用当归注射液或黄芪注射液，常规穴位注射。

（3）穴位埋线　取血海、肾俞、脾俞、肝俞。用羊肠线埋藏，每次选 2 穴，2 周 1 次。

【按语】

1. 针灸对贫血有较好的改善作用。临床必须首先明确病因，在针灸治疗的同时积极采取针对性治疗措施。

2. 贫血患者要做到饮食营养均衡，生活起居规律，劳逸适度，不过食肥甘厚腻辛辣之品以防伤及脾胃。

【文献摘录】

1.《千金翼方·胆病第一十二法》：虚劳吐血，灸胃管（脘）三百壮。

2.《针灸资生经·第三》：凡饮食不思，心腹膨胀，面色萎黄，世谓之脾胃病者，宜灸中脘。

［附］白细胞减少症

白细胞减少症是指外周血液中白细胞数持续低于 4×10^9/L 的疾病。一般轻度减少者临床上不出现特殊症状，多表现为原发病症状；中度和重度减少者易发生感染和出现疲乏无力、头晕、食欲减退等非特异症状。

白细胞减少症的病因有原发性和继发性两种，后者主要由某些药物、理化因素、某些病原微生物的感染、造血系统疾病及免疫系统疾病等所致。

白细胞减少症属中医学“虚劳”“虚损”等范畴，其发生常与禀赋不足、脾胃虚弱等因素有关。本病病位在脾肾，基本病机是脾肾亏虚，精血不足。

【辨证要点】

主症　白细胞数持续低于 4×10^9/L，伴有头晕、乏力等。

脾胃虚弱：面色萎黄或淡白，神疲气短，嗜睡困倦，纳少便溏。舌淡，苔薄，脉细。

脾肾阳虚：畏寒肢冷，腰膝酸软，遗精阳痿，月经不调。舌胖大而淡，苔薄白，脉沉细。

【治疗】

1. 基本治疗

治法　健脾益气，温肾固本。取任脉、督脉穴和脾、肾的背俞穴为主。

主穴　气海　大椎　脾俞　肾俞　膏肓　足三里

配穴　脾胃虚弱配中脘、胃俞；脾肾阳虚配关元、命门。

方义　本病以虚为本，故取气海、大椎补气通阳；脾俞、肾俞为脾、肾之背俞穴，可健运脾土、温补肾阳；膏肓、足三里可益气补虚。

操作　毫针常规刺，应加灸。

2. 其他治疗

（1）灸法　取膏肓、神阙、气海、关元、脾俞、肾俞、足三里。1 ～ 2 日灸 1 次。

（2）耳针　取脾、胃、肾、内分泌、皮质下。毫针刺法，或压丸法。

（3）穴位注射　取足三里、血海。选用当归注射液或参麦注射液、黄芪注射液等，常规穴位注射。

【按语】

1. 近年来，针灸治疗白细胞减少症的文献报道较多，针灸对于原发性白细胞减少症的疗效优于继发性。针灸的同时应注意治疗原发病。

2. 有研究认为，艾灸的升白细胞作用明显优于针刺，可能与艾灸调节免疫功能的作用较强有关。

第四节 高血压病

高血压病是以安静状态下持续性动脉血压增高（收缩压≥ 140mmHg 和 / 或舒张压≥ 90mmHg）为主要临床表现的一种常见的慢性疾病。高血压病临床上可分为原发性和继发性两类，病因不明者称为原发性高血压病；若高血压是某一种明确而独立的疾病所引起者，称为继发性高血压病。

高血压病属中医学“头痛”“眩晕”“肝风”等范畴，其发生常与情志失调、饮食失节、内伤虚损等因素有关。本病与肝、肾关系密切。基本病机是肾阴不足，肝阳偏亢。

【辨证要点】

主症 头痛，头晕，头胀，眼花，耳鸣，心悸，失眠，健忘。重则出现脑、心、肾、眼底等器质性损害和功能障碍。

肝火亢盛：心烦易怒，面红目赤，口苦。舌红，苔黄，脉弦。

阴虚阳亢：头重脚轻，耳鸣，五心烦热，失眠，健忘。舌红，苔少，脉弦细而数。

痰湿壅盛：头重如蒙，食少脘痞，呕恶痰涎。舌淡，苔白腻，脉弦滑。

气虚血瘀：面色萎黄，心悸怔忡，气短乏力，唇甲青紫。舌质紫暗或有瘀点，脉细涩。

阴阳两虚：面色晦暗，耳鸣，腰腿酸软，夜间多尿，时有浮肿。舌淡或红，苔薄，脉沉细。

【治疗】

1. 基本治疗

治法 平肝潜阳，调和气血。取足厥阴、足少阳经穴为主。

主穴 风池 太冲 百会 合谷 曲池 三阴交

配穴 肝火亢盛配行间、曲泉；阴虚阳亢配肾俞、肝俞；痰湿壅盛配丰隆、中脘；气虚血瘀配足三里、膈俞；阴阳两虚配关元、肾俞。

方义 风池疏调头部气机，还可平肝潜阳；太冲为肝之原穴，可疏肝理气，平降肝阳；百会居于巅顶，为诸阳之会，并与肝经相通，针之可泻诸阳之气，平降肝火；曲池、合谷清泻阳明，理气降压；三阴交为足三阴经交会穴，可调补肝脾肾，以治其本。

操作 太冲可向涌泉透刺，以增滋阴潜阳之力；其他腧穴常规刺法；痰湿壅盛、气虚血瘀、阴阳两虚者，百会可加灸。

2. 其他治疗

（1）三棱针 取耳尖、百会、大椎、肝俞、太冲、曲池。每次选 1 ～ 2 穴，点刺出血 3 ～ 5 滴。

（2）耳针 取降压沟、肾上腺、耳尖、交感、神门、心。每次选 3 ～ 4 穴，毫针刺法，或埋针法或压丸法；血压过高还可在降压沟和耳尖点刺出血。

（3）皮肤针 取项后、腰骶部和气管两侧。叩刺以皮肤潮红或微出血为度。

（4）穴位敷贴 取涌泉。吴茱萸适量研细末，醋调成膏，医用无菌敷贴固定，12 ～ 24 小时取下。

【按语】

1. 针灸对Ⅰ、Ⅱ期高血压病有较好的效果，对Ⅲ期高血压可改善症状，但应配合降压药物治疗。高血压危象时慎用针灸。

2. 长期服用降压药物者，针灸治疗时不要突然停药。经治一段时间，待血压降至正常或接近正常，自觉症状明显好转或基本消失后，再逐渐调整药量。

［附］低血压

低血压是以血压持续低于 90/60mmHg（老年人低于 100/70mmHg）为主要临床表现的疾病。低血压分为体质性、体位性和继发性三类，以体质性低血压最为常见，一般认为与体质瘦弱和遗传有关。

低血压属中医学“眩晕”“虚劳”等范畴，其发生常与禀赋不足、久病体虚、服药不当及体位变化等因素有关。本病与心、脾、肾等关系密切。基本病机是气血虚弱。

【辨证要点】

主症　轻则头晕眼花，反应迟钝，精神不振；重则心悸，站立性眩晕，甚则四肢厥冷或昏厥。

心阳不振：健忘，精神萎靡，神疲嗜睡，面色苍白，四肢乏力，手足发凉。舌质淡，脉沉细或缓而无力。

中气不足：气短，纳呆便溏，四肢酸软。舌淡，苔白，脉缓无力。

心肾阳虚：耳鸣，心悸怔忡，腰酸膝软，手足发凉，性欲减退，夜尿频多。舌淡，苔薄白，脉沉细。

阳气虚脱：面色苍白，恶心呕吐，汗出肢冷，神志恍惚或晕厥。舌淡，脉沉细无力。

【治疗】

1. 基本治疗

治法　补益气血。取心、脾、肾的背俞穴为主。

主穴　心俞　脾俞　肾俞　百会　气海　足三里

配穴　心阳不振配膻中、厥阴俞；中气不足配中脘、胃俞；心肾阳虚配内关、关元；阳气虚脱配神阙、关元。

方义　心俞、脾俞、肾俞为心、脾、肾的背俞穴，取阴病治阳、从阳引阴之意，可益气养血；百会位于巅顶，属于督脉，入络于脑，可升提阳气；气海位于脐下，为人体一身元气之海，可益气升压；足三里为胃之下合穴，可健脾益胃以化生气血。

操作　毫针补法，宜灸。心俞不可深刺。神阙、关元用重灸法。

2. 其他治疗

（1）耳针　取心、脾、肾、交感、肾上腺、升压点、神门。每次选 3 ～ 5 穴，压丸法。

（2）皮肤针　取心俞、脾俞、肾俞、百会、气海、足三里。每次选 2 ～ 3 穴，叩刺至局部皮肤潮红为度。

【按语】

1. 针灸对体质性、体位性低血压有较好的疗效。对于继发性低血压，需积极治疗原发病。

2. 患者应积极参加体育锻炼，改善体质，增加营养。

3. 老年低血压患者平时动作不可过快过猛。

【文献摘录】

1.《灵枢・口问》：上气不足，脑为之不满，耳为之苦鸣，头为之苦倾，目为之眩……补足外踝下，留之。

2.《灵枢・海论》：脑为髓之海，其腧上在于其盖，下在风府……髓海不足，则脑转耳鸣，胫酸眩冒，目无所见，懈怠安卧。

第五节 面 瘫

面瘫是以口、眼向一侧歪斜为主症的病证，又称“口眼㖞斜”。

面瘫的发生常与劳作过度、正气不足、风寒或风热乘虚而入等因素有关。本病病位在面部，与少阳、阳明经筋相关。基本病机是气血痹阻，经筋功能失调。

西医学中，本病多指周围性面神经麻痹，最常见于贝尔麻痹。

【辨证要点】

主症 以口眼㖞斜为主要特点。突然出现一侧面部肌肉板滞、麻木、瘫痪，额纹消失，眼裂变大，露睛流泪，鼻唇沟变浅，口角下垂歪向健侧，病侧不能皱眉、蹙额、闭目、露齿、鼓颊；部分患者初起时有耳后疼痛，还可出现患侧舌前 2/3 味觉减退或消失、听觉过敏等症。病程日久，可因瘫痪肌肉出现挛缩，口角反牵向患侧，甚则出现患侧面肌痉挛，形成“倒错”现象。

风寒外袭：见于发病初期，面部有受凉史。舌淡，苔薄白，脉浮紧。

风热侵袭：见于发病初期，伴有发热，咽痛，耳后乳突部疼痛。舌红，苔薄黄，脉浮数。

气血不足：多见于恢复期或病程较长的患者，兼见肢体困倦无力，面色淡白，头晕等。舌淡，苔薄，脉细弱。

【治疗】

1. 基本治疗

治法 祛风通络，疏调经筋。取局部穴和手足阳明经穴为主。

主穴 阳白 四白 颧髎 颊车 地仓 翳风 牵正 太阳 合谷

配穴 风寒外袭配风池、风府；风热侵袭配外关、关冲；气血不足配足三里、气海。味觉减退配足三里；听觉过敏配阳陵泉；抬眉困难配攒竹；鼻唇沟变浅配迎香；人中沟歪斜配水沟；颏唇沟歪斜配承浆；流泪配太冲。

方义 面部腧穴可疏调局部经筋气血，活血通络；“面口合谷收”，合谷为循经选穴，与近部腧穴翳风相配，祛风通络。

操作 面部腧穴均行平补平泻法，翳风宜灸；恢复期主穴多加灸法；在急性期，面部穴位手法不宜过重，肢体远端的腧穴行泻法且手法宜重；在恢复期，合谷行平补平泻法，足三里行补法。

2. 其他治疗

（1）皮肤针 取阳白、颧髎、地仓、颊车、翳风。叩刺以局部潮红为度。适用于恢复期。

（2）拔罐 取阳白、颧髎、地仓、颊车。行闪罐、走罐或刺络拔罐。

（3）穴位敷贴 取太阳、阳白、颧髎、地仓、颊车。将马钱子锉成粉末，取 1 ～ 2 分，撒于医用无菌敷贴上，然后贴于穴位处，5 ～ 7 日换药 1 次；或用蓖麻仁捣烂加麝香少许，取绿豆粒大一团，敷贴穴位上，每隔 3 ～ 5 日更换 1 次；或用白附子研细末，加冰片少许做面饼，敷贴穴位，每日 1 次。

【按语】

1. 针灸治疗面瘫具有良好疗效，是目前治疗本病安全有效的首选方法，宜尽早治疗。周围性面瘫的预后与面神经的损伤程度密切相关，一般而言，由无菌性炎症导致的面瘫预后较好，而由病毒导致的面瘫（如亨特面瘫）预后较差。

2. 本病应与中枢性面瘫相鉴别。

3. 避免风寒，必要时应戴口罩、围巾。

【文献摘录】

1.《铜人腧穴针灸图经》：客主人，治偏风口喎斜。

2.《玉龙歌》：口眼喎斜最可嗟，地仓妙穴连颊车。

3.《针灸大成·卷八》：中风口眼喎斜，听会、颊车、地仓。凡喎向左者，宜灸右，向右者，宜灸左，各灸陷中二七壮，艾炷如麦粒大，频频灸之，取尽风气，口眼正为度。

第六节　面肌痉挛

面肌痉挛是以阵发性、不规则的一侧面部肌肉不自主抽搐为主要临床表现的疾病。

面肌痉挛属中医学“面风”“筋惕肉瞤”等范畴，其发生常与外邪侵入、正气不足等因素有关。病位主要在面部经筋。基本病机是外邪阻滞，壅遏筋脉或虚风内动。

【辨证要点】

主症　以一侧面部肌肉阵发性抽搐为主要特点。初起多为眼轮匝肌阵发性痉挛，逐渐扩散到同侧面部、眼睑和口角，痉挛范围不超过面神经支配区。少数患者阵发性痉挛发作时，伴有面部轻微疼痛。晚期可出现肌无力、肌萎缩和肌瘫痪。

风寒外袭：见于发病初期，面部有受凉史。舌淡，苔薄白，脉浮紧。

风热侵袭：见于发病初期，伴有咽痛，口干。舌红，苔薄黄，脉浮数。

阴虚风动：心烦失眠，口干咽燥。舌红，苔少，脉细数。

气血不足：头晕目眩，神疲肢倦，食欲不振。舌淡，苔薄白，脉沉缓。

【治疗】

1. 基本治疗

治法　舒筋通络，息风止搐。取局部穴为主，配合循经远端取穴。

主穴　翳风　攒竹　风池　风府　合谷　太冲

配穴　风寒外袭配外关；风热侵袭配曲池；阴虚风动配太溪、三阴交；气血不足加足三里、血海。

方义　风胜则动，故近取翳风、攒竹、风池、风府息风止搐；合谷为大肠之原穴，“面口合谷收”，太冲为肝之原穴，肝经从目系下颊里，环唇内，两穴相配，能柔肝缓急，舒筋通络。

操作　先刺太冲、合谷，重刺行泻法；余穴常规针刺。足三里可用温针灸。

2. 其他治疗

（1）皮内针　取局部阿是穴。将皮内针埋入，医用胶带固定。3 ～ 5 日后更换穴位，重新埋针。

（2）三棱针　取颧髎、太阳、颊车。点刺后行闪罐。

（3）耳针　取神门、眼、面颊、肝、交感、皮质下。每次选 3 ～ 4 穴，毫针刺法，或压丸法。

（4）穴位注射　选患侧翳风。选用丹参注射液，常规穴位注射。

【按语】

1. 针灸治疗面肌痉挛可缓解症状，减少发作次数和程度。

2. 治疗期间，患者应保持心情舒畅，防止精神紧张及急躁。

第七节 痹 证

痹证是以肌肉、筋骨、关节酸痛、麻木、重着、屈伸不利或关节灼热、肿大为主症的一类病证。

痹证的发生常与外感风、寒、湿、热等邪气及人体正气不足有关。外邪侵入机体，痹阻关节肌肉经络，导致气血运行不畅而发病。基本病机是经络不通，气血痹阻。

西医学中，痹证多见于风湿性关节炎、类风湿性关节炎、骨性关节炎、反应性关节炎、痛风、肩关节周围炎等疾病中。

【辨证要点】

主症 关节肌肉疼痛。

行痹（风痹）：疼痛游走，痛无定处。舌淡，苔薄白，脉浮。

痛痹（寒痹）：疼痛较剧，痛有定处，遇寒痛增，得热痛减，局部皮色不红，触之不热。舌淡，苔薄白，脉弦紧。

着痹（湿痹）：肢体关节重着疼痛，或有肿胀，肌肤麻木不仁，阴雨天加重或发作。舌淡胖，苔白腻，脉濡缓。

热痹：关节疼痛，局部灼热红肿，痛不可触，关节活动不利，可累及多个关节，伴有发热、恶风、口渴烦闷。舌红，苔黄，脉滑数。

【治疗】

1. 基本治疗

治法 疏经活络，通痹止痛。取局部穴为主。

主穴 肩部：阿是穴 肩髃 肩髎 肩贞 臑俞

肘部：阿是穴 曲池 天井 尺泽 少海

腕部：阿是穴 阳池 外关 阳溪 腕骨

脊背：阿是穴 大杼 身柱 腰阳关 夹脊

髀部：阿是穴 环跳 居髎 秩边 髀关

膝部：阿是穴 血海 梁丘 膝眼 阳陵泉

踝部：阿是穴 申脉 照海 昆仑 丘墟

配穴 行痹配膈俞、血海；痛痹配肾俞、关元；着痹配阴陵泉、足三里；热痹配大椎。另可根据痹痛部位循经远部取穴。

方义 病痛局部取穴及循经选穴可疏通经络气血，使营卫调和而风寒湿热等邪无所依附，经络通畅，痹痛遂解，达到“通则不痛”之目的。

操作 毫针常规刺，病在筋骨可深刺，可用电针。风寒湿痹可加用灸法，热痹局部可点刺出血。

2. 其他治疗

（1）皮肤针 用皮肤针重叩脊柱两侧和关节病痛部位，使出血少许并拔罐。

（2）穴位注射 以上主穴每次取 2 ～ 3 穴。选用当归注射液或威灵仙注射液，常规穴位注射。

【按语】

1. 针灸治疗痹证有较好的疗效，对风湿性关节炎效果尤佳。类风湿性关节炎病情缠绵反复，属于顽痹范畴，非一时能获效。

2. 本病应注意排除骨结核、肿瘤等，以免延误病情。

3. 患者平时应注意关节的保暖，避免风寒湿邪的侵袭。

【文献摘录】

1.《灵枢·周痹》：故刺痹者，必先切循其下之六经，视其虚实，及大络之血结而不通，及虚而脉陷空者而调之，熨而通之，其瘛坚，转引而行之。

2.《针灸大成·卷五》：四肢风痛，曲池、风市、外关、阳陵泉、三阴交、手三里。

3.《神灸经纶·卷四》：臂腕五指疼痛，腕骨、支正……五痹，曲池、外关、合谷、中渚、膏肓、肩井、肩髃；上中下三部痹痛，足三里……膝风肿痛，足三里、阳陵泉、阴陵泉、太冲、昆仑。

第八节　痿　证

痿证是指以肢体筋脉弛缓、软弱无力，日久因不能随意运动而致肌肉萎缩为主症的一类病证。临床以下肢痿弱多见，故又有“痿躄”之称。

痿证的发生常与感受外邪、饮食不节、久病房劳、跌打损伤、药物损伤等因素有关。本病病位在筋脉肌肉，根于五脏虚损。基本病机实证多为筋脉肌肉受损，气血运行受阻；虚证多为气血阴精亏耗，筋脉肌肉失养。

西医学中，痿证多见于运动神经元疾病、周围神经损伤、急性感染性多发性神经根炎、重症肌无力、进行性肌营养不良、外伤性截瘫等疾病中。

【辨证要点】

主症　肢体软弱无力，甚则肌肉萎缩或瘫痪。

肺热伤津：发热多汗，热退后突然出现肢体软弱无力，心烦口渴，小便短黄。舌红，苔黄，脉细数。

湿热浸淫：肢体逐渐痿软无力，以下肢为重，或麻木而微肿，或自觉足胫有热感，小便赤。舌红，苔黄腻，脉滑数。

脾胃虚弱：肢体逐渐痿软无力，食少纳呆，腹胀便溏，面色㿠白，神疲乏力。舌淡或有齿印，苔腻，脉细无力。

肝肾亏虚：起病缓慢或下肢痿软无力日久，腰脊酸软，不能久立，或伴眩晕耳鸣，无力行走，腿胫肌肉萎缩严重。舌红，苔少，脉沉细。

脉络瘀阻：四肢痿弱，肌肉瘦削，手足麻木不仁，四肢青筋显露。舌质暗淡或瘀点、瘀斑，脉细涩。

【治疗】

1. 基本治疗

治法　调和气血，濡养筋肉。取手足阳明经穴和相应夹脊穴为主。

主穴　上肢：肩髃　曲池　合谷　颈、胸夹脊

下肢：髀关　足三里　阳陵泉　三阴交　腰夹脊

配穴　肺热津伤配鱼际、尺泽；湿热浸淫配阴陵泉、中极；脾胃虚弱配脾俞、胃俞；肝肾亏虚配肝俞、肾俞；脉络瘀阻配膈俞、血海。

方义　阳明经多气多血，选上、下肢阳明经穴位，可疏通经络，调理气血，取“治痿独取阳明”之意；夹脊穴位于督脉之旁，可调脏腑阴阳，通行气血；阳陵泉乃筋之会穴，能通调诸筋；

三阴交可健脾、补肝、益肾，以达强筋壮骨之目的。

操作 鱼际、尺泽针用泻法，或三棱针点刺出血；上肢肌肉萎缩手阳明经排刺；下肢肌肉萎缩足阳明经排刺。余穴均常规操作。

2. 其他治疗

（1）灸法 取神阙、中脘、关元、气海、足三里。每次选 2 ～ 3 穴，重灸。

（2）电针 取穴参考基本治疗之主穴。针刺得气后选 2 ～ 3 组接电针仪，用断续波中强度刺激，刺激量宜逐渐加强，以患肢出现规律性收缩为佳。每次 20 ～ 30 分钟。

（3）穴位注射 取肩髃、曲池、合谷、足三里、阳陵泉、三阴交。每次选 2 ～ 3 穴，选用黄芪注射液或维生素 B_1 注射液、维生素 B_{12} 注射液，常规穴位注射。

（4）皮肤针 取肺俞、脾俞、胃俞、膈俞和手、足阳明经线。用皮肤针反复叩刺上述腧穴和部位至潮红或微出血，隔日 1 次。

【按语】

1. 本病采用针灸疗法可获得较好效果，但久病难复者应配合其他疗法。

2. 卧床患者应保持四肢功能位。还应采取适当活动体位等措施，避免发生褥疮、呼吸系统感染、泌尿系统感染、下肢深静脉血栓等并发症。在治疗的同时，配合主动及被动的肢体功能锻炼，以助及早康复。

3. 应注意与偏枯及痹证相鉴别。

【文献摘录】

1.《标幽赋》：悬钟、环跳、华佗刺躄足而立行。

2.《针灸逢源·卷五》：痿躄，环跳、中渎、足三里；足不能行，三里、三阴交、复溜、行间。

［附］重症肌无力

重症肌无力是一种神经－肌肉接头传递障碍的获得性自身免疫性疾病。临床多起病隐匿，表现为全身或部分骨骼肌极易疲劳，经休息或用抗胆碱酯酶药物后症状减轻或消失。最初常为一侧或两侧眼睑下垂，于傍晚疲劳时出现，伴有复视，1 ～ 2 年内可逐步累及咽肌、面肌、颈肌和四肢骨骼肌。

重症肌无力归属中医学“痿证”范畴。本病病位在脾、胃，与肝、肾有关。基本病机是脾胃气虚，气血运化之源不足，肌肉失养。

【治疗】

1. 基本治疗

治法 补益正气，活血通络。取背俞穴、手足阳明经穴为主，配合局部选穴。

主穴 肺俞 脾俞 胃俞 肝俞 肾俞 气海 足三里 三阴交 合谷 太冲

配穴 眼睑下垂、斜视、复视配阳白、攒竹、丝竹空、瞳子髎；声音低微、嘶哑、饮水呛咳配廉泉、扶突；下颌下垂，无力闭合配颊车、下关；呼吸困难、咳嗽无力配大椎、身柱；肢体无力配肩髃、曲池、梁丘、解溪。

方义 肺俞、脾俞、胃俞、肝俞、肾俞补益五脏，强壮筋骨；气海、足三里、三阴交、合谷补益气血、濡养筋脉；太冲行气通络。

操作 毫针常规刺，补法，可灸。

2. 其他治疗

（1）穴位注射 取穴参考基本治疗。每次选 2 ～ 3 穴，选用黄芪注射液，或维生素 B_1、维

生素 B_{12} 注射液，常规穴位注射。

（2）电针　选相应节段夹脊穴，选用断续波，正极在上，负极在下，电流强度以耐受为度，留针 30 分钟，隔日治疗 1 次。

【按语】

1. 针灸治疗本病有较好的疗效，近期疗效较为明显，远期疗效尚可。由于本病属于慢性疾病，难以速愈，需长期治疗。

2. 患者应适当进行运动锻炼，改善体质，增加营养。

第九节　外伤性截瘫

外伤性截瘫是由外力而致的脊髓损伤部位以下的肢体发生瘫痪的病证。临床上多见于胸椎、腰椎压缩性骨折、粉碎性骨折或合并脱位后脊髓受损。主要临床表现为脊髓受累平面以下出现运动、感觉、括约肌功能及皮肤营养障碍。

外伤性截瘫属中医学“痿证”范畴，其发生因外伤而致。本病病位在脊髓，与肾经、督脉关系密切。基本病机是脊髓受损，筋骨失养。

【辨证要点】

主症　根据脊髓损伤部位的不同，出现损伤平面以下的瘫痪。

胸段损伤可引起双下肢痉挛性瘫痪；腰段以下损伤可出现下肢弛缓性瘫痪。同时伴有损伤平面以下各种感觉缺失以及尿潴留或尿失禁，大便秘结或失禁，患肢皮肤干燥、脱屑，汗腺分泌功能异常等。颈脊髓前方受压严重者，可引起前侧脊髓综合征，有时可出现四肢瘫痪，但下肢和会阴部仍有位置觉和深感觉。脊髓半横切损伤，损伤平面以下同侧肢体运动及深感觉消失，对侧肢体痛觉和温度觉消失。

经脉瘀阻：损伤肢体肌肉松弛，痿废不用，麻木不仁，二便不通。舌紫暗，脉涩。

肝肾亏虚：损伤肢体肌肉萎缩，拘挛僵硬，麻木不仁，头晕耳鸣，腰膝酸软，二便失禁。舌红，苔少，脉沉细。

【治疗】

1. 基本治疗

治法　舒筋通络，益肾充髓。取督脉及下肢三阳经穴为主。

主穴　损伤脊柱上、下 1 ～ 2 个棘突的督脉穴及其夹脊穴　环跳　委中　阳陵泉　足三里　悬钟　涌泉　三阴交

配穴　经脉瘀阻配合谷、膈俞；肝肾亏虚配肝俞、肾俞。上肢瘫痪配肩髃、曲池、手三里、合谷、外关；下肢瘫痪配秩边、风市、丰隆、太冲。大便失禁配长强、大肠俞；小便失禁配中极、膀胱俞；小便不通配气海、阴陵泉。

方义　损伤脊柱上、下的督脉穴及其夹脊穴可激发受损部位的经气，调和气血；环跳、委中、阳陵泉、足三里为足三阳经穴，能调理经气、舒筋活络；悬钟为髓会，是治疗下肢痿躄的常用穴；涌泉、三阴交针之可补肝肾、强筋骨。

操作　毫针常规刺。督脉穴针刺时应注意深度，以免造成脊髓新的损伤。

2. 其他治疗

（1）皮肤针　取督脉背腰段、足太阳经和瘫痪肢体的手足三阳经。每次选 2 ～ 3 经，按循行部位叩至皮肤潮红为度。

（2）电针　在督脉或瘫痪肢体选取 2 ～ 3 组穴位。针刺得气后接通电针仪，以断续波中度刺激，以肌肉轻轻收缩为度，适用于弛缓性瘫痪。

（3）穴位注射　取损伤椎体上下两旁的夹脊穴、肾俞、血海、足三里、三阴交、腰俞。每次选 2 ～ 3 对穴位，选用维生素 B_1、维生素 B_{12} 注射液，或当归注射液、黄芪注射液等，常规穴位注射。

【按语】

1. 本病尚无满意的治疗方法，针灸对其中部分病例有一定的疗效。针灸治疗本病疗程较长，患者应坚持治疗和功能锻炼。

2. 治疗期间，应注意避免发生泌尿系感染，同时加强护理，防止褥疮。

【文献摘录】

1.《备急千金要方·卷三十》：冲阳、三里、仆参、飞扬、复溜、完骨，主足痿失履不收。

2.《针灸聚英·卷二》：痿，有湿热、有痰、有无血而虚、有气弱、有瘀血，针中渎、环跳，灸三里、肺俞。

第十节　癫　证

癫证是以精神抑郁、表情淡漠、沉默痴呆、语无伦次、静而少动为主症的病证。

癫证的发生常与情志刺激、思虑太过、所愿不遂等因素有关，或与先天禀赋有关。本病病位在脑，涉及心、肝、脾、胆。基本病机是气郁痰结，阴阳失调。

西医学中，癫证多见于抑郁症、强迫症、精神分裂症等疾病。

【辨证要点】

主症　精神抑郁，表情淡漠，自语少动，悲郁善哭，呆痴叹息。

肝郁气滞：胸胁胀满，食少纳呆，善太息。舌淡，苔薄白，脉弦。

痰气郁结：表情淡漠，神志呆钝，语无伦次，或喃喃独语，多疑多虑，不思饮食。舌淡，苔腻，脉弦滑。

心脾两虚：心悸易惊，善悲欲哭，食少倦怠。舌淡，苔白，脉细无力。

【治疗】

1. 基本治疗

治法　理气化痰，调神开窍。取督脉、手足厥阴、手少阴经穴为主。

主穴　百会　印堂　内关　神门　太冲　丰隆

配穴　肝郁气滞配膻中、期门；痰气郁结配中脘、膻中；心脾两虚配心俞、脾俞。

方义　脑为元神之府，督脉入络脑，故百会配印堂可调神解郁；内关为心包经之络穴，可宽胸理气，宁心安神；神门为心之原穴，可调养心神，醒神开窍；肝之原穴太冲，可疏肝理气；胃经之络穴丰隆健脾化痰。诸穴合用，共奏理气化痰、调神开窍之功。

操作　毫针常规刺。

2. 其他治疗

（1）耳针　取心、肝、脾、皮质下、枕、神门。每次选 3 ～ 5 穴，毫针浅刺或压丸法。

（2）穴位注射　取心俞、肝俞、膈俞、间使、足三里、三阴交。每次选用 2 ～ 3 穴，选用丹参注射液或氯丙嗪注射液，常规穴位注射。

【按语】

1. 针灸对本病有一定疗效。治疗前应明确诊断，要与癔症、脏躁相鉴别。

2. 在治疗过程中，家属应积极配合，对患者加强护理，结合心理治疗，以提高疗效。

【文献摘录】

1.《神应经·心邪癫狂部》：癫疾，上星、百会、风池、曲池、尺泽、阳溪、腕骨、解溪、申脉、昆仑、商丘、然谷、通谷、承山，针三分速出，灸百壮。

2.《针灸大成·卷八》：癫疾，前谷、后溪、水沟、解溪、金门、申脉。

第十一节　狂　证

狂证是以精神亢奋、躁扰不宁、打人毁物、动而多想为主症的病证，多见于青少年。

狂证的发生常由情志刺激、思虑太过、所愿不遂或脑外伤等因素诱发，或与先天禀赋有关。本病病位在脑，涉及心、肝、胃、胆。基本病机是痰火上扰，阴阳失调，神明失主。

西医学中，狂证多见于精神分裂症、躁狂症等疾病。

【辨证要点】

主症　精神错乱，哭笑失常，妄语高歌，狂躁不安，不避亲疏，甚则打人毁物。

痰火扰神：病起急骤，先有性情急躁，头痛失眠，两目怒视，面红目赤，突然出现狂乱莫制，打人毁物，逾垣上屋，高歌狂呼，不避亲疏，不食不眠。舌质红绛，苔多黄腻，脉弦大滑数。

痰热瘀结：狂躁日久不愈，面色晦滞，躁扰不安，胸胁满闷。舌质紫暗或有瘀斑，脉弦数或细涩。

火盛伤阴：狂躁日久，病势较缓，时而烦躁不安，时而多言善惊，恐惧不安，形瘦面红，心烦不寐。舌质红，脉细数。

【治疗】

1. 基本治疗

治法　涤痰泻火，清心开窍。取督脉、手厥阴、手少阴经穴为主。

主穴　水沟　神门　劳宫　内关　丰隆

配穴　痰火扰神配中脘；痰热瘀结配中脘、膈俞；火盛伤阴配行间、太溪。

方义　水沟属督脉，督脉为阳脉之海，又与脑相通，可醒神开窍、安神定志；神门为心之原穴，能清心宁神；劳宫清心包而泻心火，安神定志；内关为心包经络穴，可醒神开窍、宁心定志；丰隆化痰通络、醒脑开窍。

操作　毫针常规刺。可配合刺血治疗。

2. 其他治疗

（1）三棱针　取大椎、水沟、百会、中冲（十宣或十二井）。点刺出血。

（2）耳针　取心、肝、胃、皮质下、枕、神门。每次选 3 ～ 4 穴，毫针刺法，强刺激，留针 30 分钟。

（3）电针　取百会、水沟、合谷、太冲。连续波，留针 15 ～ 30 分钟。

（4）穴位注射　取心俞、膈俞、间使、丰隆、足三里。每次选 2 ～ 3 穴，选用清开灵注射液或醒脑静注射液、氯丙嗪注射液，常规穴位注射。

【按语】

1. 针灸治疗本病有一定的效果。在治疗过程中，要对患者进行严密的监护，防止伤人毁物等意外事件的发生。

2. 狂证应属精神失常疾病，必要时可行头颅 CT、MRI 等检查，以排除器质性精神障碍。

3. 本病易复发，应在病情缓解后的间歇期继续治疗，以巩固疗效。

【文献摘录】

1.《神应经·心邪癫狂部》：发狂，少海、间使、神门、合谷、后溪、复溜、丝竹穴。

2.《针灸大全·卷之四》：心惊发狂、不识亲疏，少冲二穴、心俞二穴、中脘一穴、十宣十穴。

第十二节 痫 证

痫证是以猝然昏仆、牙关紧闭、强直抽搐、醒后如常人为特征的发作性疾病，以突然发作、自行缓解、多次反复为主要特点，俗称"羊痫风"。

痫证的发生常与七情失调、先天因素、脑部外伤、饮食不节、劳累过度等因素有关。本病病位主要在脑，涉及心、肝、脾、肾。基本病机是风、痰、火、瘀以及先天因素等使气血逆乱、蒙蔽清窍，而致神机受累，元神失控。

西医学中，痫证主要指癫痫，包括原发性癫痫和继发性癫痫。

【辨证要点】

1. 发作期

主症 猝然昏倒，不省人事，牙关紧闭，口吐白沫，或有吼叫声。发作后肢体酸痛疲乏，略加休息即可恢复正常。

痰火扰神：猝然仆倒，不省人事，四肢拘挛，口中有声，口吐白沫，烦躁不安，气高息粗，痰鸣辘辘，口臭便干。舌质红或暗红，苔黄腻，脉弦滑。

风痰闭阻：猝然昏仆，目睛上视，口吐白沫，手足抽搐，喉中痰鸣。舌质红，苔白腻，脉滑。

瘀阻脑络：既往有脑外伤（或产伤）史，发作时猝然昏仆，抽搐，或仅见口角、眼角、肢体抽搐，颜面口唇青紫。舌质紫暗或有瘀点，脉弦或涩。

2. 间歇期

主症 多见于痫证日久，发作次数频繁，抽搐强度减弱，苏醒后精神萎靡，表情呆滞，智力减退。

心脾两虚：久发不愈，猝然昏仆，或仅见头部低垂，四肢无力，伴面色苍白、口吐白沫、四肢抽搐无力、口噤目闭、二便自遗。舌淡，苔白，脉弱。

心肾亏虚：痫证频发，心悸，健忘，头晕目眩，面色晦暗，失眠，腰膝酸软。舌质红绛，少苔或无苔，脉沉细数。

【治疗】

1. 基本治疗

（1）发作期

治法 豁痰息风，醒神开窍。取督脉、手厥阴经穴为主。

主穴 水沟 百会 内关 太冲 后溪 涌泉

配穴 痰火扰神配行间、神门；风痰闭阻配风池、丰隆；瘀阻脑络配膈俞。

方义　脑为元神之府，督脉入络脑，故取督脉之水沟、百会以醒脑开窍、宁神定志；内关为心包经之络穴，可调畅气机，宁心安神；太冲为肝之原穴，可息风止痉；后溪为八脉交会穴，通督脉，为治疗痫证的要穴；涌泉为肾经井穴，可开窍醒神。

操作　水沟向鼻中隔深刺、强刺激，其他腧穴常规针刺。

（2）间歇期

治法　化痰息风，固本扶正。取督脉、任脉、手厥阴经穴为主。

主穴　印堂　鸠尾　长强　间使　太冲　丰隆

配穴　心脾两虚配心俞、脾俞；心肾亏虚配心俞、肾俞。

方义　印堂可醒脑宁神；鸠尾属任脉之络穴，是治疗痫证的要穴；长强通督调神；间使是治疗痫证的经验穴；太冲为肝之原穴，可疏理气机，息风开窍；丰隆和胃降浊，健脾化痰。诸穴合用，共奏化痰息风、醒脑开窍之功。

操作　针刺鸠尾应掌握正确的针刺方向、角度和深度，以防伤及肝脏等腹腔脏器，其他腧穴常规针刺。

2. 其他治疗

（1）三棱针　取大椎、关冲、中冲。点刺出血。

（2）耳针　取神门、心、肝、脾、肾、脑点、枕、皮质下。每次选 2 ～ 3 穴，毫针刺法或压丸法，强刺激。

【按语】

1. 针灸治疗痫证有一定疗效，治疗前应做脑电图等检查以明确诊断。

2. 本病应与中风、厥证、痉证等相鉴别。对继发性癫痫，更应重视原发病的诊断、治疗。

【文献摘录】

1.《医学纲目·卷之十一》：癫痫，鸠尾、后溪、涌泉、心俞、阳交、三里、太冲、间使、上脘。

2.《针灸大成·卷九》：风痫，神庭、素髎、涌泉。食痫，鸠尾、中脘、少商。猪痫，涌泉、心俞、三里、鸠尾、中脘、少商、巨阙。

第十三节　震颤麻痹

震颤麻痹又称“帕金森病”，是以静止性震颤、肌强直、运动徐缓、姿势步态异常为主要特征的锥体外系疾病。分为原发性和继发性两种。原发性震颤麻痹好发于 50 ～ 60 岁，男多于女，少数人有家族史。继发性震颤麻痹多见于脑炎、多发性脑梗死、颅脑损伤、基底节肿瘤、甲状旁腺机能减退或基底节钙化、慢性肝脑变性、精神类药及降压药等药物副作用及一氧化碳或二硫化碳等化学物质中毒等。

震颤麻痹属中医学“颤证”范畴，其发生常与年老体虚、情志过极、饮食不节和劳逸失当等因素有关。本病病位在脑，病变脏腑主要在肝，涉及脾、肾。基本病机为虚风内动，或痰热动风。

【辨证要点】

主症　静止性震颤，肌强直，运动徐缓，姿态、步态异常。

风阳内动：眩晕耳鸣，面赤烦躁，心情紧张时加重，语言不清，尿赤便干。舌质红，苔黄，脉弦。

痰热风动：胸脘痞闷，口苦口黏。舌体胖大，有齿痕，舌质红，苔黄腻，脉弦滑数。

气血亏虚：面色无华，表情淡漠，神疲乏力，心悸健忘。舌体胖大，舌淡，苔薄，脉细弱。

髓海不足：腰膝酸软，失眠心烦，头晕耳鸣。舌淡，苔薄白，脉细。

阳气虚衰：畏寒肢冷，心悸懒言，气短自汗，小便清长，大便溏。舌质淡，苔薄白，脉沉迟无力。

【治疗】

1. 基本治疗

治法 柔肝息风，宁神定颤。取督脉、足厥阴经穴为主。

主穴 百会 四神聪 风池 太冲 合谷 阳陵泉

配穴 风阳内动配肝俞、三阴交；痰热风动配丰隆、阴陵泉；气血亏虚配气海、血海；髓海不足配悬钟、肾俞；阳气虚衰配大椎、关元。

方义 本病病位在脑，百会、四神聪均位于巅顶部，通过督脉入络脑，可醒脑、宁神、定颤；风池属足少阳胆经，位近大脑，可祛风定颤；合谷、太冲为“四关”穴，可息风止痉；阳陵泉为筋之会穴，可柔筋止颤。诸穴合用，共奏柔肝息风、宁神定颤之效。

操作 毫针常规刺。气血亏虚、髓海不足、阳气虚衰可加灸。

2. 其他治疗

（1）耳针 取肝、肾、皮质下、缘中、神门、枕。每次选 3 ～ 5 穴，毫针刺法，或压丸法。

（2）头针 取顶中线、顶旁 1 线、顶旁 2 线。头针常规针刺。

（3）穴位注射 取天柱、大椎、曲池、阳陵泉、足三里、三阴交、风池。每次选 2 ～ 3 穴，选用当归注射液或丹参注射液、黄芪注射液、10% 葡萄糖注射液等，常规穴位注射。

【按语】

1. 针灸治疗本病有一定疗效，病程短者疗效较好，但需坚持较长时间治疗。

2. 患者应保持心情愉快，起居有节，饮食清淡，劳逸适度。

第十四节 痴 呆

痴呆是以呆傻愚笨为主症的神志类病证，又称“呆病”。

痴呆的发生常与先天遗传、年迈体虚、七情内伤、久病耗损、中毒外伤等因素有关。本病病位在脑，与心、肝、脾、肾功能失调有关。基本病机是髓海不足，神机失用。

西医学中，痴呆多见于老年性痴呆（阿尔茨海默病）、血管性痴呆、路易体痴呆、帕金森病、脑叶萎缩症、代谢性脑病、中毒性脑病等疾病中。

【辨证要点】

主症 呆傻愚笨。轻者出现神情淡漠，寡言少语，善忘迟钝等症；重者出现神情呆滞，语言颠倒，思维异常，行为怪僻，智力衰退甚至呆傻等症。

髓海不足：记忆力减退，词不达意，伴有头晕耳鸣，怠惰思卧，腰酸骨软，步履艰难。舌瘦色淡，苔薄白，脉沉细弱。

脾肾两虚：行为表情失常，步态不稳，面色㿠白，气短乏力，或四肢不温。舌淡，苔白，脉细弱无力。

痰浊蒙窍：表情呆板，行动迟缓，终日寡言，记忆力丧失，二便失禁。舌胖嫩而淡、边有齿印，苔白厚而腻，脉滑。

瘀血内阻：神情淡漠，反应迟钝，常默默无语，或离奇幻想，健忘易惊。舌质紫暗，有瘀点或瘀斑，脉细涩。

【治疗】

1. 基本治疗

治法　填精益髓，醒脑调神。取督脉穴为主。

主穴　百会　四神聪　风府　太溪　悬钟　足三里

配穴　髓海不足配肾俞；脾肾两虚配脾俞、肾俞；痰浊蒙窍配丰隆；瘀血内阻配膈俞、内关。

方义　本病病位在脑，“脑为髓之海”。百会、四神聪均位于巅顶，风府邻近大脑，通过督脉内入络脑，乃局部取穴，可醒脑调神；肾主骨生髓，太溪可补肾生髓；悬钟为髓之会，补之亦可补养脑髓，髓海得充，可健脑益智；足三里补益后天、化生气血以助生髓之源。诸穴合用，共奏益肾补髓、健脑调神之效。

操作　毫针常规刺，百会针后加灸。

2. 其他治疗

（1）头针　取顶中线、额中线、颞前线、颞后线。头针常规刺。

（2）耳针　取心、肝、肾、枕、脑点、神门、肾上腺。每次选 3 ～ 5 穴，毫针刺法或压丸法。

（3）穴位注射　取风府、风池、肾俞、足三里。每次选 2 ～ 3 穴，选用黄芪注射液或当归注射液、丹参注射液等，常规穴位注射。

【按语】

1. 针灸对痴呆有一定的治疗作用，主要作用在控制和延缓疾病的进展。

2. 诊治痴呆时，要注意与郁证、癫证等相鉴别。

【文献摘录】

《针灸大成·卷八》：呆痴，神门、少商、涌泉、心俞……失志痴呆，神门、鬼眼、百会、鸠尾。

第十五节　郁　证

郁证是以心情抑郁、情绪不宁、胸部满闷、胁肋胀痛，或易怒善哭，以及咽中如有异物梗塞、失眠等为主症的一类病证。

郁证的发生常与情志不舒、思虑过度、饮食不节等因素有关。本病病位在脑，涉及肝、心、胆、脾、肾。基本病机是气机郁滞，脏腑阴阳气血失调。

西医学中，郁证多见于抑郁症、癔症、焦虑症、围绝经期综合征、反应性精神病等疾病中。

【辨证要点】

主症　忧郁不畅，失眠多梦，易怒善哭。

肝气郁结：精神抑郁，善太息，胸胁胀痛，痛无定处，或脘腹痞闷，嗳气频作，女子月事不调。舌淡，苔薄白，脉弦。

气郁化火：急躁易怒，胸闷胁胀，头痛目赤，耳鸣，口干而苦，小便黄赤。舌红，苔黄，脉弦数。

痰气郁结：咽中不适，如有物梗阻，吞之不下，咳之不出，胸部窒塞，胁肋胀满。舌淡，苔白腻，脉弦滑。

心神失养：心神不宁，失眠，多疑易惊，悲忧善哭，喜怒无常。舌淡，苔薄，脉弦细。

心脾两虚：多思善虑，心悸胆怯，失眠健忘，面色萎黄，头晕目眩，神疲倦怠，食欲不振。舌淡，脉细弱。

心肾阴虚：病程日久，虚烦少寐，烦躁易怒，口干咽燥，或遗精腰酸，女子月经不调。舌红，脉细数。

【治疗】

1. 基本治疗

治法　疏肝解郁，养心调神。取督脉和手足厥阴、手少阴经穴为主。

主穴　百会　印堂　太冲　神门　内关　膻中

配穴　肝气郁结配期门；气郁化火配行间；痰气郁结配丰隆、中脘；心神失养配心俞、少海；心脾两虚配心俞、脾俞；心肾阴虚配心俞、肾俞。

方义　脑为元神之府，督脉入络脑，故百会配印堂可调神解郁；肝之原穴太冲，可疏肝理气解郁；心主神明，故取心之原穴神门宁心调神；内关为心包经的络穴，与气会膻中合用，可疏理气机，宽胸解郁。

操作　毫针常规刺。

2. 其他治疗

（1）耳针　取肝、心、胆、脾、肾、枕、缘中、内分泌、神门。每次选 3 ～ 5 穴，毫针刺法或埋针法、压丸法。

（2）穴位注射　取风池、肝俞、心俞、脾俞、肾俞、足三里。每次选 2 ～ 3 穴，选用丹参注射液或参麦注射液，或维生素 B_1、维生素 B_{12} 注射液，常规穴位注射。

（3）灸法　取百会、膈俞、胆俞。百会可用温和灸，膈俞、胆俞直接灸。

（4）三棱针　取心俞、胆俞、肝俞。点刺出血。

【按语】

1. 针灸对郁证的疗效较好。治疗时应配合语言暗示等心理治疗。

2. 应做相关检查以排除器质性疾病。注意与癫证、狂证和脑动脉硬化、脑外伤等所产生的精神症状鉴别。

【文献摘录】

1.《扁鹊心书·厥证》：五络俱绝，形无所知，其状若尸，名为尸厥。由忧思惊恐……当灸中脘穴五十壮即愈。此症妇人多有之。

2.《神应经·心邪癫狂部》：喜哭，百会、水沟。

第十六节　不　寐

不寐是以经常不能获得正常睡眠为主症的病证，又称“不得眠”“不得卧”“目不瞑”。

不寐的发生常与情志失调、饮食不节、劳逸失宜、病后体虚等因素有关。本病病位在心，与肾、肝、脾、胆密切相关。基本病机是心神不宁，或阳盛阴衰，阴阳失交。

西医学中，不寐多见于焦虑症、抑郁症、围绝经期综合征等疾病中。

【辨证要点】

主症　轻者入寐困难或寐而易醒，醒后不寐；重者彻夜难眠。

肝火扰心：烦躁易怒，头痛眩晕，面红目赤。舌红，苔黄，脉弦数。

痰热扰心：心烦懊侬，头晕目眩，胸闷脘痞，口苦痰多。舌红，苔黄腻，脉滑数。

心脾两虚：心悸健忘，头晕目眩，神疲乏力，面色不华，纳呆便溏。舌淡，苔白，脉细弱。

心肾不交：手足心热，头晕耳鸣，腰膝酸软，咽干少津。舌红，苔少，脉细数。

心胆气虚：易于惊醒，胆怯心悸，气短倦怠。舌淡，苔薄，脉弦细。

【治疗】

1. 基本治疗

治法　交通阴阳，宁心安神。取阴、阳跷脉及手少阴经穴为主。

主穴　照海　申脉　神门　三阴交　安眠　四神聪

配穴　肝火扰心配行间；痰热扰心配丰隆、劳宫；心脾两虚配心俞、脾俞；心肾不交配心俞、肾俞；心胆气虚配心俞、胆俞。

方义　跷脉主寤寐，司眼睑开阖，照海通阴跷脉，申脉通阳跷脉，可通过调节阴、阳跷脉以安神；神门为心之原穴，可宁心安神；三阴交为肝、脾、肾经的交会穴，可益气养血安神；安眠为治疗失眠的经验效穴；四神聪位于巅顶，入络于脑，可安神定志。

操作　泻申脉，补照海；背俞穴注意针刺的方向、角度和深度；余穴常规针刺。

2. 其他治疗

（1）耳针　取心、肾、肝、脾、胆、神门、皮质下、交感。毫针刺法或压丸法。

（2）皮肤针　取印堂、百会、安眠、心俞、肝俞、脾俞、肾俞。叩刺至局部皮肤潮红为度。

【按语】

1. 针灸治疗失眠有较好的疗效，在治疗时可配合精神调节和心理治疗。

2. 治疗前应做相关检查以明确病因，积极治疗原发病。

【文献摘录】

1.《针灸甲乙经·卷之十二》：惊不得眠……三阴交主之。

2.《神应经·心脾胃部》：不得卧，太渊、公孙、隐白、肺俞、阴陵泉、三阴交。

3.《类证治裁·卷之四》：阳气自动而之静，则寐；阴气自静而之动，则寤；不寐者，病在阳不交阴也。

第十七节　嗜　睡

嗜睡是一种以睡眠节律紊乱而时时欲睡为主症的病证，又称“多寐”“嗜卧”。

嗜睡的发生常与感受湿邪、嗜食肥甘厚味、素体虚弱、劳倦过度等因素有关。本病病位在脑，与脾、肾、心关系密切。基本病机为湿蒙清窍，或髓海失养。

西医学中，嗜睡多见于原发性睡眠增多症、发作性睡病等。

【辨证要点】

主症　昏昏欲睡，睡眠较常人明显增多，甚则白昼工作时睡意无法抗拒。

湿浊困脾：少气懒言，身体重着，形体肥胖。舌胖大有齿痕，苔白腻，脉濡或细滑。

肾精不足：耳鸣目眩，健忘，腰膝酸软，小便频数。舌淡，苔白，脉沉细或弱。

气血亏虚：面色萎黄，动则汗出，爪甲不荣，体倦乏力。舌淡，脉细弱无力。

【治疗】

1. 基本治疗

治法　醒脑调神，健脾化湿。取督脉穴为主。

主穴　百会　四神聪　印堂　足三里　丰隆

配穴　湿浊困脾配脾俞、三阴交；肾精不足配关元、肾俞；气血亏虚配心俞、脾俞。

方义　百会、印堂位居督脉，督脉入络脑，二穴与四神聪相配，可醒脑调神；足三里为胃的下合穴，与化痰湿的要穴丰隆合用，可调理脾胃，化湿醒神。

操作　毫针常规刺，可加灸。

2. 其他治疗

（1）耳针　取缘中、枕、内分泌、脾、肾、心、神门。每次选用3～5穴，毫针刺法或压丸法。

（2）穴位注射　取百会、风池、足三里、丰隆。每次选2～3穴，选用丹参注射液、参附注射液或生脉注射液等，常规穴位注射。

【按语】

针灸治疗本病有较好的疗效，但在治疗时应明确诊断，排除抑郁症等有类似表现的其他病证。

【文献摘录】

1.《针灸甲乙经·卷之十》：嗜卧，身体不能动摇，大湿，三阳络主之。

2.《针灸资生经·第四》：囟会、百会疗多睡。

3.《扁鹊神应针灸玉龙经·灸法杂抄切要》：食罢而贪睡卧者名脾困，宜灸中脘。

4.《针灸大成·卷八》：嗜卧，百会、天井、三间、二间、太溪、照海、厉兑、肝俞。

第十八节　心　悸

心悸是以自觉心中悸动、惊惕不安，甚则不能自主为主症的病证，又称“惊悸”“怔忡”。

心悸的发生常与体虚劳倦、七情所伤、感受外邪、药食不当等因素有关。本病病位在心，与胆、脾、肾等关系密切。基本病机是气血阴阳亏虚，心失濡养，或邪扰心神，心神不宁。

西医学中，心悸多见于心脏神经官能症、风湿性心脏病、冠状动脉硬化性心脏病、肺源性心脏病、贫血、甲状腺功能亢进症等疾病中。

【辨证要点】

主症　自觉心中悸动、惊惕不安，甚则不能自主。

心虚胆怯：常因惊恐而发，兼见气短自汗，神倦乏力，少寐多梦。舌淡，苔薄白，脉弦细。

心血不足：头晕，失眠健忘，面色不华。舌淡，苔薄白，脉细弱。

心阳不振：胸闷气短，面色苍白，形寒肢冷。舌淡，苔白，脉沉细或结代。

阴虚火旺：心烦少寐，头晕目眩，五心烦热，耳鸣腰酸。舌红，少苔或无苔，脉细数。

心血瘀阻：胸闷不舒，胸痛时作，或唇甲青紫。舌紫暗或有瘀斑，脉涩或结代。

水气凌心：眩晕脘痞，形寒肢冷，或下肢浮肿，渴不欲饮，恶心吐涎，小便短少。苔白腻或白滑，脉弦细。

【治疗】

1. 基本治疗

治法　宁心定悸。取心、心包的背俞穴、募穴为主。

主穴　心俞　厥阴俞　巨阙　膻中　神门　内关

配穴　心虚胆怯配胆俞、日月；心血不足配脾俞、足三里；心阳不振配至阳、关元；阴虚火旺配太溪、三阴交；心血瘀阻配膈俞；水气凌心配水分、阴陵泉。

方义　心俞、厥阴俞、巨阙、膻中分别为心和心包的背俞穴、募穴，属俞募配穴法，可调心气以定悸，不论何种心悸皆可用之；神门为心之原穴，可宁心定悸；内关为心包经的络穴，功在宁心通络，安神定悸。

操作　心俞、厥阴俞、巨阙不可深刺，以免伤及内脏。余穴均常规刺。除阴虚火旺外，可加灸。

2. 其他治疗

（1）耳针　取心、胆、脾、肾、交感、神门、皮质下、小肠。毫针刺法或压丸法。

（2）皮肤针　取心俞、厥阴俞、巨阙、膻中。叩至局部出现红晕略有出血点为度。

（3）穴位注射　取心俞、厥阴俞、内关、膻中。每次选 1 ～ 2 穴，选用生脉注射液或丹参注射液、参附注射液等，常规穴位注射。

【按语】

1. 针灸治疗心悸有较好疗效。心悸可因多种疾病引起，在针灸治疗的同时应积极查找原发病，针对病因进行治疗。

2. 在器质性心脏病出现心衰倾向时，应及时采用综合治疗措施，以免延误病情。

【文献摘录】

1.《针灸甲乙经・卷之九》：心憺憺而善惊恐，心悲，内关主之。

2.《针灸资生经・第四》：神门，主数噫恐悸不足；巨阙，主惊悸少气。

3.《针灸大全・卷之四》：心中虚惕、神思不安，取内关、百会、神门……心脏诸虚、怔忡、惊悸，取内关、阴郄、心俞、通里。

4.《针灸大成・卷五》：心内怔忡，心俞、内关、神门。

第十九节　感　冒

感冒是以鼻塞、流涕、恶寒发热、咳嗽、头痛、全身不适等为主症的常见外感病证，又称"伤风"。全年均可发病，尤以冬、春两季多见。

感冒的发生常与六淫、时行疫毒之邪、体虚等因素有关。以风邪为主因，每与当令之气（寒、热、暑湿）或非时之气（时行疫毒）夹杂为患。本病病位在肺卫。基本病机为卫表失和，肺失宣肃。

西医学中的上呼吸道感染、流行性感冒属本病范畴。

【辨证要点】

主症　鼻塞、流涕、恶寒发热、咳嗽、头痛、周身酸楚不适。

风寒证：恶寒重，发热轻，肢节酸痛，鼻塞声重，时流清涕，咽痒作咳，痰液清稀色白，口不渴或渴喜热饮。苔薄白而润，脉浮或浮紧。

风热证：发热重，恶寒轻，咽喉肿痛，鼻流浊涕，咳痰色黄而黏，口渴。苔薄黄，脉浮数。

暑湿证：身热，咳嗽痰黏，汗出不畅，肢体酸重或疼痛，头昏重胀痛，心烦口渴或渴不多饮，胸脘痞闷，泛恶，大便溏泻。苔薄黄而腻，脉濡数。

【治疗】

1. 基本治疗

治法　祛风解表。取手太阴经、手阳明经、督脉穴为主。

主穴　列缺　合谷　风池　大椎　外关

配穴　风寒证配风门、肺俞；风热证配曲池、尺泽；暑湿证配足三里、中脘。素体气虚配足三里、气海；头痛配印堂、太阳；鼻塞流涕配迎香；咳嗽配肺俞、天突；咽喉肿痛配少商、商阳；全身酸痛配身柱。

方义　本病病位在肺卫，太阴、阳明互为表里，故取手太阴、手阳明经列缺、合谷原络配穴以祛风解表；风池为治风要穴，取之既可疏散风邪，又可与列缺、合谷相配清利头目，宣肺利咽止咳；督脉主一身之阳气，温灸大椎可通阳散寒，刺络拔罐可清泻热邪；外关为手少阳三焦经的络穴，又为八脉交会穴，通于阳维脉，“阳维为病苦寒热”，取之可通利三焦，疏风解表。

操作　诸穴均宜浅刺。风寒证可加灸法；风热证大椎可行刺络拔罐。少商、商阳用点刺放血法。

2. 其他治疗

（1）拔罐　取大椎、风门、肺俞、身柱。每次选 2 ～ 3 穴，留罐法，或背部膀胱经走罐法。

（2）三棱针　取耳尖、尺泽、太阳、关冲。每次选 1 ～ 2 穴，点刺出血。适用于风热证。

（3）耳针　取肺、内鼻、气管、咽喉、额、三焦。每次选 2 ～ 3 穴，毫针刺法，或压丸法。

（4）穴位敷贴　取外关、大椎、风门、肺俞。生姜切片敷贴。用于风寒感冒。

【按语】

1. 针灸治疗感冒效果较好，若患者出现高热持续不退、咳嗽加剧等症时，应采取综合治疗措施。

2. 感冒与流脑、乙脑、流行性腮腺炎等传染病的早期症状相似，应注意鉴别。

3. 注意保持居室内空气流通。感冒流行期间可灸大椎、足三里等穴进行预防。

【文献摘录】

1.《伤寒论·辨太阳病脉证并治上》：太阳病，初服桂枝汤，反烦不解者，先刺风池、风府。

2.《玉龙歌》：无汗伤寒泻复溜，汗多宜将合谷收。

3.《针灸聚英·卷四下》：伤寒汗不出风池，鱼际二间兼经渠。过经不解期门上，余热不尽先曲池。次及三里与合谷，二穴治之余热除。

4.《医宗金鉴·头部主病针灸要穴歌》：风池主治肺中寒，兼治偏正头疼痛。

第二十节　咳　嗽

咳嗽是以肺失宣肃，肺气上逆，以发出咳声或咳吐痰液为主症的病证。“咳”指有声无痰；“嗽”指有痰无声，临床一般多声痰并见，故并称咳嗽。

咳嗽的病因可分为外感、内伤两大类。外感咳嗽为六淫外邪侵袭于肺；内伤咳嗽为脏腑功能失调累及于肺。本病病位在肺，基本病机是肺失宣降。

西医学中，咳嗽多见于上呼吸道感染、急慢性支气管炎、慢性阻塞性肺病、部分支气管扩张、肺炎、肺结核、肺心病、肺癌等疾病中。

【辨证要点】

主症　咳逆有声，或伴咳痰。若起病急骤，病程较短，伴肺卫表证者多为外感咳嗽；起病缓慢，反复发作，病程较长，伴肺、肝、脾等脏功能失调或虚损证者多为内伤咳嗽。

风寒束肺：咽喉作痒，咳痰稀薄色白，鼻塞流涕，头痛，肢体酸楚，或恶寒发热，无汗。舌淡，苔薄白，脉浮紧。

风热犯肺：痰黏稠或黄，咳吐不爽，鼻流黄涕，口干，咽喉肿痛，头胀痛，或恶风身热。舌尖红，苔薄黄，脉浮数。

痰湿蕴肺：痰多，质黏腻或稠厚成块，晨起或食后则咳甚痰多，胸闷脘痞，呕恶纳呆。舌淡，苔白腻，脉濡滑。

肝火犯肺：胸胁胀痛，目赤口苦，症状可随情绪波动而增减。舌红或舌边红，苔薄黄少津，脉弦数。

肺阴亏耗：干咳，咳声短促，痰少质黏，或痰中带血，口干咽燥，五心烦热，潮热盗汗，身体日渐消瘦，神疲乏力。舌红，少苔，脉细数。

【治疗】

1. 基本治疗

治法　理肺止咳。取肺的背俞穴、募穴及手太阴经穴为主。

主穴　外感：肺俞　列缺　合谷

内伤：肺俞　中府　太渊　三阴交

配穴　风寒束肺配风门、外关；风热犯肺配大椎、尺泽；痰湿蕴肺配丰隆、阴陵泉；肝火犯肺配行间、鱼际；肺阴亏耗配膏肓、太溪。痰中带血配孔最。

方义　咳嗽病位主要在肺，肺俞为肺气所注之处，位邻肺脏，可调理肺脏气机，使其清肃有权，该穴泻之宣肺、补之益肺，无论虚实及外感内伤的咳嗽，均可使用；列缺为手太阴经络穴，合谷为手阳明经原穴，两穴原络相配，表里相应，可疏风祛邪，宣肺止咳；中府为肺的募穴，与肺俞相配为俞募配穴法，可调肺止咳；太渊为肺之原穴，本脏真气所注，可肃理肺气；三阴交为肝脾肾三经之交会穴，可疏肝健脾，使肝脾共调，肺气肃降，痰清咳平。

操作　针刺太渊注意避开桡动脉；肺俞、中府不可直刺、深刺，以免伤及内脏；其他腧穴常规操作。外感咳嗽针用泻法，肺俞可配闪罐，每日治疗 1 ～ 2 次；内伤咳嗽针用平补平泻或补法，每日或隔日治疗 1 次。

2. 其他治疗

（1）皮肤针　取项后、背部第 1 胸椎至第 2 腰椎两侧足太阳膀胱经、颈前喉结两侧足阳明胃经。外感咳嗽者叩至皮肤隐隐出血，每日 1 ～ 2 次；内伤咳嗽者叩至皮肤潮红，每日或隔日 1 次。

（2）拔罐　取肺俞、风门、大椎、膻中、中府。常规拔罐。

（3）耳针　取肺、脾、肝、气管、神门。每次选 2 ～ 3 穴，毫针刺法，或压丸法。

（4）穴位敷贴　取肺俞、中府、大椎、风门、膻中。用白芥子、苏子、葶苈子、干姜、细辛、五味子等分研末，用生姜汁调成膏状，敷贴穴位上，30 ～ 90 分钟后去掉，局部红晕微痛为度。多用于内伤咳嗽。

【按语】

1. 针灸对本病发作期或初发期疗效较满意。若出现高热、咳吐脓痰、胸闷喘促气短等重症时，应采取综合治疗措施。

2. 内伤咳嗽病程较长，易反复发作，应坚持长期治疗。急性发作时宜标本兼顾；缓解期需从调整肺、脾、肝等脏功能入手，重在治本。

3. 积极进行心肺功能锻炼，提高机体防病、抗病的能力。戒烟对本病的恢复有重要意义。

【文献摘录】

1.《备急千金翼方·卷二十七》：肝咳刺足太冲，心咳刺手神门，脾咳刺足太白，肺咳刺手太渊，肾咳刺足太溪。

2.《通玄指要赋》：咳嗽寒痰，列缺堪治。

3.《丹溪心法·咳嗽》：治嗽灸天突穴、肺俞穴，大泻肺气。

第二十一节 哮 喘

哮喘是一种发作性的痰鸣气喘疾患，发作时喉中哮鸣有声，呼吸气促困难，甚则喘息不能平卧。“哮”为呼吸急促，喉间哮鸣；“喘”为呼吸困难，甚则张口抬肩，鼻翼扇动。临床上哮必兼喘，喘未必兼哮。本病有反复发作的特点，可发于任何年龄和季节，尤以寒冷季节和气候骤变时多发。

哮喘以宿痰伏肺为主因，外邪侵袭、饮食不当、情志刺激、体虚劳倦为诱因。本病病位在肺，与肾、脾、心等密切相关。基本病机是痰气搏结，壅阻气道，肺失宣降。

西医学中，哮喘多见于支气管哮喘、喘息性支气管炎、肺炎、慢性阻塞性肺病、心源性哮喘等疾病中。

【辨证要点】

主症 呼吸急促，喉中哮鸣，甚则张口抬肩，鼻翼扇动，不能平卧。

实证：病程短，或当哮喘发作期，哮喘声高气粗，呼吸深长有余，以深呼为快，体质较强，胸闷或胀，气粗声高，咳痰稀薄或黏稠，可伴寒热表证。苔薄，脉浮。

虚证：病程长，反复发作或当哮喘缓解期，哮喘声低气怯，动则喘甚，呼吸短促难续，以深吸为快，体质虚弱，气怯声低，汗出肢冷，形瘦神疲。舌淡，脉沉细或细数。

【治疗】

1. 基本治疗

治法 止哮平喘。取肺的背俞穴、募穴、原穴为主。

主穴 肺俞 中府 太渊 定喘 膻中

配穴 实证配尺泽、鱼际；虚证配膏肓、肾俞。喘甚配天突、孔最；痰多配中脘、丰隆。

方义 本病病位在肺，肺俞、中府乃肺之俞、募穴，俞募配穴可调理肺脏、止哮平喘，虚实之证皆可用之；太渊为肺之原穴，与肺俞、中府相伍，可加强肃肺止哮平喘之功；定喘是止哮平喘的经验效穴；膻中为气会，可宽胸理气，止哮平喘。

操作 毫针常规刺，可加灸。发作期每日治疗 1 ～ 2 次，缓解期每日或隔日治疗 1 次。

2. 其他治疗

（1）皮肤针 取鱼际至尺泽穴手太阴肺经循行部、第 1 胸椎至第 2 腰椎足太阳膀胱经第 1 侧线，循经叩刺，以皮肤潮红或微渗血为度。

（2）穴位敷贴 取肺俞、膏肓、膻中、定喘。用白芥子 30g，甘遂 15g，细辛 15g，共为细末，用生姜汁调成膏状，30 ～ 90 分钟后去掉，以局部红晕微痛为度。三伏天敷贴为佳。

（3）耳针 取对屏尖、肾上腺、气管、肺、皮质下、交感。每次选用 3 ～ 5 穴，毫针刺法。发作期每日 1 ～ 2 次；缓解期用弱刺激，每周 2 次。

（4）穴位埋线 取肺俞、定喘、膻中。每次选 1 ～ 3 穴，每 2 ～ 4 周 1 次。

（5）拔罐 取肺俞、中府、大椎、定喘、膏肓、肾俞、膻中。常规拔罐。

【按语】

1. 哮喘可见于多种疾病，发作缓解后，应积极治疗原发病。

2. 针刺对缓解哮喘发作有一定疗效，对于发作严重或哮喘持续状态，经针灸治疗不能及时缓解者，应立即配合药物，采取综合治疗措施。

【文献摘录】

1.《备急千金要方·卷三十》：肺俞、肾俞，主喘咳少气百病。

2.《玉龙歌》：哮喘之症最难当，夜间不睡气遑遑，天突妙穴宜寻得，膻中着艾便安康。

3.《针灸聚英·卷二》：喘，灸中府、云门、天府、华盖、肺俞。

4.《针灸大成·卷九》：哮吼嗽喘，俞府、天突、膻中、肺俞、三里、中脘。

第二十二节　疟　疾

疟疾是以寒战、壮热、头痛、汗出、休作有时为主症的病证。又称“打摆子”“冷热病”“脾寒”。本病好发于夏秋季节，根据休作时间可分为每日疟、间日疟、三日疟等。

疟疾主要为感受疟邪所致。本病的病位在半表半里，与少阳经、督脉关系密切。基本病机是邪伏半表半里，出入营卫之间，正邪交争。邪入与阴相争则寒，邪出与阳相争则热，疟邪伏藏则寒热休止。

西医学中的疟疾属本病范畴。

【辨证要点】

主症　寒战、壮热、头痛、汗出、休作有时。

正疟：常先有哈欠乏力，继则寒战鼓颌，寒罢则内外皆热，头痛面赤，口渴引饮，终则遍身汗出，热退身凉。舌红，苔薄白或黄腻，脉弦。

温疟：热多寒少，汗出不畅，骨节酸痛，口渴引饮，便秘尿赤。舌红，苔黄，脉弦数。

寒疟：寒多热少，口不干渴，胸闷脘痞，时有呕恶，神疲乏力，面色少华。舌质淡，苔薄白，脉弦迟。

劳疟：疟疾迁延日久，遇劳累辄易发作，寒热不甚，面色萎黄，倦怠无力，纳少自汗。舌质淡，脉细弱。

疟母：左胁下有痞块，隐隐作痛，或寒热时作，肌肉瘦削，神疲倦怠，甚则唇甲色白。舌质淡，脉弦细。

【治疗】

1. 基本治疗

治法　和解少阳，祛邪截疟。取督脉、手少阳经穴为主。

主穴　大椎　陶道　中渚　间使　后溪

配穴　温疟配曲池、外关；寒疟配至阳、期门；劳疟配脾俞、足三里；疟母配章门、痞根。呕吐配内关、公孙；高热配十宣、委中；神昏谵语配中冲、水沟；烦热盗汗配太溪、复溜；倦怠自汗配关元、气海；唇甲色白配脾俞、三阴交。

方义　大椎属督脉，为诸阳之会，合陶道能振奋阳气，为截疟要穴；疟邪客居少阳则寒热往来，休作有时，故取手少阳的中渚、心包经穴间使以和解少阳之邪；后溪宣发太阳经气，引邪外出。诸穴合用，可收和解少阳、祛邪截疟之功。

操作　毫针常规刺，在发作前半小时左右针刺效佳，针刺可留针至既往发作时间已过再出针。

2. 其他治疗

（1）三棱针　取大椎、十宣、委中、曲泽。于寒战开始时点刺出血数滴。

（2）皮肤针　取大椎、陶道、身柱、风府、间使、合谷、太冲、大杼、胸5至骶夹脊。发作前半小时左右反复叩刺至皮肤潮红。

（3）耳针　取肾上腺、皮质下、内分泌、脾、肝。于发作前半小时左右针刺，强刺激，留针1小时，每隔10分钟行针1次。

（4）穴位注射　取大椎、陶道、间使、合谷、太冲、曲池。每次选3～5穴，用青蒿注射液或复方奎宁注射液，于发作前半小时左右注射，常规穴位注射。

（5）穴位敷贴　取神阙。细辛3g研末水调成膏状，医用无菌敷贴固定，每日1换。

【按语】

1. 针灸治疗本病的疗效肯定。一般认为，在发作前半小时左右针灸效果更好。

2. 本病具有传染性，需控制传染源，及时发现和治疗所有疟疾患者及无症状疟原虫携带者。也可在高发季节用艾条灸足三里、关元、气海等穴，每次10分钟；或用大艾炷灸，每穴3～5壮，每日1次，有一定的预防作用。

3. 回归热、黑热病、病毒性感染以及部分血液系统疾病也可引起类似症状。

【文献摘录】

1.《素问·刺疟》：凡治疟，先发如食顷乃可以治，过之则失时也……一刺则衰，二刺则知，三刺则已。不已，刺舌下两脉出血；不已，刺郄中盛经出血；又刺项以下夹脊者，必已。舌下两脉者，廉泉也。

2.《神应经·疟疾部》：脾寒发疟，大椎、间使、乳根。

第二十三节　胃　痛

胃痛是指上腹胃脘部发生的疼痛，又称“胃脘痛”。古代文献中的“心痛”“心下痛”，多指胃痛而言。

胃痛的发生常与寒邪客胃、饮食伤胃、情志不畅和脾胃虚弱等因素有关。本病病位在胃，与肝、脾关系密切。基本病机是胃气失和、胃络不通或胃失温养。无论是胃腑本身病变还是其他脏腑的病变影响到胃腑，使胃络不通或胃失温煦濡养均可导致胃痛。

西医学中，胃痛多见于急慢性胃炎、消化性溃疡、胃肠神经官能症、胃黏膜脱垂、胃痉挛、胃扭转、胃下垂等疾病中。

【辨证要点】

主症　上腹胃脘部疼痛。若暴发疼痛，痛势较剧，痛处拒按，饥时痛减，纳后痛增者为实证；痛势隐隐，痛处喜按，空腹痛甚，纳后痛减者为虚证。

寒邪犯胃：胃痛暴作，得温痛减，遇寒痛增。恶寒喜暖，口不渴，喜热饮。苔薄白，脉弦紧。

饮食伤胃：胃脘胀满疼痛，嗳腐吞酸，嘈杂不舒，呕吐或矢气后痛减，大便不爽。苔厚腻，脉滑。

肝气犯胃：胃脘胀满，脘痛连胁，嗳气频频，吞酸，大便不畅，每因情志不畅而诱发，心烦易怒，喜太息。苔薄白，脉弦。

瘀血停胃：胃痛拒按，痛有定处，或有呕血黑便。舌质紫暗或有瘀斑，脉细涩。

脾胃虚寒：泛吐清水，喜暖畏寒，大便溏薄，神疲乏力，或手足不温。舌淡，苔薄，脉虚弱或迟缓。

胃阴不足：胃脘灼热隐痛，似饥而不欲食，口燥咽干，大便干结。舌红少津，脉弦细或细数。

【治疗】

1. 基本治疗

治法　和胃止痛。取胃的募穴、下合穴为主。

主穴　中脘　足三里　内关　公孙

配穴　寒邪犯胃配梁丘、胃俞；饮食伤胃配下脘、梁门；肝气犯胃配太冲、期门；瘀血停胃配三阴交、膈俞；脾胃虚寒配脾俞、关元；胃阴不足配胃俞、内庭。

方义　本病病位在胃，中脘为胃之募、腑之会，穴居胃脘部，故可健运中州，调理胃气；足三里为胃的下合穴，可通调胃气，两穴远近相配，可通调腑气，和胃止痛，凡胃脘疼痛，不论寒热虚实，均可使用；内关为手厥阴心包经的络穴，又为八脉交会穴，通于阴维脉，“阴维为病苦心痛”，可畅达三焦气机，理气降逆，和胃止痛；公孙为足太阴脾经的络穴，也为八脉交会穴，通于冲脉，“冲脉为病，逆气里急”，可调理脾胃，平逆止痛，与内关相配，专治心、胸、胃的病证。

操作　毫针常规刺。寒邪犯胃和脾胃虚寒者，可加用灸法。急性胃痛每日治疗 1 ～ 2 次，慢性胃痛每日或隔日治疗 1 次。

2. 其他治疗

（1）穴位按压　取至阳、灵台。俯伏位，用双手拇指按揉 3 ～ 5 分钟。用于急性胃痛。

（2）耳针　取胃、十二指肠、脾、肝、神门、交感。每次选 3 ～ 5 穴，毫针刺法或压丸法。

（3）拔罐　取中脘、脾俞、胃俞、肝俞、至阳。每日治疗 1 次。

（4）穴位注射　取中脘、足三里、胃俞、脾俞。根据中医辨证，每次选 2 ～ 3 穴，选用当归注射液或丹参注射液、参附注射液或生脉注射液等，也可选用维生素 B_1 或维生素 B_{12} 注射液。每次取 2 ～ 3 穴，常规穴位注射。

【按语】

1. 针灸对胃痛效果较好，尤其对胃痉挛所致的胃痛有非常好的疗效。

2. 胃痛的临床表现有时可与肝胆疾患及胰腺炎相似，应注意鉴别。也要注意与心肌梗死相鉴别。另外，若胃痛见于溃疡病出血、穿孔等重症，应及时采取相应的急救措施。

3. 平时要注意饮食规律，忌食刺激食物；调畅情志。

【文献摘录】

1.《灵枢·邪气脏腑病形》：胃病者，腹胀，胃脘当心而痛，上支两胁，膈咽不通，食饮不下，取之三里也。

2.《灵枢·杂病》：心痛，当九节刺之。按已刺，按之立已；不已，上下求之，得之立已。

3.《标幽赋》：脾冷胃痛，泻公孙而立愈。

4.《针灸大成·卷九》：腹内疼痛，内关、三里、中脘。

[附] 胃下垂

胃下垂是以人在站立时，胃的下缘（胃大弯）降至盆腔，胃小弯切迹（弧线最低点）低于两髂嵴水平连线以下为主要特征的疾病。主要由于胃膈韧带和胃肝韧带无力或腹壁肌肉松弛所致。

胃下垂属中医学“胃痛”“胃缓”“痞满”“腹胀”等范畴，其发生常与禀赋不足、饮食不节、劳累过度、情志不畅等因素有关。本病病位在胃，与脾关系密切。基本病机是脾虚气陷。

【辨证要点】

主症　患者多身体消瘦，轻者可无明显症状，重者可有上腹坠胀、疼痛不适，多在食后、久立及劳累后加重，平卧后症状减轻或消失。常伴有胃脘饱胀、厌食、恶心、嗳气、腹泻或便秘等症状。甚者可同时伴有肝、肾、结肠等脏器下垂。

【治疗】

1. 基本治疗

治法　健脾益气，升阳举陷。取脾、胃的背俞穴及胃的募穴、下合穴为主。

主穴　脾俞　胃俞　中脘　足三里　百会　气海

配穴　痞满、恶心配公孙、内关；嗳气、喜叹息配太冲、期门。

方义　本病病位在胃，故取胃之背俞穴胃俞、募穴中脘和下合穴足三里，以调补胃腑；脾俞为脾之背俞穴，可健脾益气，补中和胃；百会、气海合用可益气升阳举陷，凡气机下陷、脏器下垂诸症皆可用之。

操作　百会宜用灸法，其余主穴用补法，配穴用平补平泻法；上腹部和背部穴针后加灸或拔罐。

2. 其他治疗

（1）耳针　取胃、脾、交感、皮质下。毫针刺法或压丸法。

（2）穴位注射　取脾俞、胃俞、足三里。选用黄芪注射液或人参注射液，常规穴位注射。

（3）穴位埋线　取中脘、脾俞、胃俞、气海、足三里。每次选 1 ～ 3 穴，每 2 ～ 4 周 1 次。

【按语】

1. 针灸治疗胃下垂有一定疗效，但病程较长，需坚持治疗。

2. 平时注意饮食有节，饭后不宜剧烈运动。

第二十四节　呕　吐

呕吐是以胃气上逆，胃内容物从口中吐出为主症的病证。常以有物有声谓之呕，有物无声谓之吐，无物有声谓之干呕。临床上呕与吐常同时出现，故并称为“呕吐”。

呕吐的发生常与外邪犯胃、饮食停滞、情志失调、病后体虚等因素有关。本病病位在胃，与肝、脾关系密切，虚证多涉及脾，实证多因于肝。基本病机是胃失和降、胃气上逆。无论是胃腑本身病变还是其他脏腑的病变影响到胃腑，使胃失和降、胃气上逆，均可导致呕吐。

西医学中，呕吐多见于胃神经官能症、急慢性胃炎、幽门痉挛（或梗阻）、胃黏膜脱垂症、十二指肠壅积症、功能性消化不良、胆囊炎、胰腺炎等疾病中。

【辨证要点】

主症　呕吐。若发病急，呕吐量多，吐出物多酸臭味，或伴寒热者，为实证；病程较长，发病较缓，时作时止，吐出物不多，腐臭味不甚者，为虚证。

外邪犯胃：突发呕吐，呕吐量多，发热恶寒，头身疼痛，胸脘满闷。苔白腻，脉濡缓。

食滞内停：因暴饮暴食而呕吐酸腐，脘腹胀满，吐后反快，嗳气厌食。苔厚腻，脉滑实。

肝气犯胃：每因情志不畅而呕吐或吐甚，嗳气吞酸，胸胁胀痛。苔薄白，脉弦。

痰饮内阻：呕吐清水痰涎，脘闷纳呆，头眩心悸。舌淡，苔滑或腻，脉滑。

脾胃虚弱：饮食稍有不慎即发呕吐，呕而无力，时作时止，面色无华，少气懒言，纳呆便溏。舌淡，苔薄，脉弱。

【治疗】

1. 基本治疗

治法　和胃止呕。取胃的募穴、下合穴为主。

主穴　中脘　足三里　内关

配穴　外邪犯胃配外关、合谷；食滞内停配下脘、梁门；肝气犯胃配太冲、期门；痰饮内阻配丰隆、公孙；脾胃虚弱配脾俞、胃俞。

方义　本病病位在胃，中脘乃胃之募、腑之会，穴居胃脘部，可理气和胃止呕；足三里为胃的下合穴，"合治内腑"，可疏理胃肠气机，与中脘远近相配，通降胃气；内关为手厥阴经络穴，又为八脉交会穴，通于阴维脉，可宽胸理气，和胃降逆，为止呕要穴。三穴合用，共奏和胃降逆止呕之功。

操作　毫针常规刺。虚证可加灸。

2. 其他治疗

（1）耳针　取胃、贲门、食道、交感、神门、脾、肝。每次选 3 ～ 4 穴，毫针刺法，或埋针法、压丸法。

（2）穴位注射　取足三里。选用胃复安或维生素 B_6 注射液，常规穴位注射。

（3）穴位敷贴　取神阙、中脘、内关、足三里。生姜切片敷贴。

（4）拔罐　取中脘、胃俞、膈俞。常规拔罐。

【按语】

1. 针灸治疗呕吐效果良好。

2. 对于上消化道严重梗阻、癌肿引起的呕吐以及脑源性呕吐等，应重视原发病的治疗，针刺只做对症处理。

3. 平时宜注意饮食调理，忌暴饮暴食，忌食不洁、肥甘、生冷、辛辣食物，以免戕害胃气。

【文献摘录】

1.《灵枢·四时气》：邪在胆，逆在胃，胆液泄则口苦，胃气逆则呕苦，故曰呕胆。取三里以下胃气逆，则刺少阳血络以闭胆逆，却调其虚实以去其邪。

2.《针灸甲乙经·卷之七》：伤寒热盛，烦呕，大椎主之。

3.《针灸资生经·第三》：胃俞，主呕吐、筋挛、食不下。

4.《针灸大成·卷九》：翻胃吐食，中脘、脾俞、中魁、三里。

第二十五节　呃　逆

呃逆是以气逆上冲，喉间呃呃连声，声短而频，不能自控为主症的病证，俗称"打嗝"，古称"哕"，又称"哕逆"。

呃逆的发生常与饮食不当、情志不畅、正气亏虚等因素有关。本病病位在膈，关键病变脏腑在胃，与肝、脾、肺、肾等脏腑有关。基本病机是胃气上逆动膈。凡上、中、下三焦诸脏腑气机上逆或冲气上逆均可动膈而致呃逆。

西医学中，呃逆多见于单纯性膈肌痉挛、胃肠神经官能症、胃炎、胃癌、肝硬化晚期、脑血管病、尿毒症，以及胃、食道手术后等疾病中。

【辨证要点】

主症 气逆上冲，喉间呃呃连声，声短而频，不能自控。偶然发作者多短时间内自愈；也有持续数日甚至数月、数年不停者。

胃寒积滞：呃声沉缓有力，胸脘不舒，得热则减，遇寒更甚，口淡不渴。舌淡，苔白滑，脉迟缓。

胃火上逆：呃声洪亮有力，冲逆而出，口臭烦渴，多喜冷饮，脘腹满闷，大便秘结，小便短赤。舌红，苔黄燥，脉滑数。

气机郁滞：呃逆连声，常因情志不畅而诱发或加重，胸胁满闷，脘腹胀满。苔薄白，脉弦。

脾胃虚弱：呃声低长无力，气不得续，泛吐清水，脘腹不舒，喜温喜按，面色㿠白，手足不温，食少乏力。舌质淡，苔薄白，脉细弱。

胃阴不足：呃声短促而不得续，口干咽燥，饥不欲食。舌红，少苔，脉细数。

【治疗】

1. 基本治疗

治法 理气和胃，降逆止呃。取胃的募穴、下合穴为主。

主穴 中脘 足三里 内关 膻中 膈俞

配穴 胃寒积滞配胃俞、建里；胃火上逆配内庭、天枢；气机郁滞配期门、太冲；脾胃虚弱或胃阴不足配脾俞、胃俞。

方义 本病的基本病机为胃气上逆动膈，中脘为胃之募、腑之会，穴居胃脘部，足三里为胃的下合穴，二穴相配可和胃降逆，不论胃腑寒热虚实所致胃气上逆动膈者均可用之；内关穴通阴维脉，且为手厥阴心包经的络穴，可宽胸利膈，畅通三焦气机；膻中穴位置近膈，又为气会，可理气降逆；本病病位在膈，故不论何种呃逆，均可用膈俞利膈止呃。

操作 毫针常规刺。胃火上逆、气机郁滞只针不灸，泻法；胃寒积滞、脾胃虚弱可加灸。

2. 其他治疗

（1）穴位按压 取攒竹、翳风。用拇指按揉 1 ～ 3 分钟。

（2）耳针 取耳中、胃、神门、相应病变脏腑（肺、脾、肝、肾）。每次选 3 ～ 5 穴，毫针刺法，或埋针法、压丸法。

（3）穴位敷贴 麝香粉 0.5g，放入神阙穴内，适用于实证呃逆，尤其以气机郁滞者取效更捷。吴茱萸 10g，研细末，用醋调成膏状，敷于双侧涌泉穴，适用于各种呃逆，对下焦冲气上逆引起的呃逆尤为适宜。

【按语】

1. 针灸对呃逆有很好的疗效。但对于反复发作的慢性、顽固性呃逆，应积极查明并治疗原发病。

2. 如呃逆见于危重病后期，可能是胃气衰败、病情转重之象，应加以注意。

【文献摘录】

1.《灵枢·杂病》：哕，以草刺鼻，嚏，嚏而已；无息而疾迎引之，立已；大惊之，亦可已。

2.《灵枢·口问》：人之哕者，何气使然？……谷入于胃，胃气上注于肺，今有故寒气与新谷气，俱还入于胃，新故相乱，真邪相攻，气并相逆，复出于胃，故为哕。补手太阴，泻足少阴。

3.《针灸资生经·第三》：哕……灸中脘、关元百壮；未止，灸肾俞百壮。

4.《卫生宝鉴·卷十二》：治一切呃逆不止，男左女右，乳下黑尽处一韭叶许，灸三壮，病甚者灸二七壮。

第二十六节　腹　痛

腹痛是指胃脘以下、耻骨毛际以上部位发生的疼痛。因腹内有许多脏腑，且为诸多经脉所过之处，故腹痛可见于多种脏腑疾病。

腹痛的发生常与感受外邪、饮食不节、情志不畅、劳倦体虚等因素有关。本病病位在腹，与肝、胆、脾、肾、膀胱、大小肠等脏腑有关。若脏腑气机阻滞不通或行于腹部的足阳明、足少阳、足三阴经、冲任带脉功能失调均能导致腹痛。基本病机是腹部脏腑经脉气机不通，或脏腑经脉失养。

西医学中，腹痛多见于急慢性肠炎、胃肠痉挛、肠易激综合征等疾病中。

【辨证要点】

主症　胃脘以下、耻骨毛际以上部位疼痛。若发病急骤，痛势剧烈、拒按，多为实证；病程较长，腹痛缠绵、喜按，多为虚证。

寒邪内阻：腹痛急暴，得温痛减，遇冷则甚，四肢欠温，口不渴，小便清长。舌淡，苔白，脉沉紧。

饮食积滞：暴饮暴食后脘腹胀痛，拒按，嗳腐吞酸，恶食，得吐泻后痛减。苔厚腻，脉滑。

肝郁气滞：腹痛胀闷，攻窜不定，痛引少腹，得嗳气或矢气则胀痛减轻，遇恼怒加剧，喜太息。苔薄白，脉弦。

中虚脏寒：腹痛隐隐，时作时止，喜热恶冷，痛时喜按，饥饿劳累后加剧，大便溏薄，神疲怯冷。舌质淡，苔薄白，脉沉细。

瘀血内停：痛势较甚，疼痛固定不移，刺痛。舌质紫暗，脉弦或涩。

【治疗】

1. 基本治疗

治法　通调腑气，缓急止痛。取相应的募穴、下合穴为主。

主穴　中脘　天枢　关元　足三里

配穴　寒邪内阻配神阙；饮食积滞配下脘、梁门；肝郁气滞配期门、太冲；中虚脏寒配脾俞、神阙；瘀血内停配阿是穴、膈俞。脐周疼痛配上巨虚；脐下疼痛配下巨虚；少腹疼痛配曲泉。

方义　中脘为胃之募、腑之会，位于脐上，天枢为大肠之募，位于脐旁，关元为小肠之募，位于脐下，三穴布于脐之四周，可运转腹部气机；足三里为胃之下合穴，“肚腹三里留”，可调腑止痛。

操作　毫针常规刺。寒证可用艾灸法。腹痛发作时，足三里可持续行针 1 ～ 3 分钟，直到痛止或缓解。

2. 其他治疗

（1）耳针　取胃、小肠、大肠、肝、脾、交感、神门、皮质下。每次选 3 ～ 5 穴。毫针刺法，或埋针法、压丸法。

（2）穴位注射　取天枢、足三里。选用 654-2 或阿托品注射液，常规穴位注射。

（3）穴位敷贴　取神阙、阿是穴。选用大葱、生姜、麦麸、食盐各 30g，切碎捣烂，炒热，贴于穴上，药凉后再外加热敷。适用于虚寒胃痛。

【按语】

1. 针灸治疗腹痛效果较好，但针刺止痛后应明确诊断，积极治疗原发病，以防延误病情。

2. 如属急腹症者，在针灸治疗的同时应严密观察病情，必要时采取其他治疗措施。

【文献摘录】

1.《灵枢·杂病》：腹痛，刺脐左右动脉，已刺按之，立已；不已，刺气街，已刺按之，立已。

2.《灵枢·邪气脏腑病形》：大肠病者，肠中切痛而鸣濯濯，冬日重感于寒即泄，当脐而痛，不能久立，与胃同候，取巨虚上廉。

3.《医学入门·内集卷一》：腹痛公孙内关尔……腹痛轻者只针三里。

4.《针灸大成·卷九》：腹内疼痛，内关、三里、中脘……如不愈，复刺后穴：关元、水分、天枢。

第二十七节 泄 泻

泄泻是以大便次数增多，便质稀溏或完谷不化，甚至如水样为主症的病证，也称“腹泻”。古代文献中的“飧泄”“濡泄”“洞泄”“溏泄”等，多指泄泻而言。

泄泻的发生常与饮食不节、感受外邪、情志失调、脾胃虚弱、年老体弱等因素有关。本病病位在肠，与脾、胃、肝、肾等脏腑密切相关，脾失健运是关键。基本病机是脾虚湿盛，肠道分清泌浊、传导功能失司。

西医学中，泄泻多见于急慢性肠炎、肠易激综合征、胃肠功能紊乱、慢性非特异性溃疡性结肠炎、克罗恩病、肠结核等疾病中。

【辨证要点】

主症 大便次数增多，便质清稀或完谷不化，甚至如水样。

寒湿内盛：大便清稀或如水样，腹痛肠鸣，得热则舒，脘闷食少，或兼见恶寒、发热等。苔白滑，脉濡缓。

肠腑湿热：腹痛即泻，泻下急迫，大便黄褐臭秽，肛门灼热，发热，口渴喜冷饮，小便短赤。舌红，苔黄腻，脉濡数。

食滞肠胃：暴饮暴食后腹满胀痛、拒按，泻后痛减，大便臭如败卵，纳呆，嗳腐吞酸。苔垢或厚腻，脉滑。

肝气乘脾：素有胸胁胀闷，嗳气食少，泄泻、腹痛、肠鸣每因情志不畅而发作或加重，攻窜作痛，矢气频作。舌红，苔薄白，脉弦。

脾胃虚弱：大便溏薄，或完谷不化，迁延反复，稍进油腻食物则便次增多，腹部隐痛喜按，神疲乏力，面色萎黄。舌淡，苔薄白，脉细。

肾阳虚衰：晨起泄泻，泻下完谷，泻后则安，脐腹冷痛，喜暖喜按，形寒肢冷，面色㿠白。舌胖而淡，苔白，脉沉细。

【治疗】

1. 基本治疗

治法 健脾利湿，调肠止泻。取大肠的背俞穴、募穴及下合穴为主。

主穴 大肠俞 天枢 上巨虚 三阴交 神阙

配穴 寒湿内盛配阴陵泉、脾俞；肠腑湿热配曲池、下巨虚；食滞肠胃配下脘、梁门；肝气乘脾配期门、太冲；脾胃虚弱配脾俞、足三里；肾阳虚衰配肾俞、命门。水样便配关元、下巨虚。

方义　本病病位在肠，故取大肠的募穴天枢、背俞穴大肠俞，属俞募配穴法，与大肠之下合穴上巨虚合用，可调理肠腑而止泻；三阴交健脾利湿，兼调理肝肾，各种泄泻皆可用之；神阙穴居于中腹，内连肠腑，无论急、慢性泄泻，用之皆宜。

操作　神阙用灸，余穴毫针常规刺。寒湿内盛、脾胃虚弱可用隔姜灸、温和灸或温针灸；肾阳虚衰可用隔附子饼灸。急性泄泻每日治疗 1 ～ 2 次，慢性泄泻每日或隔日治疗 1 次。

2. 其他治疗

（1）耳针　取大肠、小肠、腹、胃、脾、神门。每次选用 3 ～ 5 穴，毫针刺法，或压丸法。

（2）穴位敷贴　取神阙。用五倍子适量，研末，食醋调成膏状敷脐，2 ～ 3 日更换 1 次。用于慢性泄泻。

（3）穴位注射　取天枢、上巨虚。选用维生素 B_1 或维生素 B_{12} 注射液，常规穴位注射。

【按语】

1. 针灸治疗泄泻效果较好。若急性胃肠炎或溃疡性结肠炎等因腹泻频繁而出现脱水现象者，应综合治疗。

2. 治疗期间应注意饮食卫生，宜食清淡，忌食生冷、辛辣、油腻之品。

【文献摘录】

1.《灵枢·四时气》：飧泄，补三阴之上，补阴陵泉，皆久留之，热行乃止。

2.《针灸甲乙经·卷之十一》：飧泄，大肠痛，巨虚上廉主之。

3.《针灸资生经·第三》：若灸溏泄，脐中第一，三阴交等穴，乃其次也。

4.《杨敬斋针灸全书·卷之下》：一切泻肚，中管（中脘）、神阙、气海、关元、期门、天枢、脾俞、肾俞、三阴交。

5.《针灸大成·卷九》：大便泄泻不止，中脘、天枢、中极。

第二十八节　痢　疾

痢疾是以腹痛、里急后重、下痢赤白脓血为主症的病证。古称“肠澼”“滞下”“下利”。多发于夏秋季节。

痢疾的发生常与外感时邪疫毒，饮食不节等因素有关。本病病位在肠，与脾、胃关系密切。基本病机是气血壅滞，肠道传化失司。

西医学中，可见于急性细菌性痢疾、阿米巴痢疾、中毒性菌痢等。

【辨证要点】

主症　腹痛，里急后重，下痢赤白脓血。

寒湿痢：腹痛拘急，下痢赤白黏冻，白多赤少，或纯为白冻，头身困重。苔白腻，脉濡缓。

湿热痢：下痢赤白脓血，赤多白少，肛门灼热疼痛，小便短赤。苔黄腻，脉滑数。

疫毒痢：发病急骤，腹痛剧烈，痢下脓血，壮热口渴，头痛烦躁，甚则神昏、痉厥。舌红绛，苔黄燥，脉滑数。

噤口痢：下痢赤白脓血，恶心呕吐，不能进食。苔腻，脉滑。

休息痢：下痢时发时止，日久不愈，常因饮食不慎、受凉、劳累而发，发则便中带有赤白黏冻，或伴有脱肛。舌淡，苔腻，脉细。

【治疗】

1. 基本治疗

治法 通肠导滞，调气和血。取大肠的募穴、下合穴为主。

主穴 天枢 上巨虚 合谷 三阴交

配穴 寒湿痢配关元、阴陵泉；湿热痢配曲池、内庭；疫毒痢配大椎、十宣；噤口痢配内关、中脘；休息痢配脾俞、足三里。久痢脱肛加气海、百会。

方义 本病病位在肠，故取大肠的募穴天枢、下合穴上巨虚、原穴合谷，三穴同用，可通调大肠腑气，行气和血，气行则后重自除，血和则便脓自愈；三阴交为肝脾肾三经交会穴，可健脾利湿。

操作 毫针常规刺。寒湿痢、休息痢可用温和灸、温针灸、隔姜灸或隔附子饼灸。急性痢疾每日治疗 1 ～ 2 次，慢性痢疾每日治疗 1 次。

2. 其他治疗

（1）耳针 取大肠、直肠下段、小肠、腹、脾、肾。每次选 3 ～ 5 穴，毫针刺法，或压丸法。

（2）穴位注射 取天枢、上巨虚。选用 5% 葡萄糖注射液、维生素 B_1 注射液，常规穴位注射。

（3）穴位熨敷 取神阙。用平胃散研末炒热布包，趁热熨敷，用于噤口痢。

【按语】

1. 针灸治疗急性细菌性痢疾、阿米巴痢疾，疗效显著。但中毒性菌痢病情凶险，应采取综合治疗措施。

2. 急性痢疾发病时应进行床边隔离，注意饮食。

【文献摘录】

1.《丹溪心法·卷二》：久痢……灸天枢、气海。

2.《医学入门·内集卷一》：痢疾合谷三里宜，甚者必须兼中膂。白痢针合谷，赤痢针小肠俞，赤白针三里中膂俞。

3.《针灸集成·卷二》：赤白痢疾，脐中七壮至百壮，三阴交七壮。

4.《针灸逢源·卷五》：中气虚寒、腹痛泻痢，天枢、神阙。

第二十九节 便 秘

便秘是以大便秘结不通，排便周期或时间延长，或虽有便意但排便困难为主症的病证。古代文献中的“脾约”“燥结”“秘结”等均指此病。

便秘的发生常与饮食不节、情志失调和年老体虚等因素有关。本病病位在大肠，与脾、胃、肺、肝、肾等脏腑有关。基本病机是大肠传导不利。无论是肠腑疾患或是其他脏腑的病变影响到肠腑，使肠腑壅塞不通或肠失滋润及糟粕内停，均可导致便秘。

西医学中，便秘可见于多种急、慢性疾病中，如功能性便秘、肠易激综合征、药物性便秘、内分泌及代谢性疾病所致的便秘等。

【辨证要点】

主症 大便秘结不通，排便艰涩难解。

热秘：大便干结，腹胀，口干口臭，尿赤。舌红，苔黄燥，脉滑数。

气秘：欲便不得，腹中胀痛，嗳气频作，胸胁胀满。苔薄腻，脉弦。

冷秘：大便艰涩，排出困难，腹中冷痛，面色㿠白，四肢不温，小便清长。舌淡，苔白，脉沉迟。

虚秘：虽有便意，但排出不畅，便质不干硬，神疲气怯，面色无华，头晕心悸。舌淡嫩，苔薄，脉细弱。

【治疗】

1. 基本治疗

治法　调肠通便。取大肠的背俞穴、募穴及下合穴为主。

主穴　天枢　大肠俞　上巨虚　支沟　照海

配穴　热秘配合谷、腹结；气秘配中脘、太冲；冷秘配关元、神阙；虚秘配关元、脾俞。大便干结配关元、下巨虚。

方义　天枢为大肠的募穴，与大肠俞同用为俞募配穴法，上巨虚为大肠之下合穴，三穴共用可通调大肠腑气，腑气通则大肠传导功能复常；支沟宣通三焦气机，照海滋阴，取之可增液行舟，两穴均是治疗便秘的经验效穴。

操作　毫针常规刺。冷秘、虚秘可加用灸法。

2. 其他治疗

（1）耳针　取大肠、直肠、交感、皮质下。毫针刺法，或埋针法、压丸法。

（2）穴位注射　取大肠俞、上巨虚。选用生理盐水或维生素 B_1、维生素 B_{12} 注射液，常规穴位注射。

（3）穴位埋线　取天枢、大肠俞、气海、足三里。每次选 1 ～ 3 穴，每 2 ～ 4 周 1 次。

（4）穴位敷贴　取神阙。芒硝 30g，冰片 10g，研末布包敷于穴位，医用胶带固定。1 ～ 2 日一换，用于实证便秘。

（5）皮内针　取左腹结。皮内针常规操作。

【按语】

1. 针灸治疗功能性便秘效果较好。如由其他疾病引起者，应积极治疗原发病。

2. 患者应养成定时排便的习惯，并注意多吃新鲜蔬菜、水果，特别是粗纤维瓜果。

【文献摘录】

1.《针灸甲乙经・卷之九》：腹中不便，取三里。盛则泻之，虚则补之。

2.《针灸资生经・第三》：承山……太溪……治大便难……腹中有积，大便秘，巴豆肉为饼，置脐中，灸三壮即通，神效。

3.《针灸大全・卷之四》：大便难，用力脱肛，取内关……照海二穴，百会一穴，支沟二穴。

4.《医学入门・内集卷一》：大便虚秘，补支沟，泻足三里。

第三十节　肠易激综合征

肠易激综合征是一种以腹痛或腹部不适、伴排便习惯改变为特征而无器质性病变的常见功能性肠病。临床症状表现为持续存在或间歇发作的排便习惯改变（腹泻或便秘）、粪便性状异常（稀便或黏液便等）、腹痛及腹胀等，其中以腹泻最为多见。患者以中青年居多，老年人初次发病者少见，男女比例约 1∶2。

肠易激综合征属中医学“泄泻”“便秘”“腹痛”等范畴，本病的发生常与思虑劳倦、饮食不节等密切相关。本病病位在肠，与肝、脾关系密切，病久及肾。病机特点为肝脾不调，肠道通降失常。

【辨证要点】

主症 反复或交替出现的腹泻、便秘伴腹胀、腹痛及大便性状异常。

脾虚湿滞：腹痛隐隐，大便时溏时泻，劳累或受凉后发作或加重，神疲纳呆，四肢倦怠。舌淡有齿痕，苔白腻，脉虚弱。

肝郁脾虚：腹痛则泻，泻后痛减，发作多与情绪相关，平素急躁易怒，善叹息，或两胁胀满。舌淡胖有齿痕，脉弦细。

脾肾阳虚：晨起腹痛即泻，腹部冷痛，得温痛减，形寒肢冷，腰膝酸软，纳差。舌淡，苔白滑，脉沉细。

脾胃湿热：腹痛泄泻，泄下急迫或不爽，肛门灼热，烦渴欲饮，口干口苦。舌红，苔黄腻，脉滑数。

肝郁气滞：大便干结，腹痛腹胀，每遇情志不舒时加重，善太息，嗳气频作。舌淡红，苔薄白或黄，脉弦。

肠道燥热：大便秘结难下，少腹胀痛，口干口臭。舌红，苔黄燥少津，脉数。

【治疗】

1. 基本治疗

治法 调和肝脾，理气通腑。取大肠的下合穴、背俞穴、募穴为主。

主穴 天枢 大肠俞 上巨虚 足三里

配穴 脾虚湿滞配脾俞、章门；肝郁脾虚配太冲、公孙；脾肾阳虚配肾俞、关元；脾胃湿热配内庭、曲池；肝郁气滞配肝俞、行间；肠道燥热配合谷、曲池。腹胀明显配中脘、内关；腹泻明显配关元、神阙；便秘明显配支沟、照海；情绪症状明显配神庭、神门。

方义 本病病位在肠，天枢为大肠募穴，可调中和胃，理气健脾，有通调肠腑、分清别浊之功；大肠俞为大肠经精气输注于背部的穴位，与天枢相配属俞募配穴，加大肠的下合穴上巨虚，以通调肠腑；足三里为胃的下合穴，大小肠皆属于胃，和胃理气，以助调理肠腑功能。

操作 毫针常规刺。实证用泻法，虚证用补法，也可加用灸法。

2. 其他治疗

（1）指压　腹部脐周阿是穴、相应背俞穴或其他阳性反应。可行指压法。

（2）耳针　取交感、肝、脾、胃、大肠、皮质下。每次选 3 ～ 5 穴，毫针刺法或压丸法。

（3）穴位埋线　取中脘、天枢、关元、足三里、上巨虚、大肠俞、肝俞、脾俞、胃俞。每次选 1 ～ 3 穴，每 2 ～ 4 周 1 次。

（4）热敏灸　对患者进行热敏点探查，一般可在腹部天枢穴、头部额旁 2 线等部位发现热敏点，对热敏点施灸，以出现透热感传为度。

【按语】

1. 针灸治疗肠易激综合征具有经济、不良反应少的优点，可明显缓解症状。病情较重者需配合中药或西药治疗。

2. 对初诊的患者应有针对性地选择辅助检查，排除器质性病变。

3. 平时要注意生活及饮食规律，忌食刺激食物，调畅情志，适当运动锻炼。

【文献摘录】

1.《灵枢·邪气脏腑病形》：胃病者，腹䐜胀，胃脘当心而痛，上支两胁，膈咽不通，食饮不下，取之三里也。

2.《脾胃论·卷中》：脾胃虚弱，湿痿，汗泄，妨食，三里、气街出血，不愈，于上廉出血。

3.《玉龙歌》：脾泄之症别无他，天枢二穴刺休差，此是五脏脾虚疾，艾火多添病不加。

4.《针灸大成·卷之八》：腹内疼痛，内关、三里、中脘。

第三十一节　胁　痛

胁痛是以一侧或两侧胁肋部疼痛为主症的病证。

胁痛的发生常与情志不畅、跌仆损伤、饮食所伤、外感湿热、劳欲久病等因素有关。肝脉布胁肋，足少阳经循胁里，过季胁，胁肋部为肝胆经络所过之处，故本病病位在胁肋，病变脏腑主要在肝、胆，与脾、胃、肾等脏腑有关。基本病机是肝胆脉络不通或脉络失养。

西医学中，胁痛多见于肋间神经痛、急慢性胆囊炎、胆石症、急慢性肝炎、肝硬化、肝癌、胆道蛔虫症等疾病中。

【辨证要点】

主症　胁肋部疼痛。

肝郁气滞：胁肋胀痛，痛无定处，常因情志波动而发作，伴胸闷嗳气。苔薄白，脉弦。

肝胆湿热：胁肋胀痛灼热，拒按，伴口苦口黏，胸闷纳呆，恶心呕吐，小便黄赤，或有黄疸。舌红，苔黄腻，脉弦滑而数。

瘀血阻络：胁肋刺痛，痛处固定不移，入夜尤甚。舌质紫暗，脉涩。

肝阴不足：胁肋隐痛，绵绵不已，劳则加重，伴头晕目眩，咽干口燥。舌红，少苔，脉细弦而数。

【治疗】

1. 基本治疗

治法　疏肝利胆，活络止痛。取足厥阴、足少阳经穴为主。

主穴　期门　阳陵泉　支沟　丘墟

配穴　肝郁气滞配太冲、内关；肝胆湿热配行间、阴陵泉；瘀血阻络配膈俞、血海；肝阴不足配肝俞、肾俞。

方义　肝胆两经布于胁肋，期门为肝的募穴，位居胁肋部，取之既可疏泄肝胆气机，又可直接疏通胁肋部经络而止痛；阳陵泉为胆的下合穴，支沟为三焦经经穴，二穴均为治胁痛之验穴，一上一下和解少阳，疏泄肝胆；丘墟为胆的原穴，与阳陵泉相配，可疏肝利胆，活络止痛。

操作　毫针常规刺，期门、肝俞、膈俞等穴不可直刺、深刺；丘墟可透照海；瘀血阻络者可用三棱针点刺出血或再加拔火罐。

2. 其他治疗

（1）耳针　取肝、胆、胸、神门。毫针刺法或压丸法。

（2）皮肤针　取阿是穴、相应节段夹脊穴。叩刺至局部潮红或微出血，并加拔火罐。适用于瘀血阻络型胁痛。

（3）穴位注射　取相应节段夹脊穴。选用10%葡萄糖注射液或维生素B_{12}注射液等，常规穴位注射。适用于肋间神经痛。

【按语】

1. 针灸治疗胁痛有较好的疗效，但胁痛可见于多种疾病中，临床应注意鉴别诊断。如系传染性肝炎，应注意隔离。

2. 饮食宜清淡，忌肥甘厚味，心情要舒畅，忌恼怒急躁。

【文献摘录】

1.《素问·脏气法时论》：肝病者，两胁下痛引少腹。令人善怒……取其经，厥阴与少阳。

2.《灵枢·五邪》：邪在肝，则两胁中痛，寒中，恶血在内，行善掣节，时脚肿。取之行间，以引胁下，补三里以温胃中，取血脉以散恶血；取耳间青脉，以去其掣。

3.《素问病机气宜保命集·卷下》：两胁痛，针少阳经丘墟。

4.《扁鹊神应针灸玉龙经·磐石金直刺秘传》：一切游走气攻胸胁疼痛，语言、咳嗽难不可转侧，支沟，右疼泻左，左疼泻右；委中出血。

5.《医学入门·内集卷一》：胁痛只须阳陵泉，专治胁肋痛满欲绝及面肿。

第三十二节 黄 疸

黄疸是因胆汁外溢所致，以目黄、身黄、小便黄为主症的病证。其中，目睛黄染为本病的主要特征。

黄疸的发生常与感受外邪、饮食不节、脾胃虚弱等因素有关。本病病位在胆，与肝、脾、胃关系密切。基本病机是湿浊阻滞，胆汁不循常道而上泛于目，外溢肌肤，下渗膀胱。黄疸分为阳黄和阴黄两大类，其中阳黄以湿热为主，阴黄以寒湿为主。

西医学中，黄疸多见于肝细胞性黄疸、阻塞性黄疸、溶血性黄疸，可见于急慢性肝炎、肝硬化、胆囊炎、胆结石、钩端螺旋体病、蚕豆病、某些消化系统肿瘤等疾病中。

【辨证要点】

主症 目黄、身黄、小便黄，尤以眼睛巩膜发黄最为明显。

阳黄：巩膜和皮肤黄色鲜明如橘色，口干发热，小便短赤，大便秘结。苔黄腻，脉滑数。

阴黄：巩膜和皮肤黄色晦暗，或如烟熏，脘闷腹胀，畏寒神疲，口淡不渴。舌淡，苔白腻，脉濡缓或沉迟。

【治疗】

1. 基本治疗

治法 化湿利胆退黄。取胆的背俞穴、下合穴为主。

主穴 胆俞 阳陵泉 阴陵泉 至阳

配穴 阳黄配内庭、太冲；阴黄配脾俞、三阴交。热甚配大椎；恶心呕吐配内关、中脘；便秘配天枢、支沟；黄疸甚配腕骨。

方义 黄疸是由湿邪熏蒸、胆汁外溢而成，故取胆的背俞穴胆俞及其下合穴阳陵泉以疏调胆腑，胆腑功能正常则胆汁自循常道；阴陵泉健脾利湿，令湿邪从小便而出；至阳为治疗黄疸的经验穴，可宣通阳气以化湿退黄。

操作 毫针常规刺。阴黄者可加灸。

2. 其他治疗

（1）耳针 取肝、胆、脾、胃。毫针刺，或压丸法。

（2）穴位注射 取胆俞、阳陵泉、阴陵泉、至阳。每次选 2 ～ 3 穴，选用板蓝根注射液或田基黄注射液，或维生素 B_1、维生素 B_{12} 注射液，常规穴位注射。

【按语】

1. 针灸治疗急性肝炎导致的黄疸效果较好，但应严格隔离，以防传染。对其他原因引起的黄疸，可采取综合治疗措施。

2. 饮食宜清淡新鲜，不宜过食肥腻甘甜，忌饮酒和辛辣刺激食物。

【文献摘录】

1.《针灸甲乙经·卷之十一》：黄疸善欠，胁下满欲吐，脾俞主之……黄疸，热中善渴，太冲主之。

2.《扁鹊神应针灸玉龙经·磐石金直刺秘传》：浑身发黄，至阳灸，委中出血。

3.《针灸大全·卷之四》：黄疸，四肢俱肿，汗出染衣，公孙……至阳一穴，百劳一穴，腕骨二穴，中脘一穴，三里二穴。

4.《针灸大成·卷九》：黄疸发虚浮，取腕骨、百劳、三里、涌泉、中脘、膏肓、丹田、阴陵泉。

5.《神灸经纶·卷之三》：酒疸，目黄面发赤斑，胆俞。

第三十三节　水　肿

水肿是因体内水液潴留，泛溢肌肤，以头面、眼睑、四肢、腹背甚至全身浮肿为主症的一类病证，严重者还可伴有胸水、腹水。

水肿的发生常与风邪袭表、外感水湿、饮食不节、禀赋不足、久病劳倦等因素有关。本病病变脏腑主要在肺、脾、肾三脏，与膀胱、三焦关系密切。水肿分阴水、阳水两大类，阳水属实，病在肺、脾；阴水属虚或虚实夹杂，病在脾、肾。基本病机是肺失通调，脾失转输，肾失开阖，三焦气化不利。

西医学中，水肿多见于急慢性肾炎、慢性充血性心力衰竭、肝硬化、贫血、内分泌失调和营养障碍等疾病中。

【辨证要点】

主症　头面、眼睑、四肢、腹背或全身浮肿。

阳水：起病较急，初起面目微肿，继则遍及全身，肿势以腰部以上为主，皮肤光泽，按之凹陷易复，胸中烦闷，甚则呼吸急促，小便短少而黄。苔白滑或腻，脉浮滑或滑数。

阴水：起病较缓，初起足跗微肿，继则腹、背、面部等逐渐浮肿，肿势时起时消，按之凹陷难复，气色晦暗，小便清利或短涩。舌淡，苔白，脉沉细或迟。

【治疗】

1. 基本治疗

治法　利水消肿。取三焦的背俞穴、下合穴为主。

主穴　三焦俞　委阳　水分　水道　阴陵泉

配穴　阳水配肺俞、列缺；阴水配三阴交、关元。

方义　三焦俞配三焦的下合穴委阳，可通调三焦气机、利水消肿；水分、水道为利尿行水效穴；阴陵泉利水渗湿。

操作　毫针常规刺，肺俞不宜直刺、深刺，以免伤及内脏；阴水可加灸。

2. 其他治疗

（1）耳针　取三焦、肺、脾、肾、膀胱。毫针刺法或压丸法。

（2）皮肤针　取背部膀胱经第1侧线和第2侧线。自上而下叩刺至皮肤潮红为度。

（3）穴位敷贴　取车前子10g研为细末，与独头蒜5枚，田螺4个共捣成泥，敷神阙穴；或用蓖麻籽50粒，薤白3～5个，共捣烂敷涌泉。每日1次，连敷数次。

（4）三棱针　取肾俞、三焦俞、委中、阴陵泉。三棱针点刺出血数滴。适用于慢性肾炎引起的水肿。

【按语】

1. 针灸治疗水肿有一定的疗效。但当水肿出现胸满腹大、喘咳、心慌、神昏等水毒凌心犯肺症状时，应采取综合治疗措施。

2. 水肿初期一般应注意无盐饮食，肿势渐退后（约3个月）低盐饮食，食盐量可随病情的好转逐渐增加。

3. 注意起居有时，慎防感冒，避免劳倦，节制房事。

【文献摘录】

1.《针灸甲乙经·卷之八》：水肿，人中尽满，唇反者死，水沟主之。水肿大脐平，灸脐中，无理不治。

2.《针灸资生经·第四》：水肿，唯得针水沟……灸水分，则最为要穴也……水肿不得卧，阴陵泉百壮。

3.《景岳全书·卷之二十二》：水肿，灸脾俞、水分、肝俞。

4.《针灸大成·卷五》：四肢面目浮肿，火不退，人中、合谷、三里、临泣、曲池、三阴交。

第三十四节　癃　闭

癃闭是以小便量少，点滴而出，甚则小便闭塞不通为主症的病证。“癃”是指小便不利，点滴而短少，病势较缓；“闭”是指小便闭塞，点滴不通，病势较急。癃与闭都是指排尿困难，只是程度上的不同，故常合称“癃闭”。

癃闭的发生常与久病体弱、情志不畅、外伤劳损、饮食不节、感受外邪等因素有关。本病病位在膀胱，与肾、三焦、肺、脾关系密切。基本病机是膀胱气化功能失常。

西医学中，癃闭多见于各种原因导致的尿潴留及无尿症等疾病。

【辨证要点】

主症　排尿困难。若发病急，小便闭塞不通，努责无效，小腹胀急而痛为实证；发病缓，小便滴沥不爽，排出无力，甚则点滴不通，精神疲惫为虚证。

膀胱湿热：小便点滴不通，或量少而短赤灼热，小腹胀满，口苦口黏，或口渴不欲饮。舌红，苔黄腻，脉数。

肝郁气滞：小便不通，或通而不畅，胁腹胀满，多烦善怒。舌红，苔薄黄，脉弦。

浊瘀阻塞：小便滴沥不畅，甚至阻塞不通，小腹胀满疼痛。舌紫暗或有瘀点，脉涩。

肺热壅盛：小便不畅或点滴不通，咽干，烦渴欲饮，呼吸急促，或有咳嗽。舌红，苔薄黄，脉数。

肾气亏虚：小便不通或点滴不爽，排出无力，腰膝酸软，精神不振。舌淡，苔薄，脉沉细。

脾气虚弱：少腹坠胀，时欲小便而不得出，或量少不畅，气短，语声低微，食欲不振。舌淡，苔白，脉细弱。

【治疗】

1. 基本治疗

治法 调理膀胱，行气通闭。取膀胱的背俞穴、募穴为主。

主穴 中极 膀胱俞 委阳 三阴交 阴陵泉

配穴 膀胱湿热配委中、行间；肝郁气滞配蠡沟、太冲；浊瘀阻塞配膈俞、血海；肺热壅盛配肺俞、尺泽；肾气亏虚配肾俞、大钟；脾气虚弱配脾俞、足三里。

方义 中极为膀胱的募穴，与膀胱的背俞穴膀胱俞相配，属俞募配穴法，可调理膀胱气化功能，通利小便；委阳为三焦的下合穴，可通调三焦气机，三阴交为足三阴经的交会穴，可调理肝、脾、肾，二穴合用，共助膀胱气化；阴陵泉清利下焦湿热、通利小便。

操作 毫针常规刺，针刺中极时针尖向下，使针感能到达会阴并引起小腹收缩、抽动为佳，不可过深，以免伤及膀胱；肾气亏虚、脾气虚弱者可温针灸。

2. 其他治疗

（1）耳针 取膀胱、肾、三焦、肺、脾、尿道。毫针刺法或压丸法。

（2）穴位敷贴 取神阙穴。将食盐炒黄待冷放于神阙穴填平，再用 2 根葱白压成 0.3 cm 厚的饼置于盐上，艾炷置葱饼上施灸，至温热入腹内有尿意为止。

（3）电针 取双侧维道，沿皮刺，针尖向曲骨透刺约 2 ～ 3 寸。得气后接电针仪，以疏密波刺激。

【按语】

1. 针灸治疗癃闭的效果较好。若膀胱充盈过度，经针灸治疗 1 小时后仍不能排尿者，应及时导尿。

2. 癃闭患者往往精神紧张，在针灸治疗的同时，应消除紧张情绪，反复做腹肌收缩、松弛的交替锻炼。

3. 癃闭兼见哮喘、神昏时应注意观察，必要时采取综合治疗措施。

【文献摘录】

1.《灵枢·本输》：三焦者……出于委阳，并太阳之正，入络膀胱，约下焦，实则闭癃……闭癃则泻之。

2.《灵枢·四时气》：小腹痛肿，不得小便，邪在三焦约，取之太阳大络，视其络脉与厥阴小络结而血者，肿上及胃脘，取三里。

3.《针灸大成·卷九》：小便不通，阴陵泉、气海、三阴交……复刺后穴：阴谷、大陵。

4.《证治准绳·杂病》：小腹疼痛，小便不通，先艾灸三阴交。

5.《针灸逢源·卷五》：转胞，脐下急痛，小便不通是也。关元（灸二十七壮）、阴陵泉。

［附］良性前列腺增生

良性前列腺增生，即前列腺肥大，是以尿频、尿急、排尿困难，甚则出现尿潴留为主要临床表现的疾病，常见于老年男性。

良性前列腺增生属于中医学“癃闭”的范畴，其发生多与年老体弱、饮食肥甘厚腻、房劳太过等因素有关。本病病位在下焦，与肾、膀胱、脾、肺等关系密切。基本病机为肾虚血瘀，本虚标实。

【辨证要点】

主症 尿频，排尿不畅，甚至尿潴留。

膀胱湿热：小便点滴不通，或量少灼热，小腹胀满，口苦口黏，或大便不畅。舌红，苔黄腻，脉数。

肾气不足：小便滴沥不爽，排出无力，甚则点滴不通，面色㿠白，神怯气弱，腰膝酸软。舌质淡，脉沉细。

阴虚火旺：时欲小便不得溺，咽干，心烦，手足心热。舌红少苔，脉细数。

【治疗】

1. 基本治疗

治法　益肾固本，软坚散结。取任脉、足太阳经、手足太阴经穴为主。

主穴　气海　中极　秩边　水道　三阴交　列缺

配穴　湿热下注配阴陵泉、委阳；肾气不足配三焦俞、肾俞；阴虚火旺配太溪、照海。

方义　气海以培补元气，中极为膀胱之募，能清热利湿、通调膀胱气机，使水湿得以运化；秩边、水道，通调水道；三阴交为肝脾肾三经的交会穴，可调整肝脾肾三脏的功能；列缺为肺经络穴，又通任脉，具有宣上导下的作用。

操作　毫针常规刺。秩边穴芒针深刺以针感放散至会阴部为佳。

2. 其他治疗

（1）耳针　取肺、脾、肾、尿道、膀胱、外生殖器、脑。每次取 3 ～ 5 穴，毫针刺法，或压丸法。

（2）电针　①阴陵泉、阳陵泉、水道、曲泉。②三阴交、膀胱俞、委阳、三焦俞。任选一组，交替使用，用高频脉冲电治疗。

（3）皮肤针　取腰骶部、下腹部、中极、关元、小腿内侧、阳性反应点处。中度或重度叩刺。

（4）灸法　取关元或次髎，艾条温和灸，每次 30 分钟，每日 1 次。

【按语】

针灸治疗早期良性前列腺增生效果较好。若出现膀胱过度充盈、血尿、急性尿路感染、肾积水等，应采取综合治疗措施。

第三十五节　淋　证

淋证是以小便频数短涩，滴沥刺痛，欲出未尽，小腹拘急，或痛引腰腹为主要特征的病证。根据症状和病因病机，一般分为热淋、石淋、血淋、气淋、膏淋、劳淋。

淋证的发生常与饮食不节、年老体弱、房室过度、情志不舒等因素有关。本病病位在肾和膀胱，与肝、脾关系密切。基本病机是湿热蕴结下焦，膀胱气化不利。病初多为实证，若病延日久，则病证从实转虚，而见虚实夹杂。

西医学中，淋证多见于泌尿系感染、结石、结核、肿瘤和急慢性前列腺炎、乳糜尿等疾病。

【辨证要点】

主症　尿频，尿急，尿痛，常伴有排尿不畅、小腹拘急或痛引腰腹等症状。

热淋：小便短数，灼热刺痛，尿色黄赤，小腹拘急胀痛，或有恶寒发热，口苦呕恶。舌红，苔黄腻，脉滑数。

石淋：尿中时夹砂石，小便艰涩，或排尿时突然中断，尿道刺痛窘迫，少腹拘急，或腰腹绞痛难忍，尿中带血。舌红，苔薄黄，脉弦数。

血淋：小便热涩刺痛，尿色深红或夹有血块，疼痛满急剧烈。舌红，苔黄，脉弦或涩。

气淋：小便涩滞，滴沥不畅，少腹胀痛或坠胀。苔薄白，脉沉弦。

膏淋：小便浑浊如米泔水，置之沉淀如絮状，上有浮油如脂，或夹有凝块，或混有血液，尿道热涩疼痛。舌红，苔黄腻，脉濡数。

劳淋：小便赤涩不甚，但淋沥不已，时作时止，遇劳即发，腰膝酸软，神疲乏力。舌淡，脉虚弱。

【治疗】

1. 基本治疗

治法　利尿通淋。取膀胱的背俞穴、募穴为主。

主穴　中极　膀胱俞　三阴交　阴陵泉

配穴　热淋配委中、行间；石淋配秩边透水道、委阳；血淋配膈俞、血海；气淋配蠡沟、太冲；膏淋配关元、下巨虚；劳淋配脾俞、肾俞。

方义　淋证以膀胱气机不利为主，故取膀胱的募穴中极、背俞穴膀胱俞，此为俞募配穴法，可疏利膀胱气机；三阴交为脾、肝、肾三经的交会穴，阴陵泉为脾经的合穴，二穴合用，可疏调气机、利尿通淋。

操作　毫针常规刺。针刺中极前应尽力排空小便，不可进针过深，以免刺伤膀胱。症状较重者可每日治疗 1 ～ 2 次，症状较轻者可每日或隔日治疗 1 次。

2. 其他治疗

（1）皮肤针　取三阴交、曲泉、关元、曲骨、归来、水道、腹股沟部、第 3 腰椎至第 4 骶椎夹脊。叩刺至皮肤潮红为度。

（2）耳针　取膀胱、肾、交感、肾上腺。每次选 2 ～ 4 穴，毫针刺法或压丸法。

（3）电针　取肾俞、三阴交。针刺得气后接电针，选用疏密波或断续波，刺激 5 ～ 10 分钟，强度以患者能耐受为度。

（4）灸法　取肾俞、关元、气海、中极、三阴交。常规灸法，多用于膏淋、劳淋。

【按语】

1. 针灸治疗本病急性期可迅速缓解症状。

2. 石淋患者应多饮水，多做跑跳运动，以促进排石。若并发严重感染，肾功能受损，或结石体积较大，针灸难以奏效，或肿瘤引起者，则应采取综合治疗。

【文献摘录】

1.《针灸大全·卷之四》：血淋，取复溜、丹田……赤淋，取次髎……小便淋血不止……取照海、阴谷、涌泉、三阴交。

2.《针灸大成·卷九》：小便淋沥，阴谷、关元、气海、三阴交、阴陵泉。

3.《神应经·阴疝小便部》：气淋，取交信、涌泉、石门、阴陵泉。

第三十六节　尿失禁

尿失禁是指在清醒状态下小便不能控制而自行流出的一种疾病，可分为充溢性尿失禁、无阻力性尿失禁、反射性尿失禁、急迫性尿失禁和压力性尿失禁五类。

尿失禁属中医学“小便不禁”范畴，其发生常与禀赋不足、老年肾亏、暴受惊恐、跌打损伤、病后体虚等因素有关。本病病位在膀胱，与肾、脾、肺关系密切。基本病机是下元不固、膀胱失约。

【辨证要点】

主症 在清醒状态下小便不能控制而自行流出。

肾气不固：小便不禁，尿液清长，神疲怯寒，腰膝酸软，两足无力。舌淡，苔薄，脉沉细无力。

脾肺气虚：尿意频急，时有尿自遗，甚则在咳嗽、谈笑时出现小便自遗，小腹时有坠胀，面白气短，乏力纳呆。舌淡红，脉虚无力。

湿热下注：小便频数，排尿灼热，时有尿自遗，溲赤而臭。舌偏红，苔黄腻，脉细滑数。

下焦瘀滞：小便不禁，小腹胀满隐痛，或可触及肿块。舌暗或有紫斑，苔薄，脉涩。

【治疗】

1. 基本治疗

治法 益肾固脬。取膀胱的背俞穴、募穴为主。

主穴 中极 膀胱俞 肾俞 三阴交

配穴 肾气不固配关元、命门；脾肺气虚配肺俞、脾俞；湿热下注配秩边透水道、阴陵泉；下焦瘀滞配次髎、蠡沟。

方义 中极属任脉，其下为膀胱，中极、膀胱俞为俞募配穴法，可调理膀胱气机，增强膀胱对尿液的约束能力；肾俞为肾的背俞穴，可补益肾气，增强肾的闭藏功能；三阴交为足三阴经的交会穴，可调理脾、肝、肾的气机。诸穴相配，可奏益肾固脬之功。

操作 毫针常规刺。刺中极时针尖朝向会阴部；肺俞、脾俞不可直刺、深刺。肾气不固、脾肺气虚可加灸。

2. 其他治疗

（1）耳针 取膀胱、尿道、肾、肺、脾。毫针刺法，或埋针法、压丸法。

（2）头针 取顶中线。头针常规针刺。

（3）穴位敷贴 取神阙。用煅龙牡各 30g，五味子、五倍子各 15g，肉桂、冰片各 6g，共研细末备用。每用 3 ～ 6g，用醋调成膏状，无菌医用敷贴固定。适用于虚证。

（4）电针 取气海、关元、中极、足三里、三阴交。腹部三穴针刺时要求针感放射至前阴部。电针用疏密波或断续波刺激 30 分钟，每日 1 ～ 2 次。

【按语】

1. 针灸治疗本病有较好的疗效，但应注意对原发病的治疗。

2. 加强锻炼，增强体质，经常做收腹、提肛练习。

【文献摘录】

1.《脉经·卷二》：尺脉实，小腹痛，小便不禁……针关元补之。

2.《备急千金要方·卷第二十一》：小便失禁，灸大敦七壮；又灸行间七壮。

3.《神应经·阴疝小便部》：小便不禁，承浆、阴陵、委中、太冲、膀胱俞、大敦。

4.《针灸大全·卷之四》：小腹冷痛，小便频数，照海……气海一穴，关元一穴，三阴交二穴，肾俞二穴。

5.《针灸大成·卷八》：小便不禁，承浆、阴陵、委中、太冲、膀胱俞、大敦。

第三十七节 遗 精

遗精是指不因性生活而精液频繁遗泄的病证，又称“失精”。有梦遗精称“梦遗”；无梦遗精，甚至清醒时精液流出称"滑精"。未婚或已婚但无正常性生活的成年健康男子每月遗精 1 ～ 2 次属正常现象。

遗精的发生常与情欲妄动、沉溺房事、劳倦过度、饮食不节、湿浊内扰等因素有关。本病病位在肾，与心、脾、肝关系密切。基本病机是肾失封藏，精关不固。

西医学中，遗精多见于男子性功能障碍、前列腺炎、精囊炎、睾丸炎等疾病中。

【辨证要点】

主症　频繁遗精，或梦遗，或滑精，每周 2 次以上。

肾气不固：遗精频作，甚则滑精，面色少华，耳鸣，自汗，腰膝酸软，畏寒肢冷。舌淡，苔薄白，脉沉细弱。

心脾两虚：遗精常因思虑过多或劳倦而作，心悸怔忡，健忘失眠，四肢困倦，面色萎黄，食少便溏。舌淡，苔薄白，脉细弱。

阴虚火旺：梦中遗精，夜寐不宁，心中烦热，心悸易惊，尿少色黄。舌尖红，苔少，脉细数。

湿热下注：梦中遗精频作，尿后有精液外流，尿色黄赤，溺时不爽或灼热，口苦烦渴，小腹不适，会阴作胀。舌红，苔黄腻，脉滑数。

【治疗】

1. 基本治疗

治法　调肾固精。取任脉穴及肾的背俞穴、原穴为主。

主穴　关元　肾俞　太溪　志室　三阴交

配穴　肾气不固配复溜、气海；心脾两虚配心俞、脾俞；阴虚火旺配神门、然谷；湿热下注配中极、阴陵泉。

方义　关元为任脉与足三阴经的交会穴，可补益下元虚损，振奋肾气；肾俞为肾的背俞穴，太溪为肾之原穴，配志室可补肾固精；三阴交为足三阴经交会穴，善调肝、脾、肾之经气而固摄精关。

操作　毫针常规刺。肾气不固和心脾两虚者，可加灸。

2. 其他治疗

（1）耳针　取内生殖器、内分泌、神门、肾、心、肝、脾。每次选用 2 ～ 4 穴，毫针刺法，或埋针法、压丸法。

（2）穴位注射　取关元、中极、志室。每次选 2 ～ 3 穴，选用胎盘注射液或当归注射液，常规穴位注射，要求针感向前阴传导。

（3）皮肤针　取关元、中极、三阴交、太溪、心俞、志室或腰骶两侧夹脊穴及足三阴经脉膝关节以下腧穴。叩刺至皮肤潮红为度。

【按语】

1. 针灸治疗遗精效果较好。功能性遗精在治疗的同时，应消除患者的思想顾虑；对于器质性疾病引起者，需同时治疗原发病。

2. 在治疗的同时，要戒除不良习惯，如手淫、读淫秽刊物。

【文献摘录】

1.《针灸资生经·第三》：中极、蠡沟、漏谷、承扶、至阴，主小便不利，失精。

2.《针灸大成·卷八》：遗精白浊，肾俞、关元、三阴交……梦遗失精，曲泉（百壮）、中封、太冲、至阴、膈俞、脾俞、三阴交、肾俞、关元、三焦俞。

3.《神灸经纶·卷之四》：梦遗滑精鬼交，春秋冬三时可灸膏肓、肾俞（灸随年壮）、命门（遗精不禁五壮立效）、白环俞、中极、三阴交、中封、然谷、三里、关元、气海、大赫、精宫、丹田。

第三十八节　阳　痿

阳痿是指男子未到性功能衰退年龄，在性生活过程中出现阴茎不能勃起或勃起不坚，影响正常性生活的病证，又称“阴痿”。

阳痿的发生常与手淫太过、房室不节、思虑忧愁、劳伤久病、嗜食肥甘厚味、惊吓紧张等因素有关。本病病位在宗筋，与心、肾、肝关系密切。在经脉上主要与肝经、肾经、心经、脾经密切相关。基本病机是宗筋失养，弛缓不振。

西医学中，阳痿多见于男子性功能障碍、某些慢性虚弱性疾病。

【辨证要点】

主症　性生活时阴茎不能勃起，或勃起不坚，或虽能性交，但不经泄精而自行疲软。

命门火衰：精薄清冷，头晕耳鸣，面色淡白，腰膝酸软，畏寒肢冷。舌淡，苔白，脉沉细。

心脾两虚：神疲乏力，面色萎黄无华，心悸，失眠健忘，气短纳差。舌淡，苔白，脉细弱。

惊恐伤肾：神怯惊悸，焦虑紧张，夜寐不安，胸闷。舌红，苔薄白，脉弦细。

湿热下注：阴茎痿软，阴囊湿痒臊臭，下肢沉重，小便黄赤。舌红，苔黄腻，脉滑数。

肝郁气滞：精神抑郁，焦躁不安，胸闷叹息，口苦胁痛，少寐多梦，少腹不舒，牵引睾丸。舌边尖红，苔薄白，脉弦。

【治疗】

1. 基本治疗

治法　补益肾气，荣养宗筋。取任脉穴及肾的背俞穴、原穴为主。

主穴　关元　肾俞　太溪　三阴交

配穴　命门火衰配命门；心脾两虚配心俞、脾俞；惊恐伤肾配百会、神门；湿热下注配中极、阴陵泉；肝郁气滞配太冲、蠡沟。

方义　关元为任脉与足三阴经的交会穴，可调补肝脾肾，温下元之气，直接兴奋宗筋；肾俞可补益元气，培肾固本；太溪为肾之原穴，可滋阴补肾；三阴交是肝、脾、肾三经的交会穴，可健脾益气，补益肝肾，又可清热利湿。诸穴合用，可达补益肾气，强筋起痿之目的。

操作　关元针尖向下斜刺，力求针感传向前阴，其他腧穴均常规针刺。虚证可加用灸法。

2. 其他治疗

（1）耳针　取内生殖器、外生殖器、内分泌、肾、神门、皮质下。每次选用 2 ～ 4 穴，毫针刺法，或埋针法、压丸法。

（2）穴位注射　取关元、中极、肾俞。每次选 2 ～ 3 穴，选用胎盘注射液或黄芪注射液、当归注射液、维生素 B_1 或维生素 B_{12} 注射液，常规穴位注射。

（3）穴位埋线　取关元、中极、肾俞、三阴交、次髎。每次选 1 ～ 3 穴，每 2 ～ 4 周 1 次。

（4）电针　取关元、曲骨、肾俞、三阴交。接电针，以疏密波治疗 20 ～ 30 分钟。

【按语】

1. 针灸治疗阳痿有一定的效果。取得疗效后，仍需注意节制房事。

2. 在针灸治疗的同时配合心理治疗，给予精神疏导。在性生活时男方要消除紧张心理，克服悲观情绪，树立信心。

【文献摘录】

1.《类经图翼·卷十一》：阳不起，灸命门、肾俞、气海、然谷。

2.《神灸经纶·卷之四》：阳痿，命门、肾俞、气海、然谷、阴谷，均灸。

第三十九节 慢性前列腺炎

慢性前列腺炎是中青年男性生殖泌尿系统感染而致前列腺长期充血、腺泡淤积、腺管水肿引起的炎症性改变，可分为细菌性和非细菌性两种类型。

慢性前列腺炎属中医学“精浊”“白浊”“淋浊”等范畴，其发生常与饮食不节、思虑过度、房劳太过等因素有关。本病病位在下焦，与肾、膀胱、脾关系密切。基本病机是膀胱泌别失职、脾虚精微下渗、肾虚失于固摄。

【辨证要点】

主症 排尿频繁，尿道口时有白色黏液溢出，时有排尿困难，严重者可有遗精、早泄、血精，射精时疼痛，下腰部、会阴部、阴囊部疼痛。

湿热下注：尿频、尿急、尿痛，尿道口时有白色浊液溢出，伴口干口臭，前列腺压痛明显。舌红，苔黄腻，脉滑数。

脾虚气陷：尿意不尽，尿后余沥，尿色白，伴劳累后加重，头晕失眠，气短体倦，面色少华，心悸，自汗。舌淡，苔薄白，脉细弱。

肾气不足：尿滴沥不尽，腰膝酸软，头晕耳鸣，性功能障碍。舌淡，苔薄白，脉细弱。

【治疗】

1. 基本治疗

治法 清利下焦，健脾补肾。取任脉穴为主。

主穴 关元 会阴 太溪 三阴交

配穴 湿热下注配中极、秩边透水道；脾虚气陷配脾俞；肾气不足配肾俞、复溜。

方义 关元为任脉与足三阴经的交会穴，会阴为任、督二脉交会穴，均为局部取穴，可交通阴阳，清利小便；太溪为肾之原穴，配关元可补益肾气；三阴交为足三阴经的交会穴，取之可调理肝、脾、肾，以达通便之功。

操作 毫针常规刺。脾虚气陷和肾气不足者，可加灸。

2. 其他治疗

（1）耳针 取肾、膀胱、脾、三焦、外生殖器。毫针刺法，或压丸法、埋针法。

（2）电针 取基本治疗用穴。选 1 ～ 2 组，常规电针治疗。

（3）穴位敷贴 取神阙、中极。麝香 0.1g，贴于穴位，医用无菌敷贴固定，1 ～ 2 日一换。

（4）皮肤针 下腹部任脉穴、第 1 ～ 5 腰夹脊、阴陵泉、三阴交。叩刺至局部皮肤潮红。

【按语】

1. 慢性前列腺炎是一种较顽固的疾病，针灸有较好疗效，但需长期坚持。

2. 注意防寒保暖，不吃刺激性食物，禁酒，治疗期间宜节制房事。

【文献摘录】

1.《百症赋》：针三阴于气海，专司白浊久遗精。

2.《针灸大成·卷之四》：遗精白浊，肾俞、关元、三阴交。

第四十节　阳　强

阳强是以阴茎挺举持续不倒为主症的病证，又称“强中”。

阳强的发生常与妄服壮阳药物、忍精不泄、情欲妄动、情志化火、嗜食肥甘厚味、跌仆损伤等因素有关。本病病位在阴器，肾主生殖，开窍于二阴，肝经络阴器，足太阴经筋聚于阴器，故本病与肾、肝、脾关系密切。基本病机是相火妄动，火扰阴器。

西医学中，阳强多见于阴茎异常勃起。

【辨证要点】

主症　阴茎勃起持续不倒。

阴虚阳亢：阴茎坚挺，胀痛不适，口苦咽干，两颧潮红。舌红，少苔，脉细数。

湿热下注：阴茎胀痛，小便短黄，口干口苦。舌红，苔黄腻，脉滑数。

瘀血内阻：阴茎坚挺麻木，皮色紫暗，痛如针刺。舌紫暗，脉弦涩。

【治疗】

1. 基本治疗

治法　清泄相火，弛缓宗筋。取足厥阴经穴为主。

主穴　大敦　行间　蠡沟　侠溪　三阴交

配穴　阴虚阳亢配太冲、太溪；湿热下注配阴陵泉、中极；瘀血内阻配膈俞、血海。

方义　肝主筋，前阴乃宗筋之所聚，故取足厥阴肝经的大敦、行间、蠡沟与足少阳胆经之侠溪相配，可泻肝胆之火；三阴交为肝、脾、肾三经的交会穴，可调理前阴经气。诸穴合用，可使宗筋弛缓，阳强得除。

操作　毫针强刺激，泻法。

2. 其他治疗

（1）耳针　取内生殖器、外生殖器、内分泌、肾、肝、脾、神门、皮质下。每次选 2 ～ 4 穴，毫针刺法，或埋针法、压丸法。

（2）穴位敷贴　取劳宫。用芒硝 60g，分握于两手劳宫穴，待芒硝自然融化或阴茎自然疲软，则去掉药粉；若不效，可反复使用数次。

（3）电针　取中极、三阴交、次髎。每次选 2 ～ 4 穴，以疏密波治疗 30 分钟，使阴茎萎软为度。

【按语】

针灸治疗本病效果较好。但本病属急症，应及时治疗，否则易导致阴茎水肿或小便艰涩、癃闭。

【文献摘录】

《灵枢·经脉》：足厥阴之别，名曰蠡沟……其别者，循胫上睾，结于茎。其病气逆则睾肿卒疝，实则挺长，虚则暴痒，取之所别也。

第四十一节　早　泄

早泄是指阴茎插入阴道不到 1 分钟，甚至刚触及阴道口便发生射精，不能进行正常性交的病证。

早泄的发生常与手淫或房劳太过、思虑过度、情志不舒、久病体虚、饮食不节等因素有关。本病病位在肾、肝，与心、脾关系密切。基本病机是肾失封藏，精关不固。

西医学中，早泄多见于男子性功能障碍。

【辨证要点】

主症　准备性交时，男女双方刚接触或尚未接触，男方即出现射精，或性交中阴茎插入阴道上下抽动数下即射精，阴茎随即疲软。

肾虚不固：泄后疲惫，腰膝酸软，性欲减退，小便频数。舌淡，苔薄，脉沉细。

心脾两虚：肢体倦怠，面色少华，心悸气短，失眠多梦。舌淡，苔薄白，脉细无力。

阴虚火旺：遗精，阴茎易举，腰膝酸软，五心烦热，潮热盗汗。舌红，少苔，脉细数。

肝经湿热：阴部潮湿，口苦纳呆，少腹胀痛，小便黄赤。舌红，苔黄腻，脉弦数。

肝郁气滞：精神抑郁，焦躁不安，少腹不舒，牵引睾丸，胸闷叹息，少寐多梦。舌边红，苔薄白，脉弦。

【治疗】

1. 基本治疗

治法　调肾固精。取任脉穴及肾的背俞穴、原穴为主。

主穴　关元　肾俞　太溪　志室　三阴交

配穴　肾虚不固配复溜；心脾两虚配心俞、脾俞；阴虚火旺配然谷、照海；肝经湿热配蠡沟、中极；肝郁气滞配蠡沟、太冲。

方义　关元为任脉与足三阴经的交会穴，可补益下元虚损，振奋肾气；肾俞为肾的背俞穴，太溪为肾之原穴，与志室合用可补肾固精；三阴交为足三阴经交会穴，取之可调养肝、脾、肾，以固精关。

操作　毫针常规刺。肾虚不固及心脾两虚可加用灸法。

2. 其他治疗

（1）耳针　取内生殖器、外生殖器、神门、内分泌、肾、肝、脾、心。每次选 2 ～ 3 穴，毫针刺，或埋针法、压丸法。

（2）穴位注射　取关元、三阴交、肾俞、志室、命门、心俞、肝俞。每次选 2 ～ 3 穴，选用胎盘注射液或黄芪注射液、当归注射液等，常规穴位注射。

（3）穴位敷贴　取神阙。用露蜂房、白芷各 10g，或用煅龙骨、煅牡蛎各 30g，五味子 15g，朱砂 5g，研末，每用适量，醋调成饼，临睡前置于神阙穴，医用无菌敷贴固定。

（4）电针　取关元、气海、肾俞、志室、三阴交。每次选 2 ～ 4 穴，以疏密波治疗 30 分钟。

【按语】

1. 在治疗期间应禁止房事，起居及房事养生规律，同时要戒烟戒酒。

2. 在针灸治疗的同时配合心理治疗，帮助患者克服悲观情绪，树立信心。

【文献摘录】

《针灸正宗·金针实验录》：病早泄……非关元、气海、中极、肾俞无功效也，且须灸至百壮。

第四十二节　不育症

不育症是指育龄夫妇同居 1 年以上，性生活正常、未采取任何避孕措施，由于男方原因使女方不能受孕的病证。多见于精子减少症、无精子症、死精子症、精液不化症、不射精症、逆行射精症等。精液检查常发现：一次排精量低于 2mL，射出的精液中无精子或仅有少量活精子，精子总数少于 4000 万，精子密度小于 2000 万 /mL，50% 以上无活动能力，精液在室温下 60 分钟不液化。

本病属中医学“无子”“无嗣”范畴，其发生常与禀赋不足、恣情纵欲、劳伤久病等因素有关。本病病位在精宫，与任脉、督脉、冲脉及肾、肝、脾等脏腑有关，尤与肾的关系最为密切。基本病机是肾精亏损，或气滞、血瘀、湿热闭阻精宫。

【辨证要点】

主症　男子婚后 1 年以上，性生活正常，未行避孕，不能使女方怀孕。

肾精亏损：精冷量少，或死精过高，或精液黏稠不化，精神疲惫，畏寒肢冷，腰膝酸软，头晕耳鸣。舌淡，脉细弱。

气血虚弱：精少精薄，面色萎黄，神疲乏力，心悸失眠，头晕目眩，纳呆便溏。舌淡，脉细弱。

气滞血瘀：少腹会阴胀痛，精索曲张或有血精，睾丸坠胀，胸闷不舒。舌质暗，苔白，脉沉弦。

湿热下注：下腹会阴部不适，尿道灼热或排尿不爽，死精过多，或伴遗精，小便短少，尿后滴白，口苦咽干。舌红，苔黄腻，脉滑数。

【治疗】

1. 基本治疗

治法　补肾填精，通利精宫。取任脉穴及肾的背俞穴、原穴为主。

主穴　气海　关元　肾俞　太溪　三阴交　足三里

配穴　肾精亏损配命门、大赫；气血虚弱配脾俞、胃俞；气滞血瘀配太冲、膈俞；湿热下注配秩边、中极。

方义　本病病位在精宫，且与肾、肝、脾关系密切，任脉起于胞中（男子为精宫），任脉之气海、关元又为任脉与足三阴之交会穴，故取之可调理精宫和肝脾肾三脏；肾主生殖，故取肾的背俞穴肾俞、原穴太溪以补肾精、益生殖；三阴交为足三阴经交会穴，既可滋补肝肾、健脾益气，又可理气活血、清利湿热，故不论虚实用之皆宜；足三里为胃之下合穴，可补益后天之气，以旺精血生化之源。

操作　毫针常规刺。肾精亏损、气血虚弱可灸。

2. 其他治疗

（1）耳针　取肾、外生殖器、内生殖器、内分泌。毫针刺法，或埋针法、压丸法。

（2）穴位注射　取足三里、关元、肾俞、三阴交。每次选 2 ～ 3 个穴位，选用胎盘注射液或黄芪注射液或当归注射液等，常规穴位注射。

（3）电针　取基本治疗之用穴。选 1 ～ 2 组，电针常规治疗。

【按语】

1. 针灸治疗本病有较满意的效果。

2. 戒烟戒酒。避免有害因素的影响，如放射性物质、毒品、高温环境等。

3. 治疗期间宜节制房事，注意选择同房日期，以利受孕。

【文献摘录】

1.《针灸资生经·第三》：阳气虚惫，失精绝子，宜灸中极。

2.《神灸经纶·卷之四》：精冷无子，肾俞。

第四十三节　消　渴

消渴是以多饮、多食、多尿、形体消瘦，或尿浊、尿有甜味为主症的病证。

消渴的发生常与禀赋不足、饮食不节、情志失调、劳欲过度等因素有关。本病病变脏腑主要在肺、胃、肾，又以肾为关键。基本病机是阴虚燥热。临床上根据患者的症状，可分为上、中、下三消。其中，上消属肺燥，中消属胃热，下消属肾虚。肺燥、胃热、肾虚亦可同时存在。

西医学的糖尿病等属本病范畴。

【辨证要点】

主症　多饮、多食、多尿、形体消瘦，或尿有甜味。

上消证：口渴多饮，口干舌燥，尿频量多。舌边尖红，苔薄黄，脉洪数。

中消证：多食易饥，形体消瘦，大便干燥。舌苔黄，脉滑实有力。

下消证：尿频量多，浑浊如脂膏，或尿甜，口干舌燥。舌红，脉细数。

【治疗】

1. 基本治疗

治法　清热润燥，养阴生津。取相应的背俞穴为主。

主穴　肺俞　胃俞　肾俞　胃脘下俞　三阴交　太溪

配穴　上消证配太渊、少府；中消证配内庭、地机；下消证配复溜、太冲。视物模糊配太冲、光明；肌肤瘙痒配膈俞、血海；上肢疼痛或麻木配肩髃、曲池；下肢疼痛或麻木配阳陵泉、八风。

方义　消渴因肺燥、胃热、肾虚等所致，故取肺俞以清热润肺、生津止渴；取胃俞、三阴交清胃泻火，和中养阴；取肾俞、太溪以益肾滋阴、增液润燥；胃脘下俞为治疗消渴的经验穴。

操作　肺俞、胃俞、胃脘下俞不可深刺，以免伤及内脏。余穴常规针刺。

2. 其他治疗

（1）耳针　取胰（胆）、肾、肺、脾、内分泌、三焦、神门、耳迷根。每次选 2 ～ 4 穴，毫针刺法，或压丸法。

（2）穴位注射　肺俞、脾俞、胃俞、肾俞、胃脘下俞、三阴交。每次选 2 ～ 3 穴，选用当归注射液、黄芪注射液或小剂量胰岛素，常规穴位注射。

【按语】

1. 针灸治疗消渴对早、中期患者及轻型患者效果较好，但需坚持较长时间治疗。若病程长而病重者，应积极配合药物治疗。

2. 消渴病患者的皮肤极易并发感染，在针刺过程中应注意严格消毒。

3. 西医学中的尿崩症，因具有多尿、烦渴的临床特点，与消渴病有某些相似之处，可参考本节内容治疗。

【文献摘录】

1.《针灸甲乙经·卷之十一》：消渴嗜饮，承浆主之。

2.《备急千金要方·卷第二十一》：消渴，咽喉干，灸胃管下输三穴各百壮，穴在背第八椎下横三寸间灸之。

3.《针灸大成·卷八》：消渴，水沟、承浆、金津、玉液、曲池、劳宫、太冲、行间、商丘、然谷、隐白（百日以上者，切不可灸）。

4.《神灸经纶·卷之三》：消渴，承浆、太溪、支正、阳池、照海、肾俞、小肠俞、手足小指尖。

第四十四节 瘿 病

瘿病是指以颈前喉结两侧肿大结块、不痛不溃、逐渐增大、缠绵难愈为主症的病证。又称“瘿气”“瘿瘤”“瘿囊”“大脖子病”等。

瘿病的发生常与情志内伤、饮食及水土失宜等因素有关。本病病位在颈部喉结两旁，颈部为多条经脉所过之处，故本病涉及肝、脾、胃、肾、心等经脉和脏腑，与肝脏、胃经关系尤为密切。基本病机是气（火）、痰、瘀互结于颈部。

西医学中，瘿病多见于单纯性甲状腺肿大、甲状腺功能亢进、甲状腺肿瘤，以及慢性淋巴细胞性甲状腺炎等疾病中。

【辨证要点】

主症 颈前喉结两侧肿大结块，不痛不溃，逐渐增大，缠绵难愈。

气郁痰阻：胸闷气短，善太息，病情常随情志波动。苔薄白，脉弦。

痰结血瘀：结块较硬，胸闷不舒，情志不畅。舌质暗或紫，苔薄白，脉弦或涩。

肝火上炎：急躁易怒，眼球突出，面红目赤，口苦咽干，手指颤抖，小便色黄。舌质红，苔薄黄，脉弦数。

阴虚火旺：心烦少寐，手指颤动，眼干目眩，倦怠乏力。舌质红，苔少，脉细数。

【治疗】

1. 基本治疗

治法 理气化痰，消瘿散结。取阿是穴和足阳明经穴为主。

主穴 阿是穴 天突 膻中 足三里 丰隆

配穴 气郁痰阻配太冲、内关；痰结血瘀配中脘、血海；肝火上炎配期门、行间；阴虚火旺配太溪、照海。

方义 瘿结肿于喉部，故取天突、局部阿是穴以疏通气血；膻中为气之会穴，可行气活血，化痰消肿；瘿肿局部为足阳明胃经所过之处，足三里、丰隆为足阳明经穴，可通经散结、化痰消瘀。

操作 毫针常规刺。天突穴先直刺 0.2 ～ 0.3 寸，然后将针柄竖起，针尖向下，沿胸骨后缘刺入 1 ～ 1.5 寸；瘿肿局部阿是穴用 1 寸毫针以 45°角围刺，再用一根针从囊肿顶部刺入，直达底部，小幅提插捻转，注意勿伤及颈总动脉及喉返神经。

2. 其他治疗

（1）皮肤针 取瘿肿局部阿是穴、第 5 ～ 11 胸椎夹脊、脊柱两侧膀胱经、翳风、肩井、曲池、合谷、足三里。叩刺至局部皮肤潮红为度。

（2）耳针 取神门、内分泌、皮质下、交感、对屏尖、颈、肝、胃。每次选 2 ～ 3 穴，毫针刺法，或埋针法、压丸法。

【按语】

1. 针灸对单纯性甲状腺肿效果较好。

2. 因水土失宜所致者，应注意饮食调摄。患者应保持精神愉快，防止情志内伤。

【文献摘录】

1.《针灸甲乙经·卷之十二》：瘿，天窗及臑会主之……瘤瘿，气舍主之。

2.《备急千金要方·卷之十》：天府、臑会、气舍主瘤瘿气咽肿……脑户、通天、消泺、天突，主颈有大气……通天主瘿，灸五十壮。

3.《针灸大全·卷之四》：五瘿，列缺、扶突、天突、天窗、缺盆、俞府、膺俞、膻中、合谷、十宣（出血）。

第八章
妇儿科病证

扫一扫，查阅本章数字资源，含PPT、音视频、图片等

第一节　月经不调

月经不调是以月经的周期及经量、经色、经质的异常为主症的月经病。临床上有月经先期、月经后期、月经先后无定期等情况，古代文献中分别称为“经早”“经迟”“经乱”。

月经不调的发生常与房劳多产、饮食伤脾、感受寒邪、情志不畅等因素有关。本病病位在胞宫，与冲、任二脉及肾、肝、脾关系密切。基本病机是冲任失调。

西医学中，月经不调多见于排卵型功能失调性子宫出血、生殖器炎症或肿瘤等疾病中。

【辨证要点】

1. 月经先期

主症　月经周期提前 1 ～ 2 周，经期正常，连续 2 个月经周期以上者。

实热：月经量多，色深红，质黏稠。舌红，苔黄，脉数。

虚热：月经量少或多，色红质稠。舌红，苔少，脉细数。

气虚：月经量多，色淡质稀，神疲肢倦。舌淡，脉细。

2. 月经后期

主症　月经周期延后 1 周以上，甚至 3 ～ 5 个月一行，经期正常，连续 2 个月经周期以上者。

血寒：月经量少，色暗有块，小腹冷痛。苔白，脉沉。

血虚：月经量少色淡，头晕心悸，面白。舌淡，脉细。

肾虚：月经量少，色淡质稀，头晕耳鸣，腰膝酸软。舌淡，苔白，脉沉细。

气滞：月经量少，色暗有块，胸胁小腹胀痛。舌红，脉弦。

3. 月经先后无定期

主症　月经周期提前或延后 1 ～ 2 周，经期正常，连续 3 个周期以上。

肝郁：月经量或多或少，色紫红，有血块，经行不畅，或胸胁、乳房及少腹胀痛，喜太息。苔薄白或薄黄，脉弦。

肾虚：月经量少，色淡质稀，头晕耳鸣，腰膝酸软。舌质淡，苔白，脉沉细。

【治疗】

1. 基本治疗

（1）月经先期

治法　清热益气调经。取任脉及足太阴经穴为主。

主穴　关元　三阴交　血海

配穴　实热配行间；虚热配太溪；气虚配足三里、脾俞。

方义　冲任失调是本病的主要病机。关元为任脉与足三阴经的交会穴，可益肝肾、调冲任；三阴交为足三阴经的交会穴，可调理脾、肝、肾三脏，养血调经，为治疗月经病的要穴；血海为足太阴经穴，具有和气血、调冲任的作用。

操作　毫针常规刺。实热、虚热只针不灸，气虚可加灸。

（2）月经后期

治法　温经散寒，补血调经。取任脉及足阳明、太阴经穴为主。

主穴　气海　归来　三阴交

配穴　血寒配关元、命门；血虚配足三里、血海；肾虚配肾俞、太溪；气滞配太冲。

方义　气海为任脉穴，可和气血、调冲任；归来为胃经穴，位近胞宫，具有调经活血的作用；三阴交为足三阴经的交会穴，可调理脾、肝、肾三脏，养血调经，为治疗月经病的要穴。

操作　毫针常规刺。血寒、血虚、肾虚可加灸。

（3）月经先后无定期

治法　疏肝益肾，调理冲任。取任脉及足太阴经穴为主。

主穴　关元　三阴交

配穴　肝郁配肝俞、太冲；肾虚配肾俞、太溪。

方义　关元为任脉与足三阴经的交会穴，是益肝肾、调冲任的要穴；三阴交为足三阴经的交会穴，可调理脾、肝、肾三脏，养血调经，为治疗月经病的要穴。

操作　毫针常规刺。肾虚可加灸。

2. 其他治疗

（1）耳针　取内生殖器、皮质下、内分泌、肝、脾、肾。毫针刺法、埋针法或压丸法。

（2）穴位注射　取脾俞、肾俞、肝俞、三阴交、血海、足三里、关元。每次选 2 ～ 3 穴，选当归注射液或丹参注射液，常规穴位注射。

【按语】

针灸对月经不调有较好的治疗效果，特别是对功能性月经不调有显著的疗效，若是生殖系统器质性病变引起的月经不调，要针对病因处理。

【文献摘录】

1.《脉经·平三关阴阳二十四气脉第一》：妇女月使不调，三月则闭，男子失精，尿有余沥，刺足少阴经，治阴，在足内踝下动脉（即太溪穴也）。

2.《针灸资生经·第七》：血海……带脉，治月脉不调……。

3.《针灸大成·妇人门》：月脉不调，气海、中极、带脉（一壮）、肾俞、三阴交。

第二节　痛　经

痛经是指经期或行经前后出现的周期性小腹疼痛，又称“经行腹痛”。

痛经的发生常与饮食生冷、情志不畅、起居不慎、先天禀赋等因素有关。本病病位在胞宫，与冲、任二脉及肝、肾关系密切。基本病机是不通则痛或不荣则痛。实者为冲任瘀阻，气血运行不畅，胞宫经血流通受阻；虚者为冲任虚损，胞宫、经脉失却濡养。

西医学中，痛经可分为原发性痛经和继发性痛经。原发性痛经是指生殖器官无器质性病变者；继发性痛经多继发于生殖器官的某些器质性病变，如子宫内膜异位症、子宫腺肌病、慢性盆腔炎、子宫肌瘤等。

【辨证要点】

主症 经期或行经前后出现周期性小腹疼痛。疼痛剧烈，拒按，经色紫红或紫黑，有血块，血块下后疼痛缓解者为实证；疼痛绵绵，柔软喜按，月经色淡、量少者为虚证。

气滞血瘀：胀痛或刺痛为主，伴胸胁乳房胀痛，经行不畅，紫暗有块。舌有瘀斑、瘀点，脉涩。

寒凝血瘀：冷痛为主，得热痛减，经量少，色暗。舌淡，苔白，脉紧。

气血虚弱：腹痛下坠，经色淡，头晕，心悸。舌淡，脉细。

肾气亏损：绵绵作痛，腰酸，耳鸣，月经量少质稀。舌淡，脉沉细。

【治疗】

1. 基本治疗

治法 调理冲任，温经止痛。取任脉及足太阴经穴为主。

主穴 中极 三阴交 地机 十七椎 次髎

配穴 气滞血瘀配太冲、血海；寒凝血瘀配关元、归来；气血虚弱配气海、血海；肾气亏损配肾俞、太溪。

方义 中极为任脉穴，与足三阴经交会，可活血化瘀、通络止痛；三阴交为足三阴经的交会穴，可调理肝、脾、肾；地机为足太阴脾经郄穴，足太阴经循于少腹部，阴经郄穴治血证，可调血通经止痛；十七椎、次髎是治疗痛经的经验效穴，单用即效。

操作 针刺中极，宜用连续捻转手法，使针感向下传导。寒凝血瘀、气血虚弱、肾气亏损，宜加灸法。疼痛发作时可用电针。发作期每日治疗1～2次，非发作期可每日或隔日治疗1次。

2. 其他治疗

（1）耳针 取内分泌、内生殖器、肝、肾、皮质下、神门。每次选3～5穴，毫针刺法、埋针法或压丸法。

（2）皮肤针 取背、腰、骶部的督脉、膀胱经，下腹部的任脉、带脉以及足三阴经循行线。循经叩刺，中等刺激，重点叩刺腰骶部、下腹部穴。隔日1次，于月经前3～5日开始治疗。

（3）穴位注射 取归来、足三里、三阴交、地机。每次选1～2穴，用黄芪注射液，或当归注射液、丹参注射液，常规穴位注射。

（4）穴位敷贴 取神阙穴。用吴茱萸、白芍、延胡索各30g，艾叶、乳香、没药各15g，冰片6g。研细末，每用5～10g，用白酒调成膏状敷贴。

（5）拔罐 取十七椎、次髎、肾俞、中极、关元。常规拔罐治疗。

【按语】

1. 针灸对原发性痛经有较好的疗效。预防痛经则多在经前3～7日开始，连续治疗3个月经周期为1个疗程。

2. 对继发性痛经，应及时诊断原发病变，施以相应治疗。

3. 注意经期卫生和保暖，避免过食生冷、精神刺激和过度劳累。

【文献摘录】

1.《针灸甲乙经·妇人杂病第十》：女子胞中痛，月水不以时休止，天枢主之。

2.《针灸大全·八法主治病证》：女人经水正行，头晕小腹痛，照海……阴交一穴，内庭二穴，合谷二穴。

3.《扁鹊神应针灸玉龙经·磐石金直刺秘传》：妇人血气痛，合谷补，三阴交泻。

4.《神灸经纶·妇科症治》：行经头晕少腹痛，内庭。

第三节　经前期紧张综合征

经前期紧张综合征是指妇女在经期前出现一系列精神和躯体症状，随着月经来潮而消失的疾病。临床症状表现各异，可出现头痛、身痛、眩晕、乳房胀痛、泄泻、情绪紧张等症状，病情轻重有别，轻者可以忍受，重者影响工作和生活。

经前期紧张综合征属中医学“经行头痛”“经行眩晕”“经行乳房胀痛”“经行情志异常”“经行泄泻”等范畴，其发生常与情志失调、饮食所伤、素体虚弱、劳倦过度等因素有关。本病与冲、任二脉及肝、脾、肾关系密切。基本病机是冲任气血不和，脏腑阴阳失调。

【辨证要点】

主症　月经来潮前出现精神紧张、烦躁易怒、乳房胀痛等症状，随月经周期性发作。

气滞血瘀：乳房胀痛连及两胁，拒按，烦躁易怒，经色紫暗或有块。舌质暗或有瘀点，脉沉弦。

肝肾阴虚：腰膝酸软，五心烦热，咽干口燥。舌红少津，脉细数。

气血不足：心悸气短，少寐多梦，体倦乏力，面色无华，月经量少、色淡、质稀。舌淡，苔薄，脉细弱。

痰浊上扰：头晕头重，胸闷呕恶，纳呆腹胀，平素带下量多，色白质黏，月经量少、色淡。舌体胖，苔厚腻，脉濡滑。

【治疗】

1. 基本治疗

治法　调气安神，调理冲任。取足三阴经穴为主。

主穴　三阴交　太冲　神门　百会　太溪

配穴　气滞血瘀配膻中、血海；肝肾阴虚配肝俞、肾俞；气血不足配足三里、气海；痰浊上扰配丰隆、中脘。

方义　三阴交为脾、肝、肾三经交会穴，可健脾调血，补肝益肾，是治疗妇科疾病的要穴；太冲有疏肝解郁、清肝养血的作用；神门为心之原穴，可养心安神；百会位于巅顶，有镇静宁神之功；太溪为肾之原穴，可补肾气、调冲任。

操作　毫针常规刺。

2. 其他治疗

（1）皮肤针　取下腹部任脉、冲脉以及足三阴经循行线，叩刺至局部皮肤潮红为度。

（2）耳针　取内生殖器、皮质下、内分泌、肝、脾、肾、心。毫针刺法、埋针法或压丸法。

【按语】

1. 针灸治疗本病有较好的疗效，可以从整体上调节脏腑阴阳气血的平衡。

2. 本病受心理因素影响大，宜注意消除患者紧张情绪，保持心情舒畅，注意生活起居的调适。

3. 一般多在经前 1 周左右症状未出现时开始治疗。

第四节　经　闭

经闭指年逾 16 周岁月经尚未来潮，或已行经又中断 6 个月经周期以上的病证。古代文献中，又称“女子不月”“月事不来”“月水不通”等。

经闭的发生常与禀赋不足、七情所伤、感受寒邪、房事不节、过度节食、产育或失血过多等因素有关。本病病位主要在胞宫，与肝、肾、脾、胃有关。基本病机是血海空虚或脉道不通，前者为“血枯经闭”，后者为“血滞经闭”。

西医学中，经闭多见于下丘脑、垂体、卵巢、子宫等功能失调，或者由于甲状腺、肾上腺、消耗性疾病等所致。

【辨证要点】

主症　女子年逾16周岁尚未初潮或经行又复中断6个月以上。

气血虚弱：头晕心悸，纳少肢倦，形体消瘦，面色萎黄。舌淡，苔薄白，脉细。

肾气亏虚：腰膝酸软，头晕耳鸣。舌淡，苔白，脉沉细。

气滞血瘀：心烦易怒，胸胁少腹胀痛或刺痛。舌暗，脉弦涩。

痰湿阻滞：形体肥胖，胸满痰多。苔腻，脉滑。

【治疗】

1. 基本治疗

治法　调理冲任，活血通经。取任脉及足太阴、阳明经穴为主。

主穴　关元　中极　三阴交　归来

配穴　气血虚弱配足三里、血海；肾气亏虚配肾俞、太溪；气滞血瘀配合谷、太冲；痰湿阻滞配中脘、丰隆。

方义　关元、中极为任脉与足三阴经交会穴，位近胞宫，均是治疗月经病的要穴，关元有补益元气、调理冲任之功，虚证多用，中极有活血化瘀、通络止痛之效，实证多用；三阴交可调理脾、肝、肾及冲、任二脉，凡月经病不论寒热虚实皆可用之；归来位于下腹部，具有活血调经作用，为治疗经闭的效穴。

操作　毫针常规刺。气血虚弱、肾气亏虚可在背部穴或腹部穴加灸；气滞血瘀可配合刺络拔罐。

2. 其他治疗

（1）穴位注射　取肝俞、脾俞、肾俞、关元、归来、足三里、三阴交。每次选2～3穴，选当归注射液或红花注射液、黄芪注射液，常规穴位注射。

（2）耳针　取内分泌、内生殖器、肝、肾、脾、胃、心、皮质下。每次选3～5穴，毫针刺法、埋针法或压丸法。

【按语】

1. 针灸对精神因素所致的经闭疗效较好，对严重营养不良、子宫发育不良等其他原因引起的经闭，应采取综合治疗方法。

2. 应进行认真检查，以明确发病原因，注意有无生殖器官发育异常，尤其要注意与早期妊娠的鉴别诊断。

【文献摘录】

1.《针灸甲乙经·妇人杂病第十》：女子血不通，会阴主之……月水不通，奔豚泄气，上下引腰脊痛，气穴主之。

2.《针灸资生经·第七》：关元，治月脉断绝……阴跷，疗不月水……太冲，疗月水不通。

3.《针灸大成·治症总要》：月水断绝，中极、肾俞、合谷、三阴交。

4.《针灸集成·卷二》：月经不通，合谷、阴交、血海、气冲。

第五节　崩　漏

崩漏是指妇女不在行经期阴道突然大量出血或淋漓不断的病证。古代文献中前者称“崩中”，后者称“漏下”。

崩漏的发生常与素体阳盛或脾肾亏虚、房劳多产、七情内伤、饮食不节、劳倦思虑等因素有关。本病病位在胞宫，与冲、任二脉及脾、肾关系密切。基本病机是冲任不固，血失统摄。

西医学中，崩漏多见于无排卵型功能失调性子宫出血、生殖器炎症和某些生殖器肿瘤引起的不规则阴道出血。

【辨证要点】

主症　经血非时暴下不止或淋漓不尽。

脾虚：经血色淡质稀，头晕心悸。舌淡，苔薄，脉细。

肾虚：经血色淡质清，腰酸肢冷，夜尿频多。舌淡，苔薄，脉沉细。

血热：经血色红质稠，心烦口渴。舌红，苔黄，脉弦。

血瘀：经血紫暗有块，行经日久又突然崩中漏下。舌紫暗，脉涩。

【治疗】

1. 基本治疗

治法　调理冲任，固崩止漏。取任脉及足太阴经穴为主。

主穴　关元　三阴交　隐白

配穴　脾虚配脾俞、足三里；肾虚配肾俞、太溪；血热、血瘀配血海、地机。

方义　关元为任脉与足三阴经的交会穴，有益元气、固脾肾、调冲任、理经血的作用；三阴交为足三阴经交会穴，可健脾、调肝、固肾；隐白为足太阴井穴，可健脾统血，为治疗崩漏的经验效穴。

操作　关元针尖向下斜刺，使针感传至耻骨联合上下；隐白多用灸法；三阴交常规刺。

2. 其他治疗

（1）*皮肤针*　取腰骶部督脉、足太阳经，下腹部任脉、足少阴经、足阳明经、足太阴经，下肢部足三阴经。由上向下反复叩刺 3 遍至局部微出血。

（2）*三棱针*　取腰骶部督脉或足太阳经上反应点。每次选 2 ～ 4 个点，挑断皮下白色纤维数根。每月 1 次，连续挑刺 3 次。

（3）*头针*　取额旁 3 线。头针常规刺法。

（4）*拔罐*　取脾俞、肾俞、十七椎、气海俞。常规拔罐治疗。

【按语】

1. 针灸对无排卵型功能失调性子宫出血有较好的疗效。但对于血量多、病势急者，应采取综合治疗措施。

2. 绝经期妇女如反复多次出血，应做妇科检查，排除肿瘤等致病因素。

【文献摘录】

1.《针灸甲乙经·妇人杂病第十》：妇人漏下，若血闭不通，逆气胀，血海主之。

2.《备急千金要方·赤白带下、崩中漏下第三》：女人漏下赤白及血，灸足太阴五十壮，穴在内踝上三寸，足太阴经内踝上三寸，名三阴交。

3.《神应经·妇人部》：血崩，取气海、大敦、阴谷、太冲、然谷、三阴交、中极。

4.《针灸大成·妇人门》：妇人漏下不止，太冲、三阴交；血崩，气海、大敦、阴谷、太冲、然谷、三阴交、中极。

第六节　绝经前后诸症

绝经前后诸症是以绝经期前后出现月经停止或月经紊乱、忧郁或烦躁易怒、情绪不定、潮热汗出、心悸失眠、头晕耳鸣等为主症的病证。

绝经前后诸症的发生常与先天禀赋、情志所伤、劳逸失度、经孕产乳所伤等因素有关。本病病位主要在肾，与肝、脾、心关系密切。基本病机是肾精不足，冲任亏虚。

西医学中，围绝经期综合征、双侧卵巢手术切除或放疗后双侧卵巢功能衰竭也可出现类似症状。

【辨证要点】

主症　绝经前后出现月经紊乱、情绪不宁、潮热汗出、心悸等。

肾阴虚：头晕耳鸣，烘热汗出，五心烦热，口燥咽干。舌红，少苔，脉细数。

肾阳虚：头晕耳鸣，形寒肢冷，腰酸尿频。舌淡，苔薄，脉沉细。

肾阴阳俱虚：头晕心烦，潮热汗出，腰酸神疲，肢冷尿长，便溏。舌胖大，苔白，脉沉细。

【治疗】

1. 基本治疗

治法　补益肾精，调理冲任。取任脉穴及肾的背俞穴、原穴为主。

主穴　关元　三阴交　肾俞　太溪

配穴　肾阴虚配照海；肾阳虚配命门；肾阴阳俱虚配照海、命门。

方义　本病基本病机是肾精亏虚，肾的阴阳平衡失调，故取肾之背俞穴肾俞、原穴太溪，补益肾之精气以治其本；关元为任脉与足三阴经交会穴，可益肾元、调冲任；三阴交为足三阴经交会穴，可健脾、疏肝、益肾，理气开郁，调补冲任。

操作　毫针常规刺，补法或平补平泻。肾阳虚，可加灸。

2. 其他治疗

耳针　取皮质下、内分泌、内生殖器、肾、神门、交感。每次选用 2 ～ 3 穴，毫针刺法、埋针法或压丸法。

【按语】

针灸对本病效果良好，但宜配合心理疏导。

【文献摘录】

1.《备急千金要方·卷第三十》：肾俞、内关，主面赤热。

2.《针灸资生经·第四》：阴郄、巨阙，治心中烦满。

3.《针灸大全·八法主治病证》：女人血气劳倦，五心烦热，肢体皆痛，头目昏沉，百会一穴，膏肓二穴，曲池二穴，合谷二穴，绝骨二穴，肾俞二穴。

第七节　带下病

带下病是以女性带下量明显增多，色、质、气味异常为主症的病证，又称“带证”“下白物”等。

带下病的发生常与感受湿邪、饮食劳倦、素体虚弱等因素有关。本病病位在胞宫，与带脉、任脉及脾、肾关系密切。基本病机是湿邪阻滞，任脉不固，带脉失约。

西医学中，带下病多见于阴道炎、宫颈炎、盆腔炎、内分泌功能失调、宫颈或宫体肿瘤等疾病中。

【辨证要点】

主症　白带明显增多，色、质、气味异常。

湿热下注：带下色黄，质黏有臭味。舌红，苔黄腻，脉濡数。

脾虚湿盛：带下色白质黏无臭，绵绵不断，神疲纳少。舌淡，苔薄，脉细。

肾虚不固：带下清冷，稀薄如水，腰酸肢冷，尿频，舌淡，苔薄，脉沉细或带下赤白，阴部灼热，头晕耳鸣，潮热。舌红，脉细数。

【治疗】

1. 基本治疗

治法　利湿化浊，固摄止带。取任脉及足太阴经穴为主。

主穴　中极　三阴交　带脉　白环俞

配穴　湿热下注配阴陵泉、行间；脾虚湿盛配脾俞、足三里；肾虚不固配肾俞、关元。

方义　中极为任脉与足三阴经的交会穴，有固任化湿、健脾益肾之效；带脉穴属足少阳经，为足少阳、带脉二经交会穴，是带脉经气所过之处，可协调冲任，止带下，调经血，理下焦；三阴交调理肝、脾、肾，以治其本；白环俞属足太阳经，可调膀胱气化，利湿止带，是治疗带下病的效穴。

操作　中极针尖向下斜刺，使针感传至耻骨联合下为佳；带脉向前斜刺，不宜深刺；白环俞直刺，使骶部酸胀为佳；三阴交常规针刺。带脉、三阴交可加电针。

2. 其他治疗

（1）*拔罐*　取十七椎、腰眼、八髎周围之络脉。三棱针点刺出血后拔罐。每 3 ～ 5 日治疗 1 次。用于湿热下注所致带下。

（2）*穴位注射*　取双侧三阴交。辨证选用黄芪注射液或胎盘注射液、双黄连注射液，常规穴位注射。

（3）*耳针*　取内生殖器、脾、肾、三焦。毫针刺法，或埋针法、压丸法。

【按语】

1. 针灸治疗带下病有较好的效果，同时要明确病因，滴虫性及真菌性阴道炎引起者，宜结合外用药，以增强疗效。

2. 养成良好的卫生习惯，经常保持会阴部清洁干燥卫生。

【文献摘录】

1.《针灸资生经·第七》：带脉治带下赤白……有此疾者，即速灸之……若再灸百会尤佳。

2.《神应经·妇人部》：赤白带下，带脉、关元、气海、三阴交、白环俞、间使三十壮。

3.《证治准绳·卷之一》：赤白带，气海、中极、白环俞，不效取后穴三阴交。

第八节　不孕症

不孕症是指女子婚后未避孕，有正常性生活，配偶生殖功能正常，同居 1 年以上而未受孕者；或曾有过孕育史，而后未避孕，又连续 2 年未再受孕。前者为原发性不孕，古称“全不产”；后者为继发性不孕，古称“断绪”。

不孕症的发生常与先天禀赋不足、房事不节、反复流产、久病大病、情志失调、饮食及外伤等因素有关。本病病位在胞宫，与任、冲二脉及肾、肝、脾关系密切。基本病机为肾气不足，冲任气血失调。

西医学中，不孕症多见于排卵功能障碍、输卵管不通、子宫肌瘤、子宫内膜炎等疾病。

【辨证要点】

主症 育龄妇女，未避孕，配偶生殖功能正常，婚后有正常性生活，同居1年以上而未受孕。

肾虚胞寒：月经后期，量少色淡，面色晦暗，腰酸肢冷，小便清长，性欲淡漠。舌淡，苔薄白，脉沉细。

肝气郁结：月经后期或经期先后不定，月经量少，乳房胀痛，烦躁易怒，善太息。舌红，苔薄白，脉弦。

痰湿阻滞：经行延后，甚或闭经，带下量多，形体肥胖，胸闷泛恶。舌淡胖，苔白腻，脉滑。

瘀阻胞宫：月经后期，痛经，经色紫暗有块。舌质紫暗或有瘀斑，苔薄白，脉涩。

【治疗】

1. 基本治疗

治法 调理冲任，益肾助孕。取任脉穴及肾的背俞穴、原穴为主。

主穴 关元 肾俞 太溪 三阴交

配穴 肾虚胞寒配复溜、命门；肝气郁结配太冲、期门；痰湿阻滞配中脘、丰隆；瘀阻胞宫配子宫、归来。

方义 肾藏精，主生殖，肾气旺盛，精血充足，冲任调和，乃能摄精成子。关元为任脉穴，位近胞宫，可壮元阴元阳，针之调和冲任，灸之温暖胞宫；肾之背俞穴肾俞、原穴太溪，补益肾气，以治其本；三阴交为肝、脾、肾三经交会穴，可健脾化湿，补益肝肾，调和冲任。

操作 毫针常规刺。肾虚胞寒、痰湿阻滞、瘀滞胞宫可加用灸法。

2. 其他治疗

（1）耳针 取内生殖器、皮质下、内分泌、肾、肝、脾，每次3～5穴。毫针刺法或压丸法。

（2）穴位埋线 取双侧三阴交。按埋线法常规操作，植入羊肠线，每月1次。

（3）穴位注射 取关元、肾俞、归来、次髎、三阴交。每次选2穴，选用当归注射液或绒毛膜促性腺激素等，常规穴位注射，从月经周期第12日开始治疗，每日1次，连续治疗5次。

（4）灸法 取神阙。选用熟附子、肉桂、白芷、川椒、乳香、没药、五灵脂、大青盐、冰片等温肾助阳、化瘀行气类中药，共研细末，用黄酒调和制成药饼，置于神阙穴，上置大艾炷灸之，每次8～10壮，每周1～2次。

【按语】

1. 针灸治疗排卵功能障碍性不孕症有较好的疗效，但其疗程较长，需要坚持治疗。

2. 不孕症的原因复杂，要排除男方原因及自身生殖系统器质性不孕，对输卵管不通所致不孕要综合治疗。

3. 治疗期间，注意情志调节，节制房事。

【文献摘录】

1.《针灸甲乙经·妇人杂病第十》：女子绝子，衃血在内不下，关元主之。

2.《针灸资生经·第七》：妇人绝嗣不生，灸气门，在关元旁三寸，百壮……妇人无子，针关元。涌泉，治妇人无子。

3.《针灸大全·八法主治病证》：女人子宫久冷，不受胎孕：照海二穴，中极一穴，三阴交二穴，子宫二穴。

第九节　胎位不正

胎位不正是指孕妇在妊娠 28 周之后，产科检查时发现胎儿在子宫体内的位置异常。多见于腹壁松弛的孕妇或经产妇，是导致难产的主要因素之一。

胎位不正的发生常与先天禀赋不足、情志失调、形体肥胖、负重劳作等因素有关。本病病位在胞宫，与冲、任二脉及肾、肝、脾关系密切。基本病机是气血亏虚，转胎无力；或气机不畅，胎位难转。

西医学称为“胎位异常”，常见有斜位、横位、臀位、足位等异常胎位。

【辨证要点】

主症　孕妇在妊娠 28 周之后，经产科检查发现胎位不正。

【治疗】

基本治疗

治法　调整胎位。

主穴　至阴

方义　至阴为足太阳膀胱经井穴，五行属金，足太阳经气由此交入足少阴肾经，能助肾水，调肾气，且按全息理论，至阴穴所在位置对应于骶部正中线，为矫正胎位之经验效穴。

操作　嘱孕妇排空小便，解松腰带，坐于靠背椅上或半仰卧于床上，将艾条点燃后对准至阴穴进行温和灸或雀啄灸，每次 15 ～ 20 分钟，每日 1 ～ 2 次，灸至胎位转正。也可用针刺法，但手法要轻。

【按语】

1. 针灸矫正胎位不正疗效确切，对孕妇、胎儿均无不良影响。但应掌握最佳的治疗时机，妊娠 28 ～ 32 周期间成功率较高，若针灸治疗数次无效，应查明原因。

2. 针灸治疗后，可指导患者做胸膝卧位 10 ～ 15 分钟配合治疗，平时应适当运动，不宜过度营养和卧床太多。

3. 因子宫畸形、骨盆狭窄、盆腔肿瘤或胎儿本身因素引起的胎位不正，或习惯性早产、妊娠毒血症，不适宜针灸治疗。

第十节　妊娠恶阻

妊娠恶阻是指妊娠早期出现恶心、呕吐、厌食甚至闻食即呕、食入即吐的病证。历代文献中又称之为“子病”“病儿”“病食”“阻病”等。

妊娠恶阻的发生常与素体脾胃亏虚、抑郁恚怒、形盛体肥等因素有关。本病病位在胃，与冲脉及肝、脾、肾关系密切。其基本病机是冲气上逆，胃失和降。

西医学称为“妊娠剧吐”，认为其发生多与人绒毛膜促性腺激素刺激，雌激素水平升高，孕妇精神过度紧张、焦急、忧虑等因素有关。

【辨证要点】

主症 妇女妊娠后反复出现恶心、呕吐、头晕、厌食甚至闻食即呕、食入即吐。

脾胃虚弱：呕吐痰涎或清水，体倦神疲，脘痞腹胀。舌淡，苔薄白，脉滑无力。

肝胃不和：呕吐酸水或苦水，腹胀，心烦口苦，嗳气叹息，胸胁及乳房胀痛，精神紧张或抑郁不舒。苔薄黄，脉弦滑。

痰湿阻滞：呕吐痰涎或黏液，口淡而腻，脘腹胀满，不思饮食，体盛身倦。舌胖大而淡，苔白腻，脉濡滑。

【治疗】

1. 基本治疗

治法 和胃平冲，降逆止呕。取胃的募穴、下合穴为主。

主穴 中脘 足三里 内关 公孙

配穴 脾胃虚弱配脾俞、胃俞；肝胃不和配期门、太冲；痰湿阻滞配丰隆、地机。

方义 中脘是胃之募、腑之会穴，可通调腑气，和胃降逆；足三里乃胃的下合穴，与中脘合用，可健脾强胃，降逆止呕；内关为心包经的络穴，可沟通三焦，宣上导下；公孙为脾经之络穴，联络于胃，通于冲脉，与内关相配为八脉交会配穴法，可健脾和胃，平降冲逆。

操作 针刺手法要轻柔，用平补平泻法。腹部腧穴宜浅刺，慎用提插法。

2. 其他治疗

（1）耳针 取胃、神门、肝、内分泌、皮质下。每次选 2 ～ 3 穴，毫针刺法或压丸法。

（2）穴位敷贴 取胃俞、中脘、内关、足三里。用生姜片先涂擦腧穴至局部皮肤潮红，再将生姜片用医用无菌敷贴固定于上穴。

（3）皮肤针 取中脘、足三里、内关、公孙。叩刺至局部皮肤潮红。

【按语】

1. 针灸治疗妊娠恶阻疗效明显，但针治时应注意取穴不宜多，进针不宜深，手法不宜重，以免损及胎气。

2. 若在妊娠早期，仅有择食（喜食酸辣），伴轻度恶心、呕吐、食欲不佳、头晕、体倦等，则为“早孕反应”，不属病态。

3. 饮食宜清淡，避免异味。

4. 剧烈呕吐的重症患者，应采取综合治疗措施。

第十一节 难 产

难产是指妊娠足月，临产时胎儿不能顺利娩出，总产程超过 24 小时。又称“产难”“子难”“乳难”。

难产的发生常与产妇素体虚弱，或产时用力不当、精神过度紧张，或产前安逸少动等因素有关。本病病位在胞宫，与任、冲二脉及肾关系密切。基本病机是气血失调，有虚实之分，或气滞血瘀，碍胎外出，或气血虚弱，不能促胎外出。

西医学中，难产多见于子宫收缩异常（即产力异常），骨盆、子宫下段、子宫颈、阴道发育异常（即产道异常），及胎位异常、胎儿发育异常等情况。本节主要讨论产力异常引起的难产。

【辨证要点】

主症 临产浆水已下，胎儿久久不能娩出。

气血虚弱：腹部隆起时间短或隆起不明显，坠胀阵痛不甚，面白神疲，气短而喘。舌淡，苔薄，脉沉细弱，或脉大而虚。

气滞血瘀：腹部持续隆起而不松软，腰腹疼痛剧烈，拒按，面色晦暗，恐惧烦躁，精神紧张。舌暗，脉弦。

【治疗】

1. 基本治疗

治法　调理气血，行滞催产。

主穴　合谷　三阴交　至阴　肩井

配穴　气血虚弱配足三里、公孙；气滞血瘀配血海、太冲。腹痛剧烈配地机。

方义　合谷是手阳明大肠经原穴，主调气分，三阴交是足三阴经的交会穴，主调血分，二穴合用，补合谷以助气行，泻三阴交以助血行，气行血行则能行滞化瘀以催产；至阴为足太阳经井穴，可补益肾气，调理胞脉；肩井为手足少阳、足阳明及阳维脉的交会穴，调理气机，助胎下行。至阴、肩井均为治疗难产之效穴。

操作　合谷直刺，补法；三阴交直刺，泻法；至阴斜刺，虚补实泻；肩井直刺，泻法。采用间歇动留针法，每隔 5 分钟左右行针 1 次，直至产妇宫缩规律而有力为止。

2. 其他治疗

（1）耳针　取内生殖器、神门、皮质下、内分泌、肾等穴。毫针刺法，中等刺激，每隔 5 分钟左右行针 1 次；或用电针疏密波刺激 60 分钟左右或至产妇宫缩规律而有力为止。

（2）电针　取至阴、独阴二穴。各刺入 0.3 寸左右，接通电针仪，用疏密波，强度以患者能耐受为度，留针 60 分钟左右，或针至产妇宫缩规律有力为止。

【按语】

1. 针灸对产力异常引起的难产具有明显的催产作用。

2. 难产时间过长，对产妇和胎儿健康危害极大。因此，对病情危重者，应配合药物综合治疗，必要时立即手术处理。

3. 对子宫畸形及骨盆狭窄等原因引起的难产，应做专科处理，以免发生意外。

【文献摘录】

1.《备急千金要方·卷第二》：产难，针两肩井入一寸泻之，须臾即分娩。

2.《针灸资生经·第七》：张仲文疗横产先手出，诸符药不捷，灸右脚小指尖头三壮，炷如小麦，下火立产。

3.《神应经·妇人部》：难产，合谷（补），三阴交（泻），太冲。

4.《针灸大成·治症总要》：妇女难产，独阴、合谷、三阴交。

第十二节　恶露不尽

恶露不尽是指产后血性恶露持续 2 周以上仍淋漓不断，又称“恶露不止”“恶露不绝”。

恶露不尽的发生常与素体亏虚，产后过食辛辣温燥之品、劳倦太过、情志郁结等因素有关。本病病位在胞宫，与冲、任二脉及脾关系密切。基本病机是冲任不固，血行体外。

西医学中，恶露不尽多见于晚期产后出血、胎盘附着面复旧不全、部分胎盘残留、蜕膜残留、产褥感染等。

【辨证要点】

主症 产后血性恶露持续2周以上仍淋漓不断。

气虚：恶露过期不尽，量多或淋漓不断，色淡、质稀，无臭味，小腹空坠，面色㿠白，神倦懒言，气短自汗，四肢无力。舌淡，苔薄白，脉缓无力。

血热：产后恶露过期不止，量多，色红、质稠，有臭秽之气，面色潮红，身有微热，口燥咽干。舌红，苔薄黄，脉细数。

血瘀：恶露过期不尽，量时多时少，淋漓不爽，色紫暗、有血块，小腹疼痛、拒按。舌有瘀点或紫斑，脉弦涩。

【治疗】

1. 基本治疗

治法 调和气血，固摄冲任。取任脉、足太阴经穴为主。

主穴 关元 气海 血海 三阴交

配穴 气虚配脾俞、足三里；血热配中极、行间；血瘀配膈俞、地机。小腹空坠配灸百会；腹痛拒按配归来。

方义 关元、气海属任脉，穴居脐下丹田部位，邻近胞宫，通于足三阴经，能补益元气，固摄冲任，调理胞宫，令血归经；血海、三阴交同属足太阴脾经，为理血调经之要穴，既可补血生血，又可化瘀通络，且能清热凉血。

操作 因胞宫尚未复原，关元、气海二穴不宜深刺，应刺入1寸左右。余穴常规针刺。气虚、血瘀者，可加灸法。

2. 其他治疗

（1）电针 取关元、气海、血海、三阴交。疏密波，强度以患者耐受为度，每次20～30分钟。

（2）耳针 取内生殖器、皮质下、交感、内分泌、脾、肾、肝。每次选取3～5穴，毫针刺法，或埋针法、压丸法。

【按语】

1. 针灸治疗产后恶露不尽疗效较好。

2. 产后应注意卧床休息，避免精神刺激；饮食宜清淡而富含营养，忌食生冷、辛辣之品；不宜过劳，忌房事。

【文献摘录】

1.《针灸资生经·第七》：气海、中都治恶露不止。关元治恶露不止。中极、石门，疗因产恶露不止。

2.《神应经·妇人部》：因产恶露不止，气海、关元。

3.《针灸聚英·玉机微义针灸证治》：产后恶露不止，及诸淋注，灸气海……产后恶露不止，绕脐冷痛，灸阴交百壮。

4.《针灸集成·乳肿》：因产恶露不止，阴交百壮，石门七壮至百壮。

第十三节 缺 乳

缺乳是指产后哺乳期内产妇乳汁甚少或全无。又称“产后乳少”“乳汁不足”“乳汁不行”等。缺乳的发生常与素体亏虚或形体肥胖、分娩失血过多及产后情志不畅、操劳过度、缺乏营养等因素有关。本病病位在乳房，足厥阴肝经至乳下，足阳明胃经过乳房，足太阴脾经行乳外，故本病与肝、胃、脾关系密切。本病分虚、实两端，基本病机为乳络不通，或乳汁生化不足。

西医学中，可因哺乳方法、营养、睡眠、情绪及健康状况等因素影响乳汁分泌。

【辨证要点】

主症　产后哺乳期乳汁分泌量少，甚或乳汁全无。

气血不足：乳房柔软无胀感，头晕心悸，神疲纳少，面色苍白，唇甲无华。舌淡，苔薄，脉细弱。

肝气郁结：乳房胀满疼痛，情志抑郁，胸胁胀闷，时有嗳气，善太息。舌淡，苔薄黄，脉弦。

痰浊阻滞：形体肥胖，胸闷痰多，纳呆呕恶，腹胀便溏。舌淡胖，苔厚腻，脉濡滑。

【治疗】

1. 基本治疗

治法　调理气血，疏通乳络。取足阳明经穴为主。

主穴　膻中　乳根　少泽

配穴　气血不足配脾俞、足三里；肝气郁结配内关、太冲；痰浊阻滞配中脘、丰隆。

方义　膻中位于两乳之间，为气会，虚证补之能益气养血生乳，实证泻之能理气开郁通乳；乳根属多气多血的足阳明经穴，位于乳下，既能补益气血，化生乳汁，又能行气活血，通畅乳络；少泽为手太阳经井穴，小肠经主液所生病，且配五行属金，能疏泄肝木之郁，善通乳络，为生乳、通乳之经验效穴。

操作　膻中向两侧乳房平刺，乳根向乳房基底部平刺，使乳房有微胀感，两穴可配合拔罐；少泽浅刺。气血不足、痰浊阻滞者，可加用灸法。

2. 其他治疗

（1）耳针　取胸、内分泌、交感、皮质下、肝、脾、胃。每次选 3 ～ 5 穴，毫针刺法，或压丸法。

（2）穴位注射　取乳根、膻中、肝俞、脾俞。每次选 2 穴，选用黄芪注射液或当归注射液等。常规穴位注射。

（3）皮肤针　取背部（从肺俞至三焦俞）及乳房周围。背部从上而下每隔 2cm 叩刺一处，并可沿肋间向左右两侧斜行叩刺，乳房周围做放射状叩刺，乳晕部做环形叩刺，以局部潮红为度。

【按语】

1. 针灸治疗缺乳效果较好。

2. 治疗期间，患者应调畅情志，加强营养，避免过劳，保证充足睡眠，纠正不正确的哺乳方法。

3. 对乳汁壅滞，乳房胀满疼痛者，应避免挤压，以防止发生乳痈。

【文献摘录】

1.《千金翼方·妇人第法四十五首》：妇人无乳法：初针两手小指外侧近爪甲深一分，两手液门深三分，两手天井深六分，若欲试之，先针一指即知之，神验不传。

2.《针灸大成·治症总要》：妇人无乳，少泽、合谷、膻中。

3.《针灸逢源·妇人病门》：乳汁不通，膻中（灸），少泽。

第十四节　阴　挺

阴挺是指子宫从正常位置沿阴道下降，宫颈外口达坐骨棘水平以下，甚至子宫全部脱出于阴道口外，或阴道壁膨出。又称“阴脱”“阴菌”“阴痔”“阴疝”等。

阴挺的发生常与产伤未复、房劳多产、禀赋虚弱、年老多病等因素有关。本病病位在胞宫，与任、督、冲、带脉及脾、肾关系密切。基本病机为气虚下陷，无论是中气不足或肾气亏虚，都可致冲任不固，带脉失约，无力系胞而成阴挺。

西医学称本病为子宫脱垂。

【辨证要点】

主症　子宫下移或脱出阴道口外。

中气不足：子宫下垂，劳则加重，平卧减轻，神疲乏力，面色无华。舌淡，苔白，脉弱。

肾虚失固：子宫下垂，头晕耳鸣，腰膝酸软，小便频数。舌淡，脉沉细。

【治疗】

1. 基本治疗

治法　补气益肾，固摄胞宫。取任脉、督脉穴为主。

主穴　百会　气海　大赫　维道　子宫

配穴　中气下陷配足三里、脾俞；肾虚失固配肾俞、太溪。

方义　督、任、冲三脉同起于胞宫，百会属于督脉，位于巅顶，可升阳举陷、固摄胞宫；气海属于任脉，邻近胞宫，可调理冲任、益气固胞；大赫为足少阴肾经和冲脉的交会穴，位于小腹，可固肾调冲维胞；维道位于腰腹，交会于带脉，能维系和约束任、督、冲、带诸脉，固摄胞宫；子宫穴为治疗阴挺的经验效穴。

操作　百会沿前后方向平刺，先针后灸或针灸同施；维道向会阴方向针刺；余穴常规针刺。

2. 其他治疗

（1）穴位注射　取关元、气海、肾俞、足三里。每次选2穴，用黄芪注射液或当归注射液或胎盘注射液等，常规穴位注射。

（2）耳针　取内生殖器、皮质下、交感、脾、肾。毫针刺法，或埋针法、压丸法。

（3）穴位敷贴　取百会、神阙。用蓖麻籽10～20粒，捣烂成泥膏状，敷贴于穴位上。

（4）芒针　取子宫、提托、气海、带脉。每次选1穴，用3～5寸长毫针，针尖朝向耻骨联合方向，横行刺入肌层，反复捻转，使患者会阴和小腹有抽动感，或单向捻针，使肌纤维缠绕针身后，再缓慢提针。隔日1次。

【按语】

1. 针灸治疗子宫脱垂Ⅰ度、轻Ⅱ度疗效明显，重Ⅱ度、Ⅲ度患者宜针药并用，综合治疗。

2. 治疗期间，指导患者做肛提肌锻炼。患者应注意休息，不宜久蹲及从事担、提重物等体力劳动，禁房事。积极治疗引起腹压增高的病变，如便秘、咳嗽等。

【文献摘录】

1.《针灸甲乙经·小儿杂病第十一》：妇人阴挺出，四肢淫泺，身闷，照海主之。

2.《备急千金要方·卷第四妇人方下》：妇人胞落颓，灸脐中三百壮。

3.《针灸资生经·第三》：大敦主阴挺出。少府主阴挺长。上髎治妇人阴挺出不禁。阴跷、照海、水泉、曲泉，治妇人阴挺出。

第十五节　阴　痒

阴痒是以妇女外阴部或阴道内瘙痒，甚则痒痛难忍，坐卧不宁为主症的病证，又称“阴门瘙痒”。本病可发生于任何年龄，但以更年期妇女较多见。

阴痒的发生常与感染虫疾、忧思恼怒、房劳过度、久病体虚等因素有关。本病病位在阴部，任脉过前阴，肝经环阴器，故本病的病经主要在任脉与肝经。基本病机为肝经湿热下注，或阴虚化燥生风，或湿热生虫蚀阴。

西医学中，阴痒多见于外阴瘙痒症、外阴炎、阴道炎、外阴白斑和外阴营养不良等疾病。

【临床表现】

主症　外阴或阴道内瘙痒。

肝经湿热：阴部瘙痒刺痛，带下量多质稠，色白或黄，或呈泡沫、米泔样，胸闷，口苦而黏，脘闷纳呆。舌红，苔黄腻，脉弦数。

肝肾阴虚：阴部干涩，灼热瘙痒，带下量少，头晕目眩，五心烦热，腰酸耳鸣。舌红，苔少，脉细数。

湿虫滋生：阴部瘙痒，如虫行状，甚则奇痒难忍，灼热疼痛，带下量多、色黄，呈泡沫状，或色白如豆渣状，臭秽，口苦咽干，心烦少寐，小便黄赤。舌红，苔黄腻，脉滑数。

【治疗】

1. 基本治疗

治法　清热利湿止痒。取足厥阴经及任脉穴为主。

处方　蠡沟　太冲　中极　三阴交

配穴　肝经湿热配行间、曲骨；肝肾阴虚配肝俞、太溪；湿虫滋生配曲泉、百虫窝。

方义　前阴乃宗筋之所聚，足厥阴肝经环阴器，足厥阴络脉结于阴器，蠡沟为足厥阴肝经之络穴，能疏利肝胆湿热止痒，为治疗阴痒常用要穴；太冲为肝之原穴，既可清肝经湿热，又可补肝肾之阴；中极为任脉与足三阴之会，又是膀胱之募穴，可清下焦湿热，调带止痒；三阴交为足三阴之交会穴，可调理脾、肝、肾，清下焦湿热，除外阴瘙痒。

操作　蠡沟针尖向上斜刺，针感向大腿内侧放射；中极针尖稍向下斜刺，使针感向前阴放散；余穴常规针刺。

2. 其他治疗

（1）耳针　取外生殖器、神门、肝、肾、脾、肾上腺。每次选用 3 ～ 5 穴，毫针刺法，或埋针法、压丸法。

（2）穴位注射　取长强、曲骨、环跳、足三里、三阴交。每次选取 2 ～ 3 穴，用维生素 B_{12} 注射液，常规穴位注射。

【按语】

1. 针灸对本病有一定疗效。但阴道炎要查明病因，配合外用药治疗，必要时配偶亦应同时治疗。

2. 要注意日常卫生，治疗期间应禁房事，忌食辛辣刺激性食物。

3. 对剧痒难忍或病程缠绵者可配合局部用药，但忌用刺激性大、有腐蚀性的药物。

【文献摘录】

1.《灵枢·经脉》：足厥阴之别，名曰蠡沟，去内踝五寸，别走少阳；其别者，循胫上睾，结于茎。其病气逆则睾肿卒疝，实则挺长，虚则暴痒，取之所别也。

2.《针灸甲乙经·妇人杂病第十》：女子下苍汁不禁，赤沥，阴中痒痛……下髎主之……绝子，阴痒，阴交主之……阴痒及痛，经闭不通，中极主之。

第十六节　小儿惊风

小儿惊风又称“惊厥”，是以四肢抽搐、口噤不开、角弓反张，甚则神志不清为特征的病证。本病来势凶险，变化迅速，为儿科危急重症之一。以 1 ～ 5 岁的小儿最为多见。

临床上根据其表现分为急惊风与慢惊风两类。急惊风多因外感时邪、痰热内蕴、暴受惊恐引起。慢惊风则多由先天禀赋不足或久病正虚所致。本病病位主要在心、肝、脑，慢惊风还与脾、肾关系密切。基本病机为热极生风或肝风内动。

西医学中，小儿惊风可见于高热、脑膜炎、脑炎、原发性癫痫等疾病。

【辨证要点】

1. 急惊风

主症　发病急骤，全身肌肉强直性或阵发性痉挛，甚则神志不清。

外感惊风：发热头痛，咳嗽咽红，鼻塞流涕，出现烦躁不安，继而神昏，四肢抽搐或颤动。舌苔薄白或薄黄，脉浮数。

痰热惊风：壮热面赤，烦躁不宁，摇头弄舌，咬牙龂齿，呼吸急促。舌红，苔黄，脉浮数或弦滑。

惊恐惊风：暴受惊恐后惊惕不安，身体战栗，喜投母怀，夜间惊啼，甚至痉厥，神志不清，大便色青。脉律不整或指纹青紫。

2. 慢惊风

主症　起病缓慢，时惊时止。

脾肾阳虚：面黄肌瘦，形神疲惫，囟门低陷，昏睡露睛，四肢不温，大便稀薄。舌淡，苔薄，脉沉细。

肝肾阴虚：神倦虚烦，面色潮红，手足心热。舌红少苔或无苔，脉细数。

【治疗】

1. 基本治疗

（1）急惊风

治法　醒脑开窍，息风镇惊。取督脉及足厥阴经穴为主。

主穴　水沟　印堂　合谷　太冲

配穴　外感惊风配大椎、十宣或十二井；痰热惊风配丰隆、中脘；惊恐惊风配神门、内关。口噤配颊车。

方义　水沟、印堂位居督脉，有醒脑开窍、醒神镇惊之功；合谷、太冲相配，谓“开四关”，擅长息风镇惊，为治疗惊厥的常用效穴。

操作　毫针常规刺，泻法。水沟刺向鼻中隔，强刺激；大椎、十宣或十二井点刺出血。

（2）慢惊风

治法　健脾益肾，镇惊息风。取督脉穴及相应背俞穴为主。

主穴　百会　印堂　脾俞　肾俞　肝俞　足三里

配穴　脾肾阳虚配关元、神阙；肝肾阴虚配太冲、太溪。

方义　百会、印堂位居督脉，有醒神定惊之功，且印堂为止痉的经验穴；脾俞、肾俞、肝俞可健脾、益肾、息风；足三里可健脾和胃，补益气血。

操作　毫针常规刺，补法或平补平泻法，脾肾阳虚可加灸。

2. 其他治疗

（1）耳针　取交感、神门、皮质下、心、肝，慢惊风加脾、肾。急惊风毫针刺法，强刺激；慢惊风毫针刺法，中等刺激，或压丸法。

（2）灯火灸　取印堂、承浆。用灯火灸，多用于急惊风。

（3）指针　取水沟、合谷。用拇指指甲重掐，以抽搐停止为度。

【按语】

1. 针灸治疗本病疗效肯定。但需查明原因，针对病因治疗。

2. 惊风发作时立即让患儿平卧，头偏向一侧，解开衣领，将压舌板缠上多层医用无菌纱布塞入上、下臼齿之间，防止咬伤舌头。保持呼吸道通畅，并随时吸出呼吸道的痰涎和分泌物。

3. 保持室内安静，避免惊扰患儿。

【文献摘录】

1.《太平圣惠方·卷第一百具列四十五人形》：小儿急惊风，灸前顶一穴三壮，在百会前一寸，若不愈，须灸两眉头，及鼻下人中一穴，炷如小麦大。

2.《针灸大全·八法主治病证》：小儿急惊风，手足搐搦，印堂一穴，百会一穴，人中一穴，中冲二穴，大敦二穴，太冲二穴，合谷二穴。

3.《医学入门·杂病穴法》：小儿惊风少商穴，人中涌泉泻莫深。小儿急、慢惊风皆效。

4.《马丹阳天星十二穴治杂病歌》：太冲足大趾……能医惊痫风。

第十七节　小儿积滞

小儿积滞是指小儿内伤乳食，积而不化，滞而不消所致的一种胃肠疾病。

小儿积滞的发生常与素体虚弱、饮食不节、喂养不当等因素有关。本病病位在胃肠。基本病机是脾胃运化失调，气机升降失常。

西医学中，小儿积滞多见于功能性消化不良等疾病。

【辨证要点】

主症　不思饮食，脘腹胀满或疼痛，或伴有呕吐，大便酸臭或溏薄。

乳食内积：脘腹胀满，疼痛拒按，烦躁多啼，夜卧不安，呕吐乳块或酸馊食物。舌淡，苔厚腻，脉滑。

脾胃虚弱：腹满喜按，时有呕恶，面色萎黄，形体消瘦，困倦乏力，夜卧不安，大便稀薄，或夹有乳食残渣。舌淡，苔白腻，脉细弱无力。

【治疗】

1. 基本治疗

治法　健脾和胃，消食化积。取胃、大肠的募穴、下合穴为主。

主穴　中脘　天枢　足三里　上巨虚

配穴　乳食内积配梁门、建里；脾胃虚弱配脾俞、胃俞。呕吐配内关。

方义　本病为胃肠运化失常，故取胃之募穴中脘、大肠之募穴天枢，以疏通脘腹部气机，为局部选穴；胃之下合穴足三里与大肠之下合穴上巨虚相配，属于远端选穴，可调理胃肠，即“合治内腑”之意。

操作　婴幼儿腹部腧穴可用指压法，其余穴位毫针常规刺法。

2. 其他治疗

（1）耳针　取胃、神门、大肠。毫针刺法，或压丸法。

（2）皮肤针　法取脾俞、胃俞、华佗夹脊穴。轻叩以皮肤潮红为度，每日 1 次。

【按语】

1. 针灸对本病治疗效果良好，如配合捏脊疗法效果更佳。

2. 注意饮食定量定时，不宜过食油腻、生冷。

【文献摘录】

《类经图翼·卷十一》：食积肚大，脾俞、胃俞、肾俞。

第十八节　疳　证

疳证是由多种慢性疾患引起的一种病证，临床以面黄肌瘦、毛发稀疏、腹部膨隆、精神萎靡为特征。一般多见于 5 岁以下的婴幼儿。

疳证的发生常与喂养不当、病后失调、禀赋不足、感染虫疾等因素有关。“疳”字含义有二：一为“疳者，甘也”，指病因，本病多由恣食肥甘厚味所致；二为“疳者，干也”，指病证，即气液干涸、形体羸瘦、肢颈细小的临床征象。本病病位主要在脾、胃，可涉及心、肝、肺、肾。基本病机是脾胃受损，气血津液亏耗。

西医学中，疳证多见于小儿严重营养不良、微量元素缺乏、佝偻病以及慢性腹泻、肠道寄生虫病等疾病中。

【辨证要点】

主症　形体羸瘦，精神疲惫，面色萎黄，毛发稀疏干枯，饮食异常。

疳气：形体略瘦，面色少华，乏力，纳呆，性急易怒，大便干稀不调。舌淡，脉细无力。

疳积：形体消瘦，肚腹鼓胀，甚则青筋暴露，嗜食异物，烦躁不安或揉眉挖眼，吮指磨牙，食欲不振，大便酸臭夹有不消化食物。舌淡，苔腻，脉沉滑而细。

干疳：极度消瘦，皮肤干瘪，毛发干枯，啼哭无力，腹凹如舟。舌淡，苔花剥或无苔，脉细。

【治疗】

1. 基本治疗

治法　健脾益胃，消积导滞。取胃的募穴、下合穴为主。

主穴　中脘　足三里　脾俞　四缝

配穴　疳气配章门、脾俞；疳积配下脘、天枢；干疳配神阙、膏肓。大便下虫配百虫窝、天枢。

方义　本病病本在脾胃，中脘乃胃募、腑会穴，足三里是胃之下合穴，合脾之背俞穴，共奏健运脾胃、化滞消疳之效；四缝为经外奇穴，是治疗疳积的经验效穴。

操作　足三里、脾俞用补法；中脘用平补平泻法或补法；四缝穴应在严格消毒后用三棱针点刺，挤出少量黄水或乳白色黏液。对婴幼儿可采取速刺不留针。

2. 其他治疗

（1）捏脊　沿患儿背部脊柱两侧由下而上用拇指、食指捏华佗夹脊 3 ～ 5 遍。

（2）皮肤针　取脾俞、胃俞、夹脊穴（第 7 ～ 12 胸椎），从上到下轻轻叩刺，至局部潮红为度。

（3）穴位敷贴　取神阙。用大黄、芒硝、栀子、杏仁、桃仁各 6g，共研细末，加面粉适量，用鸡蛋清、葱白汁、醋、白酒少许，调成膏状敷贴。

（4）拔罐　取背部脊柱两侧、腹部穴位。行闪罐法治疗。

（5）割治　取大鱼际部位，严格消毒后，用手术刀纵切 0.4cm，挤出少许黄白色米脂状物，用 75% 酒精棉球压迫防止出血，然后进行外科包扎。

【按语】

1. 针灸治疗本病有较好的疗效。如因肠寄生虫、结核病等其他慢性疾病所致者，应根治其原发病。

2. 患儿乳食须定时定量，不宜过饱，勿过食肥甘油腻、生冷。

3. 多进行户外活动，多晒太阳，增强体质。

【文献摘录】

1.《太平圣惠方·卷第八十六》：小儿羸瘦，食饮少，不生肌肤，灸胃俞各一壮……炷如小麦大。

2.《类经图翼·卷十一》：食积肚大，脾俞、胃俞、肾俞。

3.《采艾编翼》：疳症，囟会、鸠尾、胃俞、合谷。

第十九节　遗　尿

遗尿又称“尿床”，是指年满 3 周岁以上的小儿睡眠中小便自遗，醒后方觉的一种病证。偶因疲劳或睡前多饮而遗尿者，不作病态。

遗尿的发生常与禀赋不足、久病体虚、习惯不良等因素有关。本病病位在膀胱，与任脉及肾、脾、肺、肝关系密切。基本病机是膀胱和肾的气化功能失调，膀胱约束无权。

西医学中，精神因素、泌尿系统异常或感染、隐性脊柱裂等均可导致遗尿。

【辨证要点】

主症　睡中尿床，醒后方觉，数夜或每夜一次，甚至一夜数次。

肾气不足：畏寒肢冷，腰膝酸软。舌质淡，苔薄白，脉沉细无力。

肺脾气虚：疲劳后遗尿加重，面色无华，少气懒言，常自汗出，易感冒，纳呆便溏。舌淡，苔白，脉细弱。

心肾失交：昼日多动少静，夜间寐不安宁，五心烦热，形体消瘦。舌红少津，脉细数。

肝经郁热：尿黄量少，气味臊臭，性情急躁，面赤唇红，或夜寐龂齿。舌红，苔黄，脉弦数。

【治疗】

1. 基本治疗

治法　益肾固摄，调理膀胱。取任脉穴及膀胱的背俞穴、募穴为主。

主穴　关元　中极　膀胱俞　三阴交

配穴　肾气不足配肾俞、太溪；肺脾气虚配肺俞、脾俞；心肾失交配通里、大钟；肝经郁热配蠡沟、太冲。

方义　关元为任脉与足三阴经的交会穴，通调肝、脾、肾三经经气，可培补元气，益肾固本；中极乃膀胱之募穴，配背俞穴膀胱俞，为俞募配穴法，可调理膀胱气化功能；三阴交为足三阴经的交会穴，通调肝、脾、肾三经经气，可健脾益气，益肾固本而止遗尿。

操作 毫针常规刺。中极、关元直刺或向下斜刺，使针感下达阴部为佳；肾气不足、肺脾气虚，可加用灸法。

2. 其他治疗

（1）耳针 取膀胱、肾、皮质下、内分泌、尿道、神门。毫针刺法，或埋针法、压丸法。

（2）穴位注射 取穴参照基本治疗。每次选 1 ～ 2 穴，选用当归注射液或维生素 B_{12} 注射液，常规穴位注射。

（3）穴位敷贴 取神阙。用煅龙牡、覆盆子、肉桂各 30g，生麻黄 10g，冰片 6g，共研细末，每用 5 ～ 10g，用醋调成膏饼状贴于脐部，夜敷昼揭。

（4）皮内针 取三阴交、肾俞。皮内针常规操作。

【按语】

1. 针灸对功能性遗尿的疗效较好。但对某些器质性病变引起的遗尿，应治疗其原发病。

2. 治疗期间嘱家长密切配合，控制患儿睡前饮水，夜间定时唤醒患儿起床排尿，逐渐养成自觉起床排尿的良好习惯。

3. 加强患儿的心理护理，切勿羞辱和粗暴打骂，避免产生恐惧、紧张和自卑感。

【文献摘录】

1.《针灸甲乙经·足厥阴脉动喜怒不时发癞疝遗尿癃第十一》：遗溺，关门及神门、委中主之。

2.《备急千金要方·小儿杂病第九》：小儿遗尿……灸脐下一寸半，随年壮。又方，灸大敦三壮。

3.《针灸大成·阴疝小便门》：遗溺，神门、鱼际、太冲、大敦、关元。

4.《类经图翼·卷十一》：小便不禁，气海、关元、阴陵泉、大敦、行间。

第二十节　小儿脑性瘫痪

小儿脑性瘫痪是由于非进行性脑损伤所致的，以姿势异常、中枢性运动障碍为主要临床表现的一种疾病，简称小儿脑瘫。常伴有感觉、知觉、认知、交流和行为障碍，以及癫痫和继发性肌肉、骨骼问题。

小儿脑性瘫痪属中医学“五迟”“五软”等范畴，其发生常与先天禀赋不足、分娩时难产或产伤、脐带绕颈、后天失养等因素有关。本病病位在脑，与五脏密切相关。基本病机是脑髓失充，五脏不足。

【辨证要点】

主症 智力低下，发育迟缓，四肢运动障碍。

肝肾不足：筋骨瘦弱，发育迟缓，抬头、翻身、站立、行走或长齿等明显迟于正常同龄小儿，目无神采，智力迟钝。舌质淡，苔薄白，脉细。

心脾两虚：语言发育迟缓，精神倦怠，神情呆滞，流涎不禁，四肢痿软，头项无力，食少便溏。舌淡，苔白，脉细弱。

【治疗】

1. 基本治疗

治法 健脑益智，调补五脏。取督脉穴为主。

主穴　百会　风府　四神聪　悬钟　足三里

配穴　肝肾不足配肝俞、肾俞；心脾两虚配心俞、脾俞。上肢瘫痪配肩髃、曲池；下肢瘫痪配环跳、阳陵泉；语言障碍配哑门、通里。

方义　脑为髓海，其输上在百会，下在风府，故取百会、风府，补髓健脑，开窍益智；四神聪为经外奇穴，有宁神醒脑益智之功；悬钟为髓会，可益髓充脑、强壮筋骨；足三里为胃的下合穴，可培补后天之本，化生气血，滋养筋骨、脑髓、五脏。

操作　毫针常规刺，补法，可灸。四神聪可向百会透刺。风府朝下颌方向针刺，切勿向上深刺，以免误入枕骨大孔。

2. 其他治疗

（1）头针　取额中线、顶颞前斜线、顶旁1线、顶旁2线、顶中线、颞后线、枕下旁线。每次选2～3穴线，头针常规刺法。

（2）耳针　取枕、皮质下、心、肾、肝、脾、交感、神门。每次选2～4穴，毫针刺法或压丸法。

（3）穴位注射　取风池、大椎、肾俞、曲池、手三里、足三里、阳陵泉。每次选2～3穴，选用胎盘注射液、黄芪注射液、当归注射液、维生素 B_1 注射液、维生素 B_{12} 注射液等，常规穴位注射。

【按语】

1. 针灸治疗本病有一定疗效，可以改善症状。应重视早期治疗，坚持治疗。

2. 治疗期间可结合现代康复手段加强肢体功能、语言和智力训练。

【文献摘录】

1.《针灸集成·卷二》：四五岁不言，心俞、足内踝尖上各灸三壮。

2.《传悟灵济录》：数岁不语，又口中转尿，因母食寒凉所致，俱灸中脘九壮。

第二十一节　注意力缺陷多动症

注意力缺陷多动症，又称小儿多动症，以注意力不集中，自我控制力差，多动，情绪不稳，冲动任性，参与事件能力差，伴有不同程度的学习困难，但智力正常为主要特征。多见于学龄期儿童，男孩多于女孩。

注意力缺陷多动症的发生常与先天禀赋不足、后天护养不当、外伤或情志失调等因素有关。本病病位在心、脑，与肝、脾、肾关系密切。基本病机是心神失养或元神受扰。

【辨证要点】

主症　注意力不集中，活动过度，喜欢做小动作，情绪不稳，缺乏自制力，冲动任性，伴有不同程度的学习困难，但智力正常。

肾虚肝亢：急躁易怒，难以静坐，或有遗尿，腰酸乏力，五心烦热，盗汗，大便秘结。舌红，苔薄，脉细弦。

心脾两虚：神疲乏力，多动而不暴躁，食少便溏，面色无华。舌淡，苔薄白，脉虚弱。

痰火内扰：多动多语，心烦懊侬，胸闷脘痞，夜寐不安，口苦尿赤，大便秘结。舌质红，苔黄腻，脉滑数。

【治疗】

1. 基本治疗

治法 调神定志。取督脉穴及手少阴、手厥阴经穴为主。

主穴 百会 四神聪 神门 内关 三阴交

配穴 肾虚肝亢配太溪、太冲；心脾两虚配心俞、脾俞；痰火内扰配丰隆、劳宫。

方义 百会、四神聪位于头部，可安神定志，健脑益智；神门为心之原穴，内关为心包经的络穴，二穴合用可宁心安神；三阴交为脾、肝、肾三经交会穴，可健脾、调肝、益肾。

操作 四神聪可向百会穴透刺；背俞穴不宜直刺、深刺，以防伤及内脏；余穴常规刺。

2. 其他治疗

（1）耳针 取心、神门、肾、交感、皮质下、枕。毫针刺法或压丸法。

（2）头针 取顶颞前斜线、额中线、顶中线、顶旁1线、顶旁2线、颞前线。头针常规针刺。

【按语】

1. 针灸治疗本病有较好的效果。

2. 注意加强教育与诱导，配合一定的心理治疗，多加关怀和鼓励，逐步养成良好的生活习惯和健康行为。

第二十二节 孤独症

孤独症又称自闭症，是一种终生性、固定性、具有异常行为特征的广泛性发育障碍性疾病，以儿童自幼开始的社会交往障碍、语言发育障碍、兴趣范围狭窄和刻板重复的行为方式为基本临床特征。

孤独症属于中医学“五迟”范畴，其发生多因先天不足、肾精亏虚或后天失养，且小儿体属“纯阳”，心火易亢，肝木易旺，郁而化火亦可发病。本病病位在脑，与心、肝、肾关系密切。基本病机是元神失养，痰火扰心。

【辨证要点】

主症 社会交往障碍，语言发育障碍，兴趣范围狭窄和刻板重复的行为，可伴有感知异常、智力和认知障碍。

心肝火旺：急躁易怒，任性固执，毁物打人，夜不能寐，时有便秘，溲黄，口干。舌尖红，苔黄，脉弦数。

痰迷心窍：表情淡漠，神志痴呆，喃喃自语，口角流涎。舌体胖大，苔白腻，脉滑。

瘀阻脑络：有出生时难产史，时见自伤毁物，或面部抽动，舌质暗红或有瘀斑，舌苔薄白，脉涩或弦。

肾精亏虚：发育迟缓，身材矮小，囟门迟闭，骨骼肌肉痿软。舌淡，脉细弱。

【治疗】

1. 基本治疗

治法 醒脑益智，开窍安神。取经外奇穴及手少阴经穴为主。

主穴 四神聪 神门

配穴 心肝火旺配劳宫、行间；痰迷心窍配丰隆、内关；心脾两虚配心俞、脾俞；瘀阻脑络配百会、长强；肾精亏虚配太溪、肾俞。语言障碍配廉泉、通里。

方义　四神聪为经外奇穴，有健脑益智之功；心之原穴神门可宁心安神。

操作　四神聪刺向百会方向。

2. 其他治疗

（1）耳针　皮质下、神门、肝、脾、肾、枕、心。每次选 3 ～ 5 穴，埋针法或压丸法。

（2）刮痧　患儿伴有情绪异常可取手三阴经和手三阳经，沿经脉走向轻轻刮 10 ～ 20 下，每周 2 ～ 3 次。

【按语】

1. 孤独症的治疗仍在探索阶段，针灸治疗本病有一定疗效。

2. 倡导相关教育和训练配合治疗。

第九章
皮外伤科病证

扫一扫，查阅本章数字资源，含PPT、音视频、图片等

第一节　瘾　疹

瘾疹是以皮肤上出现风团，伴有瘙痒为特点的过敏性皮肤病，又称为“风疹”“风疹块”。

瘾疹的发生常与禀赋不耐、风邪侵袭、食用鱼虾荤腥食物等因素有关。本病病位在肌肤腠理。基本病机是营卫失和，邪郁腠理。

本病相当于西医学的急、慢性荨麻疹。

【辨证要点】

主症　皮肤上出现风团，边界清楚，高出皮肤，周围有红晕，发无定处，时发时退，伴有瘙痒，消退后不留痕迹。

风邪侵袭：疹块多发于外露部位如头面、手足，遇风加重。舌淡，苔薄，脉浮。

胃肠积热：发作与饮食因素有明显关系，常伴有腹痛，大便或秘或溏，小便黄赤。舌红，苔黄腻，脉滑数。

血虚风燥：病久不愈，日轻夜重，心烦口干，手足心热。舌红，苔少，脉细无力。

【治疗】

1. 基本治疗

治法　祛风和营止痒。取手阳明、足太阴经穴为主。

主穴　曲池　合谷　血海　委中　膈俞

配穴　风邪侵袭配外关、风池；胃肠积热配足三里、天枢；血虚风燥配足三里、三阴交。呼吸困难配天突；恶心呕吐配内关。

方义　病在阳之阳（皮肤）者，取阳之合，故取手阳明大肠经之合穴曲池，与合谷同用，善于开泄，既可疏风解表，又能清泻阳明，故凡瘾疹无论外邪侵袭还是胃肠积热者皆可用之；本病邪在营血，膈俞为血之会穴，可活血祛风；委中又名血郄，且为阳之合，与血海同用，可理血和营，取“治风先治血，血行风自灭”之意。

操作　毫针浅刺。委中、膈俞可点刺出血。

2. 其他治疗

（1）耳针　取风溪、耳中、神门、肾上腺、肺、胃、大肠。每次选 3 ～ 4 穴，毫针刺法，或埋针法、压丸法。

（2）拔罐　取神阙。闪罐法至局部充血。

（3）皮肤针　取风池、血海、曲池、风市、夹脊（第 2 ～ 5 胸椎、第 1 ～ 4 骶椎）。用重叩

法至皮肤隐隐出血为度。

（4）穴位注射　取曲池、血海、大椎、合谷、膈俞。每次选 2 ～ 3 穴，选用丹参注射液或当归注射液，常规穴位注射。

【按语】

1. 针灸治疗急性瘾疹效果较好。本病若多次反复发作，需查明原因，做针对性治疗。皮肤瘙痒症可参照本节治疗。

2. 发病过程中若出现心慌、胸闷、呕吐、呼吸困难等症，应采取综合治疗措施。

3. 凡属体质过敏者，应忌食鱼腥等食物。

【文献摘录】

1.《千金翼方·卷第二十八》：瘾疹，灸曲池二穴，随年壮，神良。

2.《针灸资生经·第七》：曲泽治风疹，肩髃治热风瘾疹，曲池治刺风瘾疹，涌泉、环跳治风疹……伏兔疗瘾疹，合谷、曲池疗大小人遍身风疹。

3.《扁鹊神应针灸玉龙经·磐石金直刺秘传》：风毒瘾疹，遍身瘙痒，抓破成疮，曲池灸、针泻，绝骨灸、针泻，委中出血。

第二节　湿　疹

湿疹是以皮肤表皮和真皮浅层呈丘疹、疱疹、渗出、肥厚等多形性损害，并反复发作为主要临床表现的疾病。西医学认为本病是一种变态反应性慢性皮肤病，可能与体质、感染、精神因素、消化系统功能障碍、内分泌与代谢紊乱有关。临床分为急性、亚急性、慢性。

湿疹属于中医学“湿疮”范畴，其发生多与感受风湿热邪，饮食、体质、情志因素及脏腑功能失调有关。本病病位在皮肤。基本病机是湿热相搏，化燥生风。

【辨证】

主症　皮肤呈多形性损害，如丘疹、疱疹、糜烂、渗出、结痂、鳞屑、肥厚、苔藓样变、色素沉着等。瘙痒呈阵发性，遇热或入睡时瘙痒加剧。病程较长，可迁延数月或数年。

湿热浸淫：初起皮损潮红、灼热、肿胀，继而粟疹成片或水疱密集，渗液流津，瘙痒不休，身热口渴，便秘，小便短赤。舌红，苔黄腻，脉滑数。

脾虚湿蕴：皮损潮红，瘙痒，抓后糜烂，可见鳞屑，纳少神疲，腹胀便溏。舌淡胖有齿痕，苔白腻，脉濡缓。

血虚风燥：病程较长，皮损色暗或色素沉着，粗糙肥厚，呈苔藓样变，剧痒，皮损表面有抓痕、血痂和脱屑，头昏乏力，口干不欲饮。舌淡，苔白，脉弦细。

【治疗方法】

1. 基本治疗

治法　清热利湿，润燥息风。取皮损局部和足太阴经穴为主。

主穴　皮损局部　曲池　足三里　三阴交　阴陵泉

配穴　湿热浸淫配合谷、内庭；脾虚湿蕴配脾俞、胃俞；血虚风燥配膈俞、肝俞。痒甚而失眠者配风池、安眠。

方义　皮损局部疏调局部经络之气，祛风止痒；曲池为手阳明经合穴，既能清肌肤湿气，又可化胃肠湿热；足三里既能健脾化湿，又能补益气血，标本兼顾；三阴交、阴陵泉运脾化湿，除肌肤之湿热。

操作 毫针常规刺。皮损局部先用毫针围刺，再用皮肤针重叩出血后加拔火罐。急性期每日1次，慢性期隔日1次。

2. 其他治疗

（1）皮肤针 取局部阿是穴、夹脊穴及足太阳经背部第1侧线。轻叩以皮肤红晕为度。

（2）耳针 取肺、神门、肾上腺、肝、皮质下。毫针刺法。

（3）穴位注射 取曲池、足三里、血海、大椎等。每次选2～3穴，选用苦参注射液、板蓝根注射液，或自血加2.5%的枸橼酸钠注射液，穴位常规注射。

（4）火针 取局部阿是穴。选用细火针局部点刺。

【按语】

1. 针灸治疗湿疹效果明显，特别是缓解症状较快，但根治有相当难度。

2. 患处应避免搔抓，忌用热水烫洗或用肥皂等刺激物洗涤，忌用不适当的外用药。

3. 避免外界刺激，回避致敏因素。畅达情志，避免精神紧张，防止过度劳累。

第三节 瘙痒症

瘙痒症又称风瘙痒，是一种仅有皮肤瘙痒而无原发性皮肤损害的皮肤疾病，又称“风瘙痒”“痒风”“血风疮”等。

瘙痒症的发生常与外邪侵袭、气血亏虚、久病体虚等因素有关。本病病位在皮肤。基本病机为邪郁肌表。

西医学中，瘙痒症常见于感染性疾病、内分泌和代谢性疾病、肝脏疾病、肾脏疾病、自身免疫病、神经和精神性瘙痒、药物或食物过敏等。

【辨证要点】

主症 全身或局限性瘙痒。

风热血热：皮肤瘙痒剧烈，遇热加剧，搔抓后弥漫潮红，可见抓痕、血痂，伴心烦口渴、溲黄。舌红苔黄，脉浮数。

湿热内蕴：持续性瘙痒，抓破后继发感染或湿疹样变，伴口干口苦，胸胁闷胀，纳谷不香，小便黄赤，大便秘结。舌红，苔黄腻，脉滑数或弦数。

血虚风燥：瘙痒日久，入夜尤甚，兼见形体消瘦，皮肤干燥多屑，伴腰膝酸软、夜寐不安、头晕眼花。舌红，苔少，脉细数或弦数。

脾虚肺弱：阵发性瘙痒，遇风触冷症状加重，伴纳差，气短无力，时有便溏。舌淡，苔白，脉细弱。

【治疗】

1. 基本治疗

治法 疏风清热，润燥止痒。取足太阳、手阳明和足太阴经穴为主。

主穴 风门 风市 膈俞 曲池 血海 神门

配穴 风热血热配风池、大椎；湿热内蕴配中极、阴陵泉；血虚风燥配三阴交、风池；脾虚肺弱配脾俞、肺俞。

方义 风门、风市为疏风止痒之要穴；曲池为手阳明经合穴，有清热化湿、疏风止痒的作用；血海与血会膈俞相伍可养血活血，祛风润燥，所谓“治风先治血，血行风自灭”；神门可安神止痒。诸穴合用，共奏疏风清热、润燥止痒、调和营卫之功。

操作　穴位常规刺。背部穴、局部阿是穴均可刺络拔罐。

2. 其他治疗

（1）皮肤针　取局部阿是穴、膈俞、风市、风门、肺俞、血海等。皮肤针叩刺，少量出血，局部瘙痒部位重叩。

（2）穴位注射　取膈俞、风市、足三里、血海、肺俞。每次选取 2 ～ 3 穴，选用维生素 B_1 或维生素 B_{12} 注射液，常规穴位注射。

【按语】

1. 针灸以治疗非器质性病变引起的瘙痒症为主，对于继发性瘙痒症，应以治疗原发病为主，针灸只作为缓解瘙痒症状的辅助治疗。

2. 病程中避免过度搔抓，以免皮肤损害后继发感染。养成良好的生活及饮食习惯，多吃新鲜蔬果，保持皮肤的清洁。

【文献摘录】

1.《针灸大全·八法主治病症》：风市二穴，膝关二穴，三阴交二穴，主手足瘙痒，不能握物。

2.《针灸大成·手足腰腋门》：两手拘挛，偏风瘾疹，喉痹，胸胁膜满，筋缓手臂无力，皮肤枯燥，曲池（先泻后补）、肩髃、手三里。

第四节　蛇串疮

蛇串疮是以皮肤突发簇集性水疱，呈带状分布，痛如火燎为特征的急性疱疹性皮肤病。又称“缠腰火丹”“蛇丹”“蛇窠疮”“蜘蛛疮”“火带疮”等。

蛇串疮的发生常与情志不畅、过食辛辣厚味、感受火热湿毒等因素有关。本病病位主要在肝、脾两经。基本病机是火毒湿热蕴蒸于肌肤、经络。

本病相当于西医学的带状疱疹。

【辨证要点】

主症　初起时先觉发病部位皮肤灼热刺痛，皮色发红，继则出现簇集性粟粒大小丘状疱疹，多呈带状排列，多发生于身体一侧，以腰、胁部为最常见。疱疹消失后部分患者可遗留疼痛感。

肝经郁热：疱疹色鲜红，灼热刺痛，口苦，心烦易怒。舌红，脉弦数。

脾经湿热：疱疹色淡红，起黄白水疱或渗水糜烂，身重腹胀，脘痞便溏。舌红，苔黄腻，脉濡数。

瘀血阻络：疱疹消失后，遗留疼痛。舌紫暗，苔薄白，脉弦细。

【治疗】

1. 基本治疗

治法　泻火解毒，清热利湿。取局部穴位及相应夹脊穴为主。

主穴　阿是穴　夹脊

配穴　肝经郁热配行间、大敦；脾经湿热配隐白、内庭；瘀血阻络配血海、三阴交。

方义　局部阿是穴围刺或点刺拔罐，可引火毒外出；本病是疱疹病毒侵害神经根所致，取相应的夹脊穴，直针毒邪所留之处，可泻火解毒，通络止痛，正符合《内经》所言“凡治病者，必先治其病所从生者也”。

操作　毫针刺，用泻法。皮损局部阿是穴用围刺法，即在疱疹带的头、尾各刺一针，两旁则根据疱疹带的大小选取 1 ～ 3 点，向疱疹带中央沿皮平刺，也可在阿是穴散刺出血后加拔火罐。大敦、隐白可点刺出血。

2. 其他治疗

（1）火针　取局部阿是穴、夹脊穴为主。阿是穴点刺深度，急性期以达到疱疹基底部为度，后期以点入皮肤为度。阿是穴点刺后可加拔火罐。适用于各个证型。

（2）皮肤针　取局部阿是穴。用皮肤针叩刺出血后，加艾条灸。用于疱疹后遗神经痛。

（3）穴位注射　取肝俞、相应夹脊穴、足三里。选用维生素 B_1 或 B_{12} 注射液，常规穴位注射。

（4）耳针　取肝、脾、神门、肾上腺、皮疹所在部位相应耳穴。毫针刺法，或埋针法、压丸法。

【按语】

1. 针灸治疗蛇串疮有较好疗效，对后遗神经痛也有较好的止痛效果，若发生化脓感染须尽快转外科治疗。

2. 饮食宜清淡，忌辛辣、油腻、鱼虾、牛羊肉等。

【文献摘录】

《外科备要·卷十九》：丹上小疱，用针穿破，外用柏叶散敷之。

第五节　痤　疮

痤疮是青春期男女常见的一种毛囊及皮脂腺的慢性炎症，好发于颜面、胸背等处，又称“肺风粉刺”“粉刺”“青春痘”。

痤疮的发生常与过食辛辣厚味、冲任不调、先天禀赋等因素有关。本病病位在肌肤腠理，与肺、脾、胃、肠关系密切。基本病机是热毒郁蒸肌肤。

【辨证要点】

主症　初起为粉刺或黑头丘疹，可挤出乳白色粉质样物，后期可出现脓疱、硬结、瘢痕。

肺经风热：颜面潮红，粉刺焮热、疼痛或有脓疱。舌红，苔薄，脉数。

肠胃湿热：皮疹红肿疼痛，脘腹胀满，便秘，尿赤。舌红，苔黄腻，脉滑数。

冲任不调：病情与月经周期有关，可伴有月经不调、痛经。舌暗红，苔薄黄，脉弦数。

【治疗】

1. 基本治疗

治法　清热解毒，散郁消痤。取督脉穴及手足阳明经穴为主。

主穴　大椎　合谷　曲池　内庭　阳白　四白

配穴　肺经风热配少商、尺泽；肠胃湿热配足三里、阴陵泉；冲任不调配血海、三阴交。

方义　《内经》曰：“寒薄为皶，郁乃痤。”督脉为诸阳之会，大椎为督脉与三阳经交会穴，可透达诸阳经之郁热；阳明经脉上循于面，且手阳明与肺经相表里，肺主皮毛，故取合谷、曲池、内庭，以清泻阳明邪热；四白、阳白为局部取穴，可疏通局部气血，使肌肤疏泄功能得以调畅。

操作　毫针刺，用泻法。大椎点刺出血后加拔罐。

2. 其他治疗

（1）耳针　取交感、肺、脾、胃、大肠、神门、内分泌、皮质下、肾上腺、面颊、耳尖。每次选 2 ～ 3 穴，毫针刺法，或压丸法，耳尖可点刺放血。

（2）三棱针　取胸 1 ～ 12 椎旁开 0.5 ～ 3 寸范围内的阳性反应点。用三棱针挑断皮下部分纤维组织，使之出血少许，每周 1 ～ 2 次。

【按语】

1. 针灸对痤疮效果较好。

2. 严禁用手挤压，以免引起继发感染，遗留瘢痕。

3. 忌食辛辣、油腻及糖类食品。

【文献摘录】

《扁鹊神应针灸玉龙经·磐石金直刺秘传》：肺风满面赤疮暴生者，少商、委中泻，其疮年深者，合谷泻。

第六节　斑　秃

斑秃是指头皮部毛发突然发生斑状脱落的病证，严重者头发可全部脱落，又称“油风”，俗称“鬼剃头”。本病以青壮年常见，性别差异不明显。

斑秃的发生常与肝肾不足、脾胃虚弱、情志不遂、思虑太过等因素有关。本病病位在头部毛发，与肝、肾关系密切。基本病机为精血亏虚或气滞血瘀，血不养发。

西医学中，对斑秃病因未完全明了，可能与遗传、情绪应激、内分泌失调、自身免疫等因素有关。

【辨证要点】

主症　患部头发突然呈圆形、椭圆形或不规则形脱落，边界清楚，小如指甲，大如钱币，一个至数个不等，局部毛发脱净，少数患者可出现头发全秃（全秃），甚则眉毛、胡须、腋毛、阴毛等全部脱落（普秃）。

肝肾不足：头晕目眩，耳鸣，失眠多梦，健忘。舌红，苔少，脉细。

血虚风燥：面色无华，头部瘙痒，头晕，失眠。舌淡，苔薄，脉细弱。

气滞血瘀：面色晦暗。舌质暗或有瘀点、瘀斑，脉弦涩。

【治疗】

1. 基本治疗

治法　养血生发。取局部穴位为主。

主穴　阿是穴　百会　风池　太渊　膈俞

配穴　肝肾不足配肝俞、肾俞；血虚风燥配血海、足三里；气滞血瘀配血海、太冲。

方义　头为诸阳之会，百会为足太阳经与督脉交会穴，风池为足少阳经与阳维脉交会穴，且二穴皆近脱发患处，同用可祛风活血；血会膈俞，太渊为脉会，且为肺之原穴，配局部阿是穴，补能益气养血，泻能活血化瘀；阿是穴可疏导局部经气，促进新发生长。

操作　阿是穴用梅花针叩刺或毫针围刺，余穴毫针常规刺。

2. 其他治疗

（1）皮肤针　取阿是穴。叩刺至患部皮肤微呈潮红为止，然后涂搽生姜汁，每日 1 次。

（2）艾灸　取阿是穴，用艾条在局部熏灸，至皮肤呈红晕为度，每日 1 ～ 2 次。

（3）穴位注射　取阿是穴、头维、百会、风池。每次选 2 ～ 3 穴，选用维生素 B_{12} 注射液或三磷酸腺苷，常规穴位注射。

【按语】

1. 针灸治疗局限性斑秃及发病急者有较好疗效，对患病时间长或毛发全脱者疗效欠佳。

2. 不宜用碱性强的肥皂洗头发，治疗期间及平时宜保持心情舒畅，忌烦恼、悲观、忧愁，忌熬夜。

【文献摘录】

1.《诸病源候论·卷之二十七》：人有风邪在于头，有偏虚处则发秃落…… 或如钱大，或如指大，发不生，亦不痒，故谓之鬼舐头。

2.《医宗金鉴·外科卷上》：此证毛发干焦，成片脱落，皮红光亮，痒如虫行，俗称鬼舐头……若耽延年久，宜针砭其光亮之处出紫血，毛发庶可复生。

第七节　神经性皮炎

神经性皮炎是一种皮肤神经功能障碍性疾病，以皮肤肥厚、皮沟加深、苔藓样改变和阵发性剧烈瘙痒为特征。临床上分为局限性神经性皮炎和播散性神经性皮炎两种。神经性皮炎与大脑皮质兴奋和抑制过程平衡失调有关，精神因素被认为是主要的诱因，情绪紧张、神经衰弱、焦虑都可促使皮损发生或复发。

神经性皮炎属中医学“牛皮癣”“顽癣”“摄领疮”等范畴，其发生常与风热侵袭、过食辛辣、情志不遂等因素有关。本病病位在肌肤腠理络脉，与肺、肝关系密切。基本病机是风热外袭或郁火外窜肌肤，化燥生风，肌肤失养。

【辨证要点】

主症　好发于颈后、肘、腘、骶、踝等部位，初起瘙痒而无皮疹，反复搔抓后皮肤出现粟粒至绿豆大小丘疹，日久局部皮肤增厚、粗糙，呈皮革样、苔藓样变。

风热侵袭：发病初期，仅有瘙痒而无皮疹，或丘疹呈正常皮色或红色，食辛辣食物加重。舌红，苔薄黄，脉浮数。

肝郁化火：心烦易怒，每因情志刺激后诱发或加重。舌红，苔薄黄，脉弦。

血虚风燥：病久皮肤增厚，干燥如皮革样，色素沉着，夜间瘙痒加剧。舌淡，苔白，脉细。

【治疗】

1. 基本治疗

治法　疏风止痒，清热润燥。取局部穴位为主。

主穴　皮损局部阿是穴　风池　曲池　血海　膈俞　委中

配穴　风热侵袭配外关、合谷；肝郁化火配行间、侠溪；血虚风燥配足三里、三阴交。

方义　在皮损局部阿是穴围刺，可疏通局部经络，祛风泻火，化瘀止痒；项后是神经性皮炎的好发部位，风池位于项后，是足少阳胆经和阳维脉的交会穴，既可宣通局部气血，又可祛风止痒，清泻肝胆郁火；神经性皮炎多属血虚血热之证，曲池、血海、膈俞、委中皆为调理血分之要穴，且膈俞为血会，委中为血郄，四穴合用既可祛风止痒，又可凉血解毒，取“治风先治血，血行风自灭”之意。

操作　毫针常规刺，也可用皮肤针叩刺或三棱针点刺。皮损局部阿是穴可用围刺法，也可用刺络拔罐法。

2. 其他治疗

（1）皮肤针　取皮损局部阿是穴、背俞穴、相应夹脊穴。用皮肤针叩刺至出血后，可拔罐。

（2）耳针　取肺、肝、神门、肾上腺、皮质下、内分泌。毫针刺法，或埋针法、压丸法。

（3）穴位注射　取曲池、足三里、大椎、肺俞、百会。每次选2～3穴，选用维生素B_{12} 500μg与盐酸异丙嗪25mg注射液混合，常规穴位注射。

【按语】

1. 针灸治疗神经性皮炎有一定的疗效，但本病较难痊愈，需坚持治疗。

2. 宜保持心情舒畅，忌恼怒，忌食辛辣、饮酒，忌用热水洗烫和用刺激性药物外搽。

【文献摘录】

《针灸集成·卷二》：治疮疥顽癣，取绝骨、三里、间使、解溪、委中，或针或灸。

第八节　扁平疣

扁平疣是发生于皮肤浅表部位的小赘生物，为一种多发生于青年人颜面、前臂和手背部的常见皮肤病，尤以青春期前后女性为多，故也称为青年扁平疣。多由人类乳头瘤病毒引起。

扁平疣中医学称之为“扁瘊”，其发生常与感受风热毒邪、情志不畅等因素有关。本病病位在肌肤腠理。基本病机是风热毒邪搏结于肌肤，或肝郁气滞、毒聚瘀结。

【辨证要点】

主症　颜面、前臂和手背部散在或密集分布米粒至芝麻粒大的扁平丘疹，正常肤色或浅褐色，表面光滑发亮，呈圆形、椭圆形或多角形，边界清楚。一般无自觉症状，偶有痒感。

风热搏结：发病初期，丘疹呈淡红色或红褐色，伴有瘙痒。舌红，苔薄黄，脉浮数。

毒聚瘀结：发病日久，丘疹呈灰色或暗褐色，疣体较大，触之坚实，急躁易怒，口苦咽干。舌质淡或暗，脉弦。

【治疗】

1. 基本治疗

治法　解毒散结。取局部穴位为主。

主穴　阿是穴

方义　本病刺法以刺疣体局部为主，针刺出血再按压止血，意在破坏疣底部供应疣体的营养血管，使之出血、阻塞，断绝疣体的血液供应，从而使疣体枯萎脱落。

操作　用毫针在母疣中心快速进针至疣底部，大幅度捻转提插30次左右，然后摇大针孔，迅速出针，放血1～2滴，再压迫止血；若疣体较大，再于疣体上下左右四面与正常皮肤交界处各刺1针，以刺穿疣体对侧为度，施用同样手法，3～5日针刺1次。

2. 其他治疗

（1）耳针　取肺、肝、相应病变部位。毫针刺法，或压丸法。

（2）激光针　取阿是穴。用7～25 mV的氦－氖激光腧穴治疗仪散焦做局部照射20～30分钟，每日1次。

（3）火针　取疣体局部。将针烧红，垂直快速点刺疣体顶部。小疣体点刺一下即可；疣体大则需在四周再围刺，不可过深，以不超过皮损基底部为宜。

【按语】

1. 针灸治疗扁平疣有较好疗效，多采用局部选穴。

2. 若在治疗期间出现局部色泽发红，隆起明显，瘙痒加重，往往是经气通畅之象，为转愈之征兆，应坚持治疗。

3. 注意劳逸结合，避免过度精神紧张，避免挤压摩擦疣体，以防感染。

【文献摘录】

1.《针灸资生经·第六》：疣目，着艾炷疣目上，灸之三壮即除。

2.《医宗金鉴·外科卷下》：灸癜风及赘疣诸痣奇穴，其穴在左右手中指节宛宛中，俗名拳尖是也。

第九节 疔 疮

疔疮是好发于颜面部和手足部的急性外科化脓性疾患。发病迅速，初起即有粟粒样小脓头，根深坚硬如钉，故名疔疮。因发病部位和形状不同，又有"人中疔""承浆疔""唇疔""鼻疔""托盘疔""蛇头疔""虎口疔""涌泉疔""红丝疔"等不同名称。

疔疮的发生常与恣食膏粱厚味、辛辣炙煿之品，肌肤不洁，蚊虫叮咬，刺伤后火毒侵袭等因素有关。本病病位在肌肤腠理。基本病机是火毒蕴结肌肤，经络气血凝滞。

西医学中，疔疮多见于金黄色葡萄球菌感染所致颜面部疖、痈，以及手足部急性甲沟炎、脓性指头炎、急性淋巴管炎等疾病中。

【辨证要点】

主症 初起如粟粒状小脓头，发病迅速，根深坚硬如钉，始觉麻痒而疼痛轻微，继则红肿灼热，疼痛加剧，可伴有恶寒发热等全身症状。

火毒流传经络：四肢部疔疮，患处有红丝上窜（名红丝疔）。

疔疮走黄：兼见壮热烦躁，眩晕呕吐，神昏谵语，为疔疮内攻脏腑之危候。

【治疗】

1. 基本治疗

治法 泻火解毒。取督脉穴为主。

主穴 身柱 灵台 合谷 委中

配穴 高热配大椎、十宣；神昏配水沟、十二井。还可根据患部所属的经脉循经取穴：发于面部，属阳明经配商阳、内庭；属少阳经配关冲、足临泣；属太阳经配少泽、足通谷。发于手配足部同名经腧穴；发于足配手部同名经腧穴。或用经脉首尾配穴法，如发于迎香穴处可配对侧的商阳。如系红丝疔，可沿红丝从终点依次点刺到起点，以泻其恶血。

方义 疔疮为阳热过甚、火毒蕴结肌肤腠理之病，故治疗本病首当针泻阳气。督脉总督一身之阳，灵台、身柱属督脉，为治疗疔疮之经验效穴，可疏泄阳热火毒；合谷为手阳明原穴，阳明经多气多血，故泻之可清热解毒，用于面唇疔疮；疔疮由于火毒流窜，凝滞于血分，故取"血郄"委中，刺之出血可清泻血分蕴热。

操作 毫针刺，用泻法，或三棱针点刺出血。

2. 其他治疗

（1）三棱针 取背部脊柱两旁丘疹样突起或阳性反应点。三棱针挑治，每周 2 次。

（2）耳针 取神门、肾上腺、皮质下、疔疮相应部位。每次选 2 ～ 3 穴，毫针刺，或压丸法。

（3）拔罐 取大椎、膈俞、身柱、灵台。每次选 1 ～ 2 穴，用三棱针点刺出血后，加拔火罐。隔日 1 次。

【按语】

1. 针灸治疗本病有一定疗效。疔疮初起，局部切忌挤压、碰撞、针挑、拔罐和针刺；红肿发硬时忌手术切开，以免感染扩散；如已成脓，应转外科处理。

2. 疔疮走黄，症情凶险，须积极抢救。

3. 饮食宜清淡，忌食鱼、虾发物及辛辣酒荤等厚味。

【文献摘录】

1.《备急千金要方·卷二十二》：疔肿，灸掌后横纹后五指，男左女右，七壮即瘥。

2.《针灸聚英·卷四下》：疔生面上与口角，须灸合谷疮即落；若生手上灸曲池，若生背上肩井索；三里、委中、临泣中，六穴灸之不可错；行间、通里、少海兼，复带太冲无病恶。

3.《针灸大成·卷九》：疔疮，合谷、曲池、三里、委中。

4.《针灸逢源·卷五》：疔疮，初起如粟米，次如赤豆，顶凹坚硬或痛痒麻木，或寒热头痛，面口合谷，手上曲池，背上肩井、委中、三里。

5.《针灸集成·卷二》：疔生背上，委中、灵道。

第十节　丹　毒

丹毒是以患部皮肤突然灼热疼痛，色如涂丹，游走极快为特点的一种急性感染性皮肤病。本病起病突然，迅速扩大，好发于颜面和小腿部，其中发于头面者称“抱头火丹”，发于腿胫者称“流火”，新生儿丹毒好发于臀部，称“赤游丹”。

丹毒的发生常与素体血分有热、皮肤黏膜破损、火毒入侵等因素有关。本病病位在肌肤腠理，基本病机是血热火毒蕴结肌肤。

本病相当于西医学的急性网状淋巴管炎。

【辨证要点】

主症　起病急骤，局部皮肤红肿灼痛，色如涂丹，焮红肿胀，边界分明。

火毒夹风：发于头面，发热恶寒，头痛，骨节酸楚。舌红，苔薄白或薄黄，脉浮数。

火毒夹湿：发于下肢，红斑表面出现黄色水疱，发热，心烦口渴，胸闷，关节肿痛，小便黄赤。舌红，苔黄腻，脉弦滑数。

火毒内陷：胸闷呕吐，壮热烦躁，神昏谵语，属危急之候。

【治疗】

1. 基本治疗

治法　泻火解毒，凉血祛瘀。取督脉及手阳明经穴为主。

主穴　大椎　曲池　合谷　委中　阿是穴

配穴　火毒夹风配百会、风池；火毒夹湿配阴陵泉、内庭；火毒内陷配十宣或十二井。

方义　阳盛则热，热甚为火，火极为毒，清火毒必当泻阳气。督脉为阳脉之海，阳明经多气多血，在三阳经中阳气最盛，故本病当取督脉、阳明经穴为主。大椎为督脉与诸阳经交会穴，曲池、合谷为手阳明经穴，三穴同用可泻阳气而清火毒。委中又名“血郄”，凡血分热毒壅盛之急症，用之最宜；本病病在血分，诸经穴及皮损局部点刺或散刺出血可直接清泻血分热毒，使热毒出则丹毒自消，即“菀陈则除之”之意。

操作　毫针刺，用泻法。大椎、委中、十二井诸穴均可用三棱针点刺出血，皮损局部用三棱针散刺出血。

2. 其他治疗

（1）耳针　取肾上腺、神门、耳尖、皮损对应部位。毫针刺法，或压丸法。耳尖可点刺出血。

（2）三棱针　取阿是穴。用三棱针散刺或用皮肤针叩刺，使其少量出血后加拔火罐。

【按语】

1. 针灸对丹毒有一定疗效，宜配合内服或外用中药以提高疗效。

2. 忌食刺激性食品，保护皮肤清洁，避免损伤加重感染。针具、火罐等应严格消毒，以防止交叉感染。

3. 头面部及新生儿丹毒病情较重，应采取综合治疗措施。

【文献摘录】

1.《卫生简易方·卷之十二》：治丹毒发作，恐其入腹，一时无药，急以针于红点处刺出恶血，使毒于此而散。

2.《针灸大成·卷九》：小儿赤游风，百会、委中。浑身发红丹，百会、曲池、三里、委中。

3.《针灸集成·卷二》：风丹及火丹毒，以三棱针无间乱刺，当处及晕畔多出恶血，翌日更看赤气所在，如初乱刺，弃血如粪，神效。

第十一节　腱鞘囊肿

腱鞘囊肿是发生于关节部腱鞘内的囊性肿物，内含有无色透明或淡黄色、橙色的浓稠黏液。多发于腕背和足背部及指、趾附近。

腱鞘囊肿属中医学“筋结”“筋瘤”范畴，其发生常与患部关节过度活动、慢性劳损、外伤等因素有关。本病病位在筋，属经筋病。基本病机为经筋劳伤，气津凝滞。

【辨证要点】

主症　腕背部或足背部出现半球形囊性肿物，高出皮肤，触之有弹性或质地坚韧，边界清楚，活动度好，无明显自觉症状，压之稍有酸痛感，关节功能不受限或轻度受限。

根据腱鞘囊肿所在部位，可辨属何经筋病。

【治疗】

1. 基本治疗

治法　理气散结，疏调经筋。取囊肿局部穴位为主。

主穴　阿是穴

配穴　发于腕背部配外关；发于足背部配解溪。

方义　本病属经筋病，“在筋守筋”，故于囊肿局部围刺，可起到理气散结、疏调经筋的作用。

操作　囊肿局部常规消毒，用较粗的毫针在囊肿的正中和四周各刺入 1 针，以刺破对侧的囊壁为度，出针时尽量摇大针孔，迅速用力挤压，使囊液尽可能全部挤出，然后用医用无菌纱布加压敷盖。

2. 其他治疗

（1）三棱针　取阿是穴。在囊肿局部常规消毒，持三棱针对准囊肿高点迅速刺入，将表层囊壁刺破，并向四周多向深刺，但勿透过囊壁的下层，摇大针孔出针，然后用力挤压囊肿，尽量使囊内液体全部排出，加压包扎 3 ～ 5 日。一般 1 次即可。若囊肿复发，可于 1 周后再行治疗 1 次。

（2）火针　取阿是穴。在囊肿上选 2 ～ 3 个点作标记，待火针烧红后，迅速点刺。出针后，用手指由轻而重挤出囊液，并用医用无菌纱布加压覆盖。每周 1 次。

【按语】

1. 针灸治疗腱鞘囊肿效果较好，治疗时应注意严格消毒，以防感染。

2. 治疗期间及愈后 1 个月内，应尽量减少囊肿发生部位的活动摩擦，注意休息和局部保暖，避免过劳及寒湿侵入，以防复发。

【文献摘录】

《儒门事亲・卷八》：以针十字刺破，按出黄胶脓三两匙，立平，瘤核更不再作。

第十二节　痄　腮

痄腮是以发热、耳下腮部肿胀疼痛为主症的急性传染性疾病，又称“蛤蟆瘟”“大头瘟”等。本病常在冬、春季节流行，以学龄前后儿童多见。

痄腮的发生常与感受风热疫毒之邪有关。少阳、阳明经脉分别循行于耳下和腮部，风热疫毒之邪从口鼻而入，阻遏少阳、阳明经脉，郁而不散，蕴结于耳下腮部而发病。少阳与厥阴相表里，足厥阴肝经绕阴器，若受邪较重，邪从少阳胆经内传厥阴肝经，则可出现少腹、睾丸红肿疼痛；若温毒炽盛，内陷厥阴，热极风动，则可发生痉厥、昏迷等变证。基本病机是温毒之邪蕴结于少阳、阳明经。

本病相当于西医学的流行性腮腺炎。

【辨证要点】

主症　耳下腮部肿胀疼痛，咀嚼困难，常伴有发热。

温毒在表：仅觉耳下腮部酸痛肿胀，而无其他见症，或有恶寒、发热。舌尖红，苔薄黄，脉浮数。

温毒蕴结：耳下腮部红肿热痛，咀嚼困难，发热。舌红，苔黄腻，脉弦数。

温毒内陷：高热烦渴，睾丸红肿疼痛，甚则神昏、抽搐。舌红，苔黄燥，脉弦数。

【治疗】

1. 基本治疗

治法　清热解毒，消肿散结。取手少阳、手足阳明经穴为主。

主穴　翳风　颊车　外关　合谷　关冲

配穴　高热配大椎、商阳；少腹、睾丸肿痛配蠡沟、太冲；神昏抽搐配水沟、十宣或十二井。

方义　从患病部位来看，本病以少阳经为主，涉及阳明经，故近取手足少阳之会穴翳风、足阳明经穴颊车，宣散患部蕴结之气血，以消肿止痛；远取手少阳络穴外关、井穴关冲，及手阳明经原穴合谷，以清泻少阳、阳明两经之郁热温毒。

操作　毫针刺，用泻法。关冲、大椎、商阳、十宣或十二井，用三棱针点刺出血。

2 其他治疗

（1）灯火灸　取患侧角孙。先将角孙处头发剪短，穴位常规消毒，取灯心草一根，蘸香油点燃，对准病侧角孙迅速点灸，并立即提起，可闻及“啪”的一声，一般灸一次即可。

（2）耳针　取面颊、肾上腺、耳尖、对屏尖、神门。毫针刺法，耳尖可用三棱针点刺出血。

【按语】

1. 针灸治疗痄腮效果较好。有并发症者应及时对症治疗。

2. 本病有传染性，治疗期间应注意隔离，一般至腮腺肿大完全消失为止。

【文献摘录】

1.《针灸甲乙经·卷十二》：颊肿，口急，颊车痛，不可以嚼，颊车主之。

2.《针灸资生经·第六》：颐颔肿、颊肿痛，取巨髎、天窗、腕骨、侠溪、颊车、完骨、大迎、翳风、支正、少商、商阳。

第十三节　乳　痈

乳痈是以乳房结块肿痛、乳汁排出不畅，以致结脓成痈为主症的乳房疾病。多发生于产后3～4周的哺乳期妇女，尤以初产妇为多见，又称“产后乳痈”。

乳痈的发生常与乳头皮肤破裂、外邪火毒入侵，或忧思恼怒、恣食厚味等因素有关。本病病位在乳房，足阳明胃经过乳房，足厥阴肝经至乳下，故本病主要与肝、胃两经关系密切。基本病机是胃热肝郁，火毒凝结。

本病相当于西医学的急性化脓性乳腺炎。

【辨证要点】

主症　乳房结块，红肿疼痛。

气滞热壅（郁乳期）：乳房结块，肿胀疼痛，常伴有恶寒发热、全身不适等症。舌红，苔薄白或薄黄，脉浮数。

火毒炽盛（酿脓期）：肿块增大，焮红灼热，痛如刀割。舌红，苔黄厚腻，脉弦数或滑数。

毒盛肉腐（溃脓期）：肿块中央触之渐软，有应指感，或见乳头有脓汁排出，溃脓后乳房胀痛减轻。如脓肿破溃后脓流不畅，肿势和疼痛不减，病灶可能波及其他经络，形成“传囊乳痈”。舌淡，苔白，脉弱无力。

【治疗】

1. 基本治疗

治法　清热解毒，散结消痈。取足阳明、足厥阴经穴为主。

主穴　足三里　期门　膻中　内关　肩井　乳根

配穴　肝郁甚配行间；胃热甚配内庭；火毒盛配厉兑、大敦。

方义　乳痈为病，多为胃热、肝郁，故取胃的下合穴足三里，以清泻阳明胃热；取肝的募穴期门，以疏通厥阴肝郁；膻中、内关远近相配，宽胸理气；肩井为治疗乳痈的经验效穴，系手足少阳、足阳明、阳维脉交会穴，所交会之经脉均行胸乳部，用之即可通调诸经经气，使少阳通则郁火散，阳明清则肿痛消，从而收“乳痈刺肩井而极效”之功；乳根疏通乳络，缓急止痛。

操作　毫针刺，用泻法。期门、肩井切忌针刺过深，以免伤及内脏；乳根、膻中均可向乳房中心方向平刺。

2. 其他治疗

（1）三棱针　取背部肩胛区阳性反应点。反应点为大如小米粒的红色斑点，指压不退色，稀疏散在，数个至十几个不等。用三棱针挑刺并挤压出血，刺血后可拔罐。

（2）灸法　取肩井、乳根、曲池、手三里、足三里。用艾条温和灸患侧穴位，每次每穴灸5～10分钟，每日1～2次。或取阿是穴，用葱白或大蒜捣烂，铺于乳房患处，用艾条熏灸20

分钟左右，每日 1 ～ 2 次。用于乳痈初期未成脓时。

（3）耳针　取内分泌、肾上腺、胸。毫针刺法，或压丸法。

【按语】

1. 针灸治疗本病初期未化脓者有一定疗效。郁乳期治疗关键是排出乳汁，促进肿块消散。乳痈初期，可配合局部按摩、热敷以提高疗效。若已化脓应考虑转外科切开引流排脓治疗。

2. 哺乳期妇女应保持乳头清洁。断乳时应先逐渐减少哺乳时间，再行断乳，以防乳汁郁积。

3. 饮食宜清淡，忌辛辣油腻之品。此外，应避免忧思恼怒、情绪激动。

【文献摘录】

1.《针灸甲乙经·卷十二》：乳痈有热，三里主之。

2.《卫生宝鉴·卷十八》：治乳痈肿痛，诸药不能止痛者，三里穴，针入五分，其痛立止，如神。

3.《针灸大全·卷之四》：乳头生疮名曰妒乳……乳根二穴，少泽二穴，肩井二穴，膻中一穴。

第十四节　乳　癖

乳癖是指妇女乳房部常见的慢性良性肿块，以乳房肿块和胀痛为主症，与月经周期、情绪变化有明显关系，又称"乳痰""乳核"。常见于中青年妇女。

乳癖的发生常与情志内伤、忧思恼怒等因素有关。本病病位在乳房，足阳明胃经过乳房，足厥阴肝经至乳下，足太阴脾经行乳外，故本病与胃、肝、脾三经关系密切。基本病机是气滞痰凝，冲任失调。

西医学中，乳癖多见于乳腺小叶增生、乳房囊性增生、乳房纤维瘤等疾病中。

【辨证要点】

主症　单侧或双侧乳房出现单个或多个大小不等、形态不一的肿块，胀痛或压痛，表面光滑，边界清楚，推之可动，增长缓慢，质地坚韧或呈囊性感。

气滞痰凝：肿块和疼痛每因喜怒而消长，心烦易怒，胸闷胁胀。舌红，脉弦。

冲任失调：肿块和疼痛经前加重，经后缓减，或有月经不调，经闭等。舌淡，脉沉细。

【治疗】

1. 基本治疗

治法　化痰散结，调理冲任。取足阳明、足厥阴经穴为主。

主穴　乳根　人迎　足三里　期门　膻中

配穴　气滞痰凝配内关、太冲；冲任失调配血海、三阴交。

方义　乳根、人迎、足三里可疏导阳明胃经经气，疏通局部气血；足阳明胃经标在人迎，根据气街理论，胸气有街，其腧前在于人迎，且人迎穴近乳房，故人迎穴对本病尤为要穴；期门为肝之募穴，膻中为气之会穴，且肝经络于膻中，二穴均位近乳房，故用之既可疏肝理气，且与乳根同用，又可直接通乳络、消痰块。

操作　毫针常规刺，泻法或平补平泻法。乳根、膻中均可向乳房肿块方向斜刺或平刺，针人迎时应避开颈动脉，不宜深刺。

2. 其他治疗

耳针　取内分泌、胸、内生殖器、交感、皮质下、胃、肝、脾。每次选用 3 ～ 5 穴，毫针刺法，或埋针法、压丸法。

【按语】

1. 针灸对本病有良好的疗效，可使肿块缩小或消失，但疗程较长，可配合乳房按摩，以提高疗效。

2. 少数病例有恶变的可能，患者要有定期自我检查的意识，必要时应及时进行手术治疗。

3. 宜保持心情舒畅，忌忧思恼怒。

第十五节 肠 痈

肠痈是外科最常见的急腹症之一，临床以转移性右下腹持续性疼痛、右下腹局限而固定的压痛为特征。可发生于任何年龄，多见于青壮年。

肠痈的发生常与饮食不节、寒温不适、暴食后剧烈运动、忧思郁怒等因素有关。本病病位在大肠。基本病机是肠腑气壅、热瘀互结、血败肉腐。

本病相当于西医学的急、慢性阑尾炎。

【辨证要点】

主症 转移性右下腹疼痛，疼痛呈持续性、阵发性加剧，右下腹有局限而固定的压痛，甚则出现腹肌紧张、反跳痛。

肠腑气结：痛势不剧，伴有恶寒发热，恶心呕吐。苔白，脉弦紧。

热盛肉腐：痛势剧烈，腹皮拘急、拒按，局部可触及肿块，壮热，便秘或腹泻，小便短赤。脉洪数。

【治疗】

1. 基本治疗

治法 清热通腑止痛。取大肠的募穴、下合穴为主。

主穴 天枢 上巨虚 阑尾穴 阿是穴

配穴 发热配曲池；呕吐配内关；便秘配腹结。

方义 本病为大肠腑病，故取大肠募穴天枢、下合穴上巨虚以通调肠腑，清泻肠腑积热；阑尾穴是治疗肠痈的经验效穴；针刺阿是穴可直达病所，畅通患部气血，消痈止痛。

操作 毫针刺，用泻法，或用电针，可留针 1 ～ 2 小时。

2. 其他治疗

（1）耳针 取阑尾、神门、交感、大肠。毫针刺法，或压丸法。

（2）穴位敷贴 芒硝 30g，生大黄 10g，冰片 5g，独头大蒜 1 枚。捣烂成膏敷贴于阿是穴，每日数次。

【按语】

1. 针灸对肠痈初起未化脓者效果良好。对急性阑尾炎症状严重已化脓有穿孔或坏死倾向者，宜及时转外科处理，采取综合治疗措施。

2. 慢性阑尾炎右少腹经常疼痛者，除针刺外，可配合艾条温和灸或隔姜灸治疗。

【文献摘录】

1.《备急千金要方·卷二十三》：灸肠痈方：屈两肘，正灸肘头锐骨各百壮，则下脓血，即瘥。

2.《针灸聚英·卷四下》：肠痈痛治太白中，陷谷大肠俞与同。

第十六节　脱　肛

脱肛是指直肠下端脱出肛门之外的病证，常见于老人、小儿和多产妇女。

脱肛的发生常与久病体虚、劳伤过度、产育过多、恣食辛辣厚味等因素有关，泻痢日久、便秘、痔疮、久咳可诱发加重本病。本病病位在大肠，督脉过直肠，膀胱经别入肛中，故本病与督脉、膀胱经关系密切。基本病机是中气下陷，或湿热下注。

本病相当于西医学的肛管直肠脱垂。

【辨证要点】

主症　肛门坠胀脱出。

中气下陷：脱肛稍劳即发，肛门坠胀，面色萎黄，神疲乏力，食欲不振，头晕心悸。舌淡，苔白，脉细弱。

湿热下注：多见于痢疾急性期或痔疮发作时，肛门局部红肿灼热，大便时加重，小便黄赤。舌红，苔腻，脉滑数。

【治疗】

1. 基本治疗

治法　升提固脱。取督脉穴及足太阳经穴为主。

主穴　百会　长强　大肠俞　承山

配穴　中气下陷配脾俞、气海；湿热下注配阴陵泉。

方义　百会为督脉与足太阳经的交会穴，气为阳，统于督脉，故灸百会可使阳气旺盛，有升提收摄之功；长强为督脉之别络，位近肛门，可增强肛门的约束功能；大肠俞为大肠之气转输之处，可调和大肠腑气；承山为膀胱经穴，足太阳经别入肛中，故可疏调肛部气血。

操作　长强沿尾骶骨内壁进针 1 ～ 1.5 寸，百会可用灸法。余穴常规针刺。

2. 其他治疗

（1）耳针　取直肠、大肠、皮质下、神门。毫针刺法，或埋针法、压丸法。

（2）三棱针　取第 3 腰椎至第 2 骶椎之间，脊柱旁开 1.5 寸处的纵线上任选一处皮肤反应点。用三棱针挑破出血后，外敷医用无菌纱布。

【按语】

1. 针灸治疗脱肛疗效较好，重度脱肛或局部感染者应综合治疗。

2. 诱发原因明确者，如慢性咳嗽、慢性泄泻、便秘者，应配合治疗原发病。

【文献摘录】

1.《千金翼方·卷第二十八》：脱肛，灸尾翠骨七壮立愈，主脱肛，神良。又灸脐中，随年壮。

2.《医学纲目·卷之二十七》：脱肛，取大肠俞、百会、长强、肩井、合谷、气冲。

3.《针灸大全·卷之四》：大肠虚冷、脱肛不收，百会、命门、长强、承山。

第十七节　痔　疮

痔疮是发生于肛肠部的慢性疾病，直肠下端黏膜下和肛管皮下的静脉扩大曲张形成静脉团块，又称痔核。痔疮为成年人多发病，故有“十人九痔”之说。

痔疮的发生常与久坐久立、负重远行、嗜食辛辣、酒色过度、久泻、久痢、长期便秘、劳倦胎产等因素有关。本病病位在肛肠，督脉过直肠，膀胱经别入肛中，故本病与膀胱经、督脉关系密切。基本病机是肛部筋脉横懈。

西医学中，根据痔核与肛门齿状线的位置关系将痔疮分为内痔、外痔和混合痔。

【辨证要点】

主症 肛门部出现小肉状突出物，无症状或仅有异物感，也可伴有肛门处疼痛、肿胀和大便时出血。

湿热下注：局部肿胀、疼痛、潮湿。舌红，苔腻，脉滑数。

气虚下陷：痔疮日久，伴有脱肛、乏力。舌淡，苔白，脉弱。

【治疗】

1. 基本治疗

治法 清热利湿，消瘀止痛。取足太阳经及督脉穴为主。

主穴 承山 次髎 长强 二白

配穴 湿热下注配大肠俞、阴陵泉；气虚下陷配脾俞、百会。便秘配天枢、上巨虚；便后出血配孔最、膈俞。

方义 承山、次髎均为膀胱经穴，足太阳经别“别入肛中”，故取二穴清泻肛肠湿热，疏导膀胱经气而消瘀滞；长强穴属督脉，位近肛门，刺之直达病所，清利湿热；二白为治疗痔疮的经验效穴。

操作 长强沿尾骶骨内壁进针 1 ～ 1.5 寸，余穴毫针常规刺。气虚下陷脾俞、百会宜用灸法。

2. 其他治疗

（1）耳针 取肛门、直肠、大肠、神门、脾、肾上腺。每次选 2 ～ 4 穴，毫针刺法，或压丸法。

（2）三棱针 取第 7 胸椎至腰骶部范围内痔点（紫红色或粉红色丘疹，以腰骶部接近督脉的痔点疗效较好）。每次选一个痔点，常规消毒，用三棱针将挑治部位的表皮纵行挑破 0.2 ～ 0.3cm，然后再向深部挑，将皮下白色纤维样物挑断，挤出血液或黏液。每周 1 次，连续 3 ～ 4 次。

【按语】

1. 针灸可缓解痔疮症状，病情较重者可转专科手术治疗。

2. 平素少食辛辣刺激性食物，保持大便通畅。坚持做肛提肌锻炼，有助于减轻症状或避免愈后复发。

【文献摘录】

1.《千金翼方·卷第二十八》：长强，在穷脊骨下宛宛中。主下漏五痔疳虫食下部。针入三寸，伏地取之，以大痛为度，灸亦良，不及针。灸日三十壮至七日止。特忌房室。

2.《玉龙歌》：痔漏之疾亦可憎，表里急重最难禁，或痛或痒或下血，二白穴在掌后寻。

3.《针灸大成·卷八》：五痔，委中、承山、飞扬、阳辅、复溜、太冲、侠溪、气海、会阴、长强。

第十八节 疝 气

疝气是以少腹、睾丸、阴囊等部位肿大、疼痛为主症的病证，又称“小肠气”“偏坠”等。

疝气的发生常与感受寒湿、劳累过度、年老体弱等因素有关。本病病位在少腹及前阴，前阴在任脉循行线上，足厥阴肝经过阴器、抵少腹，故本病与任脉、足厥阴肝经密切相关。基本病机是寒湿、湿热阻络或脉失所养。

西医学中，疝气多见于腹外疝、肠套叠、睾丸鞘膜积液等疾病中。

【辨证要点】

主症　少腹肿胀疼痛，痛引睾丸，或睾丸、阴囊肿胀疼痛。

寒疝：阴囊冷痛，睾丸坚硬拘急，形寒肢冷，面色苍白。舌淡，苔白，脉弦紧。

湿热疝：阴囊肿热，肢体困重，尿黄，便秘。舌红，苔黄腻，脉濡数。

狐疝：阴囊时大时小，立时睾丸下坠，阴囊肿大，卧则睾丸入腹，阴囊肿胀自消，重症需以手推托方能复原回腹。

【治疗】

1. 基本治疗

治法　散结通络止痛。取任脉、足厥阴经穴为主。

主穴　关元　大敦　太冲　三阴交

配穴　寒疝配神阙、气海；湿热疝配中极、阴陵泉；狐疝配下巨虚、三角灸。

方义　任脉为病，内结七疝，足厥阴肝经绕阴器、抵少腹，故取任脉关元、足厥阴经大敦、太冲，配足三阴经的交会穴三阴交，可疏调任脉、疏肝理气、消肿散结、行气止痛，不论何种疝气皆可用之。

操作　毫针常规刺。寒疝、狐疝可用灸。

2. 其他治疗

（1）耳针　取外生殖器、肝、肾、小肠、交感、神门。每次选 2 ～ 3 穴，毫针刺法，或压丸法。

（2）穴位敷贴　吴茱萸、肉桂、丁香各 1g，研细末，白酒调成膏状填脐内，医用无菌敷贴固定，2 ～ 3 日更换 1 次。适用于寒疝。

【按语】

1. 针灸治疗本病有一定的疗效，但对发作频繁，回纳困难者，可考虑手术根治。

2. 治疗期间应避免劳累，调摄营养。

【文献摘录】

1.《世医得效方·卷三》：诸疝上冲气欲结，灸独阴神效……诸疝取关元，灸七壮，大敦七壮。

2.《医学纲目·卷之十四》：诸疝大法，取大敦、行间、太冲、中封、蠡沟、关元、水道。

3.《针灸聚英·卷二》：疝，有因寒、因气、因湿热痰积流下，灸大敦、三阴交、小腹下横纹斜尖，灸一壮，针太冲、大敦、绝骨。

4.《针灸大成·卷九》：若卒患小肠疝气、一切冷气、连脐腹结痛、小便遗溺，灸大敦三壮。

第十九节　颈椎病

颈椎病是因颈椎骨质增生、颈项韧带钙化、颈椎间盘萎缩退化等改变，刺激或压迫颈部神经、脊髓、血管而产生的一系列症状和体征的综合征。本病发病缓慢，以头枕、颈项、肩背、上肢等部位疼痛以及进行性肢体感觉和运动功能障碍为主症。轻者头晕，头痛，恶心，颈肩疼痛，上肢疼痛、麻木无力；重者可导致瘫痪，甚至危及生命。西医将颈椎病分为六型，即颈型、神经根型、脊髓型、椎动脉型、交感型和混合型。

颈椎病属中医学“眩晕”“痹证”等范畴，其发生常与伏案久坐、跌仆损伤、外邪侵袭或年迈体弱、肝肾不足等有关。本病病位在颈部筋骨，与督脉、手足太阳、少阳经脉关系密切。基本病机是筋骨受损，经络气血阻滞不通。

【辨证要点】

主症 头枕、颈项、肩背、上肢等部位疼痛以及进行性肢体感觉和运动功能障碍。

风寒痹阻：久卧湿地或夜寐露肩而致项强脊痛，肩臂酸楚，颈部活动受限，甚则手臂麻木冷痛，遇寒加重。舌淡，苔白，脉弦紧。

劳伤血瘀：多在外伤后出现颈项、肩臂疼痛，手指麻木，劳累后加重，项部僵直或肿胀，活动不利，肩胛冈上下窝及肩峰有压痛。舌质紫暗有瘀点，脉涩。

肝肾亏虚：颈项、肩臂疼痛，四肢麻木乏力，头晕耳鸣，腰膝酸软，遗精，月经不调。舌红，苔少，脉细弱。

【治疗】

1. 基本治疗

治法 舒筋骨、通经络。取局部穴位及手足太阳经穴为主。

主穴 颈夹脊穴 天柱 后溪 申脉 悬钟

配穴 风寒痹阻配风门、大椎；劳伤血瘀配膈俞、合谷；肝肾亏虚配肝俞、肾俞。上肢疼痛配曲池、合谷；上肢或手指麻木配少海、手三里；头晕头痛配百会、风池；恶心、呕吐配中脘、内关。

方义 颈夹脊、天柱为局部选穴，可舒筋骨、通经络，疏导颈项部气血；后溪、申脉分属手足太阳经，且均为八脉交会穴，后溪通督脉，申脉通阳跷脉，两穴上下相配，功在疏导颈项、肩胛部气血；悬钟为髓会，有滋肾壮骨，以达治病求本之功。

操作 毫针泻法或平补平泻法。

2. 其他治疗

（1）耳针 取颈椎、肩、颈、神门、交感、肾上腺、皮质下、肝、肾。每次选 3 ～ 4 穴，毫针刺法，或埋针法、压丸法。

（2）穴位注射 取大杼、肩中俞、天宗。选用当归注射液或维生素 B_1 注射液、维生素 B_{12} 注射液，常规穴位注射。

（3）皮肤针 取颈夹脊、大椎、大杼、肩中俞。叩刺至局部皮肤潮红或出血，然后加拔火罐。

【按语】

1. 针灸治疗本病疗效好，若配合推拿、药物外敷疗效更佳。

2. 落枕会加重颈椎病病情，长期伏案或低头工作者应注意颈部保健。

【文献摘录】

1.《针灸大全·卷之四》：颈项拘急引肩背痛，取后溪、承浆、百会、肩井、中渚。

2.《扁鹊神应针灸玉龙经·针灸歌》：头强项硬刺后溪。

第二十节 急性腰扭伤

急性腰扭伤是指腰部肌肉、筋膜、韧带等软组织因外力作用突然受到过度牵拉而引起的急性撕裂伤，又称“闪腰”“岔气”。

急性腰扭伤的发生常与剧烈运动、用力不当、跌仆损伤等因素有关。本病病位在腰部经筋，与膀胱经、督脉等经脉关系密切。基本病机是腰部经络不通，气血壅滞。

【辨证要点】

主症　突发腰部疼痛，伤处皮色发红，或青，或紫，僵硬、活动受限。

督脉行腰部正中，手阳明大肠经筋夹脊内，足太阳膀胱经行脊柱两侧。故痛在脊柱正中，病属督脉；痛在脊旁（督脉与膀胱经之间），属手阳明经筋证；痛在脊柱一侧或两侧膀胱经循行线上，病属足太阳经。

【治疗】

1. 基本治疗

治法　通经活络，舒筋止痛。取局部穴位为主。

主穴　阿是穴　腰痛点　委中　后溪

配穴　督脉证配水沟；手阳明经筋证配手三里；足太阳经证配昆仑。

方义　阿是穴可通调局部经脉、络脉及经筋之气血，通经止痛；腰痛点为经验用穴；委中为足太阳膀胱经穴，“腰背委中求”，可疏调腰背部膀胱经之气血；后溪为手太阳小肠经输穴，手、足太阳同名经脉气相通，“输主体重节痛”，后溪穴又为八脉交会穴之一，通督脉，故针刺该穴可行气血而通经络，使受伤组织功能恢复正常。

操作　毫针常规刺，用泻法。一般宜先针远端穴位，配合腰部活动。

2. 其他治疗

（1）拔罐　取阿是穴。常规消毒后用三棱针点刺出血后拔罐。

（2）耳针　取腰骶椎、神门。毫针刺法，或压丸法。

（3）腕踝针　取踝上6区、5区。常规操作，留针期间嘱患者活动腰部。

【按语】

1. 针刺对急性腰扭伤疗效快捷。

2. 许多疾病如脊椎结核、肿瘤、骨折、脱位、韧带断裂等临床症状有时可与急性腰扭伤相似，应注意鉴别，排除原发病。

【文献摘录】

1.《针灸甲乙经·卷九》：腰痛不得卧，手三里主之。

2.《席弘赋》：委中专治腰间痛。

3.《针灸大全·卷之四》：闪挫腰痛，起止艰难，脊中一穴，腰俞二穴，肾俞二穴，委中二穴。

第二十一节　膝骨关节炎

膝骨关节炎是因关节软骨出现原发性或继发性退行性改变，并伴有软骨下骨质增生，从而使关节逐渐被破坏及产生畸形，影响膝关节功能的一种退行性疾病。主要表现为膝关节疼痛，活动后加重，休息后缓解。关节局部有肿胀、压痛、屈伸运动受限。多数在关节活动时出现骨摩擦感，有骨摩擦音。严重者可出现膝内翻或膝外翻畸形。

膝骨关节炎属中医“痹证”“骨痹”范畴，其发生常与劳伤、行走过多或跑跳跌撞等因素有关。病位在膝部筋骨，属本虚标实之证。基本病机是气血瘀滞，筋骨失养。

【辨证要点】

主症　膝关节疼痛及活动功能障碍。

寒湿证：膝关节冷痛肿胀，遇寒加重，得温则减。舌质淡，苔白滑，脉沉迟。

瘀血证：膝关节疼痛剧烈，痛如针刺，痛处固定不移，夜间加重，伴有外伤史。舌质紫暗，或有瘀斑，脉涩。

肝肾亏虚：膝关节痛势隐隐，喜揉喜按，劳则加重。舌淡，脉细。

【治疗】

1. 基本治疗

治法 通经活络，壮骨止痛。取局部穴位为主。

主穴 膝眼 梁丘 阳陵泉 血海 阿是穴 大杼

配穴 寒湿证配腰阳关；瘀血证配膈俞；肝肾亏虚配肝俞、肾俞、气海。

方义 膝眼、梁丘、阳陵泉、血海、阿是穴属于膝关节局部的穴位，可疏通局部气血，通经活络止痛；且阳陵泉乃筋会，可舒筋通络止痛；骨会大杼，可壮骨止痛，以治其本。

操作 毫针常规刺，可加电针，或加灸，或温针灸。

2. 其他治疗

（1）耳针 取肝、肾、神门、交感、皮质下、内分泌、膝。每次选 3 ～ 5 穴，毫针刺法，或压丸法。

（2）拔罐 取阿是穴。皮肤针重叩使出血少许，加拔罐。

（3）穴位注射 取膝眼、阳陵泉、梁丘、膝阳关。每次选 2 ～ 3 穴，选用当归注射液或舒血宁注射液，常规穴位注射。

【按语】

1. 针灸治疗膝骨关节炎有很好的疗效，可与艾灸、火罐、耳针等结合治疗，效果更佳。

2. 注意与良性关节痛、风湿性关节炎、类风湿性关节炎相鉴别。

3. 平时注意减少膝关节负重，必要时扶手杖走路。并要注意保暖。

【文献摘录】

1.《灵枢·杂病》：膝中痛，取犊鼻，以圆利针，发而间之。针大如氂，刺膝无疑。

2.《素问·骨空论》：膝痛不可屈伸，治其背内。

3.《针灸聚英·卷一上》：大杼，主膝痛不可屈伸。

第二十二节 急性踝关节扭伤

急性踝关节扭伤是指踝关节软组织韧带损伤引起的踝关节肿胀、疼痛，甚至活动受限的一种病证。

急性踝关节扭伤的发生常与踩空、弹跳或足部运动时用力过猛或不当等因素有关。本病病位在踝部筋络。基本病机是筋络不通。

【辨证要点】

主症 扭伤部位因瘀阻而肿胀疼痛，伤处肌肤青紫，关节有不同程度的功能障碍。

肿胀、疼痛在外踝下方，病在足太阳筋络；肿胀、疼痛在外踝前下方，病在足少阳筋络；肿胀、疼痛在内踝下方，病在足少阴筋络；肿胀、疼痛在内踝前下方，病在足太阴筋络。

【治疗】

1. 基本治疗

治法 舒筋活络，消肿止痛。取局部穴位为主。

主穴 阿是穴 申脉 丘墟 养老

配穴　病在足少阳筋络加悬钟；病在足少阴筋络加然谷；病在足太阴筋络加商丘。还可用手足同名经配穴法，即在对侧腕关节找压痛点针刺。

方义　踝关节扭伤属筋伤病，病在经筋、络脉，“在筋守筋”，故治疗时取扭伤部位穴位为主，以舒通筋络，散除局部气血壅滞，达到“通则不痛”的效果；踝关节扭伤以外踝下方为多见，病在足太阳筋络，取对侧养老穴处压痛点，属缪刺法，也是手足同名经取穴法，治疗本病常有捷效。

操作　毫针常规刺，用泻法。一般宜先取远端穴位，针刺时配合踝关节活动。

2. 其他治疗

（1）三棱针　取患部所属经络的井穴、阿是穴。井穴用三棱针点刺出血；阿是穴以三棱针点刺出血后，可拔火罐。

（2）耳针　取踝、神门、皮质下。毫针刺法，或压丸法。

【按语】

1. 针灸对急性踝关节扭伤疗效较好，针刺远端穴位时可令患者活动踝部，常有针入痛止之效。

2. 受伤后适当限制扭伤部位活动，避免加重疼痛。扭伤早期应配合冷敷止血，24 小时内禁止热敷，24 小时后予以热敷以助瘀血吸收。

第十章
五官科病证

扫一扫，查阅本章数字资源，含PPT、音视频、图片等

第一节　目赤肿痛

目赤肿痛是一种常见的眼科病证。古代文献根据发病原因、症状急重和流行性，又称“风热眼”“天行赤眼”“红眼病”等。

目赤肿痛的发生常与感受时邪疫毒或素体阳盛、脏腑积热等因素有关。本病病位在眼，与肝胆两经关系密切。多因风热或疫毒之邪侵袭目窍，或肝胆火盛，循经上扰目窍而发病。基本病机是热毒蕴结目窍。

西医学中，目赤肿痛多见于急性结膜炎、假性结膜炎以及流行性角膜炎等疾病中。

【辨证要点】

主症　目赤肿痛，羞明，流泪，眵多。

风热外袭：起病较急，患眼灼热，羞明，流泪，眼睑肿胀，白睛红赤，痒痛皆作，眵多黄黏，伴头痛，鼻塞。舌红，苔薄白或微黄，脉浮数。

肝胆火盛：病初眼有异物感，视物模糊不清，畏光羞明，涩痛，白睛混赤肿胀，伴口苦咽干，耳鸣，尿赤便秘。舌红，苔黄，脉弦数。

【治疗】

1. 基本治疗

治法　清热解毒，消肿止痛。取局部穴位及足厥阴、足少阳经穴为主。

主穴　太阳　攒竹　风池　合谷　太冲

配穴　风热外袭配外关、少商；肝胆火盛配行间、侠溪。

方义　本病病位在眼，太阳位于眼旁，攒竹位于目上，点刺出血可宣泄眼部之郁热，有消肿止痛明目之功；“面口合谷收”，取合谷善清头面热邪；太冲、风池分属肝胆两经，上下相应，可导肝胆之火下行；合谷、太冲相配名曰“开四关”，能疏散一身热邪。

操作　毫针常规刺，用泻法；太阳、攒竹、少商可点刺出血。

2. 其他治疗

（1）三棱针　取两肩胛之间丘疹样反应点、大椎及其旁开 0.5 寸处、太阳、印堂、上眼睑等，选点挑刺。本法适用于急性结膜炎。

（2）耳针　取眼、肝、胆、耳尖。毫针刺法，亦可在耳尖或耳后静脉点刺出血。

（3）拔罐　取太阳。点刺出血后拔罐，每次留罐 5 分钟左右。

【按语】

1. 针刺治疗目赤肿痛效果较好，可明显缓解病情。

2. 本病具有传染性，须注意洗脸用具隔离。

【文献摘录】

1.《灵枢·热病》：目中赤痛，从内眦始，取之阴跷。

2.《备急千金要方·卷三十》：阳谷、太冲、昆仑，主目急痛赤肿。

3.《针灸大全·卷之四》：眼赤痛肿，风泪下不已，攒竹二穴，合谷二穴，小骨空二穴，临泣二穴。

4.《杨敬斋针灸全书·卷之下》：赤眼肿痛，睛明、攒竹、丝竹空、合谷。

5.《玉龙歌》：两睛红肿痛难熬，怕日羞明心自焦，只刺睛明鱼尾穴，太阳出血自然消。

第二节　麦粒肿

麦粒肿是指胞睑边缘生小硬结，红肿疼痛，形似麦粒，易于溃脓的眼病，又名“针眼”“土疳”，俗称“偷针眼”。

麦粒肿的发生常与外感风热、热毒上攻或脾胃湿热等因素有关。本病病位在眼睑，眼睑属脾，太阳为目上冈，阳明为目下冈，故本病与足太阳、足阳明经及脾胃关系密切。基本病机是热邪结聚于胞睑。

西医学认为本病是指眼睑腺体组织的急性化脓性炎症，即睑腺炎。

【辨证要点】

主症　胞睑边缘生小硬结，红肿疼痛并渐行扩大；数日后硬结顶端出现黄色脓点，破溃后脓自流出。

风热外袭：多发于上睑，麦粒肿初起，痒痛微作，局部硬结微红肿，触痛明显，或伴有头痛发热，全身不适。舌红，苔薄黄，脉浮数。

热毒炽盛：多发于下睑，胞睑红肿，硬结较大，灼热疼痛，有黄白色脓点，口渴喜饮，便秘尿赤。舌红，苔黄或腻，脉数。

脾胃湿热：多发于下睑，麦粒肿屡发，红肿不甚，或经久难消，伴有口黏口臭，腹胀便秘。舌红，苔黄腻，脉数。

【治疗】

1. 基本治疗

治法　清热解毒，消肿散结。取局部穴位及足太阳、足阳明经穴为主。

主穴　攒竹　太阳　厉兑

配穴　风热外袭配风池、商阳；热毒炽盛配大椎、曲池；脾胃湿热配内庭、阴陵泉。

方义　攒竹为足太阳经穴，与太阳穴均位于眼区，长于清泻眼部郁热而散结；厉兑为足阳明经的井穴，可清泻阳明积热、消肿散结。

操作　毫针常规刺，用泻法；攒竹、太阳、厉兑均可点刺出血；攒竹可透鱼腰、丝竹空。

2. 其他治疗

（1）三棱针　取肩胛区第 1 ～ 7 胸椎棘突两侧的淡红色疹点或敏感点。三棱针挑刺或点刺出血。

（2）拔罐　取大椎。三棱针散刺出血后拔罐。

（3）耳针　取眼、肝、脾、耳尖。毫针刺法，亦可在耳尖、耳背小静脉刺络出血。

【按语】

1. 针灸治疗本病初期疗效显著。但成脓之后，宜转眼科切开排脓。

2. 麦粒肿初起至酿脓期间，切忌用手挤压患处，以免脓毒扩散。患病期间饮食宜清淡。

【文献摘录】

1.《针灸聚英·卷二》：偷针眼，视其背上有细红点如疮，以针刺破即瘥，实解太阳之郁热也。

2.《证治准绳·第七册·七窍门上》：土疳症，有一目生又一目者，有只生一目者……其病不一，当随宜治之……谨按世传眼眦初生小疱，视其背上，即有细红点如疮，以针刺破眼时即瘥，故名偷针，实解太阳经结热也，人每试之有验。

3.《审视瑶函·卷四》：此症或眼皮上下，生出一小核是也，乃脾胃痰气所致。上睑属脾经，下睑属胃经。若结成小核，红而自破，不药而愈。若坚白不破，久则如杯如拳，而成瘤矣。若初起小核时，即先用细艾如粟米壮放患上，令患目者卧榻紧闭目，以隔蒜片灸三四壮，外将膏药贴之。

第三节　眼睑下垂

眼睑下垂是指上睑提举无力，或不能抬起，以致睑裂变窄，甚至遮盖部分或全部瞳仁，影响视力的一种眼病，古称“睢目”“上胞下垂”，严重者称“睑废”。

眼睑下垂的发生常与禀赋不足、脾气虚弱、风邪外袭和外伤等因素有关。本病病位在胞睑筋肉，胞睑属脾，“太阳为目上冈”，故本病与脾脏、足太阳经筋关系密切，可涉及肝、肾。基本病机是气虚不能上提，血虚不能养筋。

西医学中，眼睑下垂多见于重症肌无力眼肌型、动眼神经麻痹、眼外伤等疾病中。

【辨证要点】

主症　上睑下垂，抬举无力，甚至遮盖瞳仁，影响视力。

肝肾不足：多自幼上睑下垂，可伴有五迟、五软。舌淡，苔白，脉弱。

脾虚气弱：起病较缓，朝轻暮重，休息后减轻，劳累后加重，面色少华，眩晕，纳呆。舌淡，苔薄，脉弱。

风邪袭络：起病突然，重者目珠转动失灵，或外斜，或视一为二。舌淡红，苔薄，脉弦。

【治疗】

1. 基本治疗

治法　健脾益气，养血荣筋。取眼区局部穴及背俞穴为主。

主穴　攒竹　丝竹空　阳白　脾俞　肾俞　三阴交

配穴　肝肾不足配肝俞、太溪；脾虚气弱配百会、足三里；风邪袭络配风门、风池。

方义　本病病在筋肉，“在筋守筋”，故以局部取穴为主。攒竹、丝竹空和阳白均位于眼上方，三穴合用，可通经活络，调和气血，升提眼睑；本病病本多属脾肾不足，且上睑为足太阳经所过之处，取膀胱经之脾俞、肾俞，既符合“经脉所过，主治所及”之理，又可健脾益气、补肾养血，以治其本；三阴交为肝、脾、肾三经的交会穴，可补脾益肾、养血柔筋、调和气血。

操作　攒竹、丝竹空、阳白既可相互透刺，又均可透刺鱼腰穴；余穴常规针刺。

2. 其他治疗

（1）耳针　取眼、脾、肝、胃、肾。每次选 3 ～ 4 穴，毫针刺法，或埋针法、压丸法。

（2）皮肤针　取患侧攒竹、眉冲、阳白、头临泣、目窗、目内眦－上眼睑－瞳子髎连线。叩刺至局部皮肤潮红。

【按语】

针灸治疗本病有一定效果，但对于先天重症患者可考虑手术治疗。

【文献摘录】

《眼科锦囊》：上睑低垂证轻者，可灸三阴交。

第四节　眼睑瞤动

眼睑瞤动是以眼睑不自主牵拽跳动为临床特征的眼病，又名“目瞤”。多为一侧发病，较少两侧同病。在情绪紧张、疲劳、久视、睡眠不足等情况下加剧，入睡时消失。轻者不治自愈，重者则需治疗，少数病例日久不愈。

眼睑瞤动的发生常与久病、过劳、情志不遂等因素有关。本病病位在胞睑筋肉，眼睑属脾，“太阳为目上冈，阳明为目下冈”，故本病多与肝、脾、胃、膀胱等经脉脏腑有关。基本病机是肝脾血虚，虚风内动。

西医学中，眼睑瞤动多见于眼轮匝肌痉挛。

【辨证要点】

主症　眼睑不自主频繁振跳，重者可牵动口角乃至面颊部肌肉发生抽动。

肝脾血虚：每于劳累或情绪激动、紧张时加重，纳差乏力，面色无华或萎黄。舌淡，脉细弱。

血虚生风：病程较长，眼睑跳动频繁，或牵及眉际、颜面及口角抽搐掣动，头晕目眩，面色少华。舌淡，苔薄，脉弦细。

【治疗】

1. 基本治疗

治法　补益肝脾，养血息风。以眼区局部穴和足厥阴、足太阴经穴为主。

主穴　四白　攒竹　丝竹空　合谷　太冲　三阴交　足三里

配穴　肝脾血虚配肝俞、脾俞；血虚生风配风池、血海。上胞振跳加睛明、申脉；下胞振跳加承泣、内庭。

方义　本病病在筋肉，“在筋守筋”，故以局部取穴为主。四白、攒竹、丝竹空均为眼周穴，可疏调眼周局部气血以息风止痉；“面口合谷收”，合谷与太冲相配为“四关”穴，可养肝荣筋，息风止痉；眼睑属脾，下睑为胃经所过，三阴交为脾经穴，足三里为胃经合穴，二穴合用，可补益脾胃，生化气血，荣养筋肉而止痉。

操作　攒竹与丝竹空互相透刺，或分别透鱼腰穴；四白最好刺入眶下孔中；余穴常规针刺。

2. 其他治疗

（1）耳针　取眼、神门、脾、肝、胃、心。每次选 3 ～ 4 穴，毫针刺法，或埋针法、压丸法。

（2）头针　取枕上正中线、枕上旁线。头针常规针刺。

（3）穴位注射　取阳白、翳风、下关、足三里。每次取 2 ～ 3 穴，选用丹参注射液或 B 族维生素注射液，常规穴位注射。

【按语】

1. 针灸治疗本病有一定效果，但病程较长者疗效欠佳。

2. 注意劳逸结合，避免久视或劳倦，睡眠宜充足。

【文献摘录】

1.《针灸甲乙经·卷十二》：目动，与项口参相引，㖞僻口不能言，刺承泣。

2.《针灸资生经·第六》：承泣，主目瞤动……攒竹，治眼睑瞤动。

3.《神应经·头面部》：眼睑瞤动，头维、攒竹。

第五节　近　视

近视是以视近物清晰、视远物模糊为临床特征的眼病，古称"能近怯远症"。

近视的发生常与禀赋不足、劳心伤神和不良用眼习惯有关。本病病位在眼，肝经连目系，心经系目系，肾为先天之本，脾为生化之源，故本病与心、肝、脾、肾关系密切。多因先天禀赋不足，后天发育不良，劳心伤神，心阳耗损，使心、肝、脾、肾气血亏虚，加上用眼不当而致。基本病机是目络瘀阻，目失所养。

本病即西医学的近视眼，为眼科屈光不正疾病之一。

【辨证要点】

主症　视近物清晰，视远物模糊，视力减退。

肝肾亏虚：双目干涩，头晕耳鸣，夜寐多梦，腰膝酸软。舌淡，少苔，脉细尺弱。

心脾两虚：目视疲劳，双目喜闭，面白神疲，失眠健忘，纳呆便溏。舌淡，苔薄白，脉细弱。

【治疗】

1. 基本治疗

治法　通经活络明目。取眼区局部穴位为主。

主穴　睛明　承泣　四白　太阳　风池　光明

配穴　肝肾亏虚配肝俞、肾俞；心脾两虚配心俞、脾俞。

方义　睛明、承泣、四白、太阳均位于眼周，可通经活络，益气明目，是治疗眼疾的常用穴；风池为足少阳与阳维之交会穴，内与眼络相连，光明为足少阳胆经络穴，与肝相通，两穴相配，可疏调眼络，养肝明目。

操作　睛明、承泣针刺应注意固定眼球，轻柔进针，不行提插捻转手法，出针时按压针孔片刻；风池注意把握针刺的方向、角度和深度，切忌向上深刺，以免刺入枕骨大孔；光明针尖宜朝上斜刺，使针感向上传导；余穴常规针刺。

2. 其他治疗

（1）耳针　选眼、肝、脾、肾、心、皮质下。每次选 3 ～ 4 穴，毫针刺法，或埋针法、压丸法。

（2）皮肤针　取眼周穴位及风池。轻度或中度叩刺。

（3）头针　取枕上正中线、枕上旁线。头针常规针刺。

【按语】

1. 针灸治疗轻、中度近视疗效较好，假性近视疗效显著，且年龄越小治愈率越高。

2. 平时注意用眼卫生，坚持做眼保健操。

【文献摘录】

1.《标幽赋》：取肝俞与命门，使瞽士视秋毫之末。

2.《玉龙歌》：肝家血少目昏花，宜补肝俞力便加，更把三里频泻动，还光益血自无差。

3.《针灸大成·卷六》：睛明……主目远视不明。

第六节　斜　视

斜视是以双眼注视目标时黑睛向内或向外偏斜为特征的眼病，古称“睊目”“风牵偏视”“双目通睛”。两眼向内对视，称为“对眼”，向外斜视称为“斜白眼”。多见于儿童。

斜视的发生常与先天禀赋不足、外伤、风邪外袭等因素有关。本病病位在眼，与肝、肾关系密切。基本病机是脉络空虚，风邪乘虚侵袭，或肾阴亏虚，肝风内动，目系拘急而成；或外伤，气血瘀滞，经筋弛缓，目珠维系失衡而致。

西医学中，本病多见于麻痹性斜视。

【辨证要点】

主症　一眼或双眼黑睛向内或向外偏斜，转动受限，视一为二。

风邪袭络：发病急骤，伴头目疼痛或眩晕，恶寒发热。舌淡红，苔薄，脉浮。

肝风内动：头晕目眩，耳鸣，面赤心烦，肢麻震颤。舌红，苔少，脉弦。

瘀血阻络：多有外伤史，伤后目珠偏斜，胞睑、白睛瘀血，头痛眼胀，恶心呕吐。舌紫暗，苔薄，脉涩。

【治疗】

1. 基本治疗

治法　平肝息风，化瘀通络。取足少阳、足厥阴经穴为主。

主穴　风池　光明　太冲　合谷　太溪

配穴　风邪袭络配风府；肝风内动配肝俞；瘀血阻络配膈俞。内直肌麻痹配睛明、攒竹；外直肌麻痹配瞳子髎、太阳；上直肌麻痹配鱼腰、攒竹；下直肌麻痹配承泣、四白；上斜肌麻痹配球后、四白；下斜肌麻痹配丝竹空、鱼腰。

方义　目系“上出于脑，后出于项中”，故取项后风池以通经络，调目系；肝开窍于目，故取肝之原穴太冲，胆经络穴光明，为原络配穴法，以平肝息风，通络明目；且太冲与合谷相配为“四关”穴，善于祛风通络，调和气血；太溪为肾之原穴，可滋水涵木，以治其本。

操作　风池、风府穴应注意掌握针刺的方向、角度和深度，切忌向上斜刺，以免刺入枕骨大孔；针刺眼部穴位尤其是眼眶内的腧穴，手法要轻柔，不提插捻转，避免伤及眼球或引起眼内出血；余穴常规针刺，可加电针。

2. 其他治疗

（1）电针　取眼区穴如攒竹、四白、太阳、瞳子髎为主，配合四肢穴。采用疏密波或断续波，刺激强度以患者耐受为度。

（2）皮肤针　取眼眶周围腧穴及风池。叩刺至局部皮肤潮红为度。

【按语】

针刺治疗斜视效果肯定，对病程短者疗效尤佳。

【文献摘录】

1.《针灸甲乙经·卷十二》：睊目，水沟主之。

2.《备急千金要方·卷八》：若眼戴睛上插，灸目两眦后二七壮。

3.《圣济总录·卷第一百九十三》：丝竹空、前顶，主目上插。

第七节 视神经萎缩

视神经萎缩是指视网膜神经节细胞轴索广泛损害而出现的萎缩变性。临床以视力功能损害和视神经乳头苍白为主要特征，本病严重影响视力，致盲率较高。视神经萎缩分原发性和继发性，如视网膜、视神经的炎症、退变、缺血、外伤、遗传等因素，眶内或颅内占位性病变的压迫，其他原因所致的视神经乳头水肿、青光眼等，均可能导致视神经萎缩。

视神经萎缩属中医学“青盲”“视瞻昏渺”范畴，其发生常与禀赋不足、思虑劳倦及情志、外伤等因素有关。本病病位在眼，因肝经连目系，心经系目系，肾为先天之本，脾为生化之源，故本病与心、肝、脾、肾关系密切。基本病机是精血虚乏，神光不得发越于外；或脉络瘀阻，精血不能上荣于目。

【辨证要点】

主症 患眼外观无异常而视力显著减退，甚至完全失明。

肝气郁结：抑郁不舒，急躁易怒，胸胁胀痛，口苦。舌红，苔薄，脉弦。

气血瘀滞：多有外伤史，兼见头痛眩晕，健忘失眠。舌质暗，有瘀斑，脉涩。

肝肾亏虚：双眼干涩，眩晕耳鸣，腰膝酸软，遗精。舌红，苔少，脉细数。

【治疗】

1. 基本治疗

治法 调补肝肾，养精明目。取眼区局部穴及足少阳、足厥阴经穴为主。

主穴 球后 睛明 承泣 风池 太冲 光明 三阴交

配穴 肝气郁结配行间、侠溪；气血瘀滞配合谷、膈俞；肝肾亏虚配肝俞、肾俞。

方义 球后、睛明、承泣皆位于眼部，旨在通调眼部气血；风池属足少阳胆经，内通目系，可通络明目；太冲为肝之原穴，光明为足少阳胆经之络穴，原络配用，可疏肝理气，养肝明目；三阴交调补肝脾肾，养精明目，以治其本。

操作 球后、睛明、承泣均按眼区腧穴常规操作，可适当深刺，但应注意避免伤及眼球和血管；风池穴应把握好进针的方向、角度和深度，最好能使针感向眼部传导；余穴常规针刺。

2. 其他治疗

（1）耳针 取眼、肝、脾、肾、枕、皮质下。每次选 3 ～ 4 穴，毫针刺法，或埋针法、压丸法。

（2）头针 取额旁 2 线、枕上正中线、枕上旁线。头针常规针刺。

（3）皮肤针 取眼眶周围、第 5 ～ 12 胸椎两侧、风池、肝俞、胆俞、膈俞。眼区轻度叩刺至潮红，其余部位及经穴施以中度叩刺。

【按语】

视神经萎缩是眼科难治性疾病，至今尚无满意的疗法。针灸治疗视神经萎缩有一定疗效，可控制病情进展，提高视力，延缓致盲。

【文献摘录】

1.《针灸甲乙经·卷十二》：青盲远视不明，承光主之。

2.《圣济总录·卷第一百九十三》：商阳、巨髎、上关、承光、瞳子髎、络却，主青盲无所见。

3.《神应经·耳目部》：青盲无所见，肝俞、商阳（左取右，右取左）。

4.《神灸经纶·卷之三》：青盲眼，肝俞、胆俞、肾俞、养老、商阳、光明。

第八节　青光眼

青光眼是以眼内压间断或持续升高为临床特点的一种眼病，持续的高眼压可以给眼球各部分组织和视功能带来损害。一般将青光眼分为原发性、继发性和先天性三大类。视盘凹陷增大是青光眼常见的体征。本病是导致人类失明的重要眼病之一，发病率高，且与年龄的增长呈正相关。

青光眼属中医学"青风内障""青风"范畴，其发生与先天禀赋不足、生活习惯、久病体虚、年龄等密切相关。本病病位在目，基本病机为目窍失养，神水滞涩。

【辨证要点】

主症　视物昏朦，目珠发胀或视物不清，视野缺损。

肝气郁结：时有视物昏朦、目珠微胀或瞳神稍大，兼见情志不舒，心烦口苦。舌红，苔黄，脉弦细。

心脾两虚：早期偶有视物昏朦，渐进进展可见视野缺损，伴心悸，失眠健忘，食少，大便稀溏，倦怠乏力。舌淡，苔白，脉细弱。

肝肾亏虚：患病日久，视物不清，瞳神稍大，视野缺损，视盘苍白，可伴头晕失眠，面白肢冷，精神倦怠，腰膝无力。舌淡，苔薄，脉细沉无力。

【治疗】

1. 基本治疗

治法　疏肝理气，养肝明目。以眼区局部穴及足厥阴肝经穴为主。

主穴　睛明　球后　承泣　光明　太冲

配穴　肝气郁结配太冲、期门；心脾两虚配心俞、脾俞；肝肾亏虚配肝俞、肾俞。

方义　睛明、球后、承泣皆位于眼部，旨在通调眼部气血；太冲为肝之原穴，光明为足少阳胆经的络穴，两穴相配属原络配穴，可疏肝理气，养肝明目，其中光明为治疗眼疾恢复视力之效穴。

操作　常规针刺，针刺睛明、球后、承泣应注意避免伤及眼眶内重要组织和血管。

2. 其他治疗

（1）穴位按压　取眼眶周围穴位，用拇指螺纹面桡侧缘依次按顺序逐一点压按揉。每次按揉10～15分钟，每日1～2次。

（2）穴位注射　取肝俞、肾俞、光明、太冲等穴，每次选2～3穴，选用B族维生素注射液，常规穴位注射。

【按语】

1. 本病早期轻微的视野缺损通常难以发现，如视神经严重受损，可导致失明。尽早进行青光眼的检查、诊断和治疗是防止视神经损害和失明的关键。针灸可作为本病的治疗方法之一，有一定的疗效。

2. 养成健康的用眼习惯，注意休息，按时进行眼周局部按摩或眼保健操。

3. 积极参加青光眼普查，一旦发现眼压偏高、视野改变等时，应专科诊治明确诊断以排查本病。

【文献摘录】

《秘传眼科龙木论·卷之八》：络却，二穴，一名强阳，又名脑盖，在通天后一寸五分，足太阳脉气所发，治青风内障，目无所见，可灸三壮。

第九节　耳鸣、耳聋

耳鸣以耳内鸣响，如蝉如潮，妨碍听觉为主症；耳聋以听力不同程度减退或失听为主症，轻者称“重听”。临床上耳鸣、耳聋既可单独出现，亦可先后发生或同时并见。

耳鸣、耳聋的发生常与外感风邪、情志失畅、久病、年老体弱等因素有关。本病病位在耳，肾开窍于耳，少阳经入于耳中，故本病与肝、胆、肾关系密切。实证多因外感风邪壅遏清窍或肝胆郁火循经上扰清窍；虚证多因肾精亏虚，耳窍失养。基本病机是邪扰耳窍或耳窍失养。

西医学中，耳鸣、耳聋可见于多种耳科疾病、高血压病、动脉硬化、脑血管疾病、贫血、红细胞增多症、糖尿病、感染性疾病、药物中毒及外伤性疾病。

【辨证要点】

主症　耳鸣、耳聋。

外感风邪：开始多有感冒症状，继之猝然耳鸣、耳聋、耳闷胀，伴头痛恶风，发热口干。舌质红，苔薄白或薄黄，脉浮数。

肝胆火盛：耳鸣、耳聋每于郁怒之后突发或加重，兼有耳胀，伴头痛或眩晕，口苦咽干，心烦易怒，大便秘结。舌红，苔黄，脉弦数。

肾精亏虚：久病耳聋或耳鸣时作时止，声细调低，按之鸣声减弱，劳累后加剧，伴头晕，腰酸，遗精。舌红，苔少，脉细。

【治疗】

1. 基本治疗

（1）实证

治法　疏风泻火，通络开窍。取耳区局部穴及手足少阳经穴为主。

主穴　听会　翳风　中渚　侠溪

配穴　外感风邪配外关、合谷；肝胆火盛配太冲、丘墟。

方义　手足少阳经脉均入耳中，故取听会、翳风疏导少阳经气；中渚泻三焦火而清耳窍；侠溪清泻肝胆之火。

操作　听会、翳风的针感宜向耳底或耳周传导为佳；余穴常规刺，泻法。

（2）虚证

治法　补肾养窍。取足少阴经穴、耳区局部穴为主。

主穴　太溪　肾俞　听宫　翳风

方义　太溪、肾俞能补肾填精，上荣耳窍；听宫为手太阳经与手、足少阳经的交会穴，气通耳内，具有聪耳启闭之功，为治耳疾的要穴，与手少阳经翳风相配，可疏导少阳经气，宣通耳窍。

操作　听宫、翳风的针感宜向耳底或耳周传导为佳；余穴常规刺，补法；太溪、肾俞可加温灸或温针灸。

2. 其他治疗

（1）耳针　取肝、胆、肾、三焦、内耳、外耳、皮质下。每次选 3 ～ 5 穴，双耳交替使用，毫针刺法或压丸法、埋针法。

（2）头针　取双侧颞后线。头针常规针刺。

（3）穴位注射　取听宫、翳风、完骨、肾俞、阳陵泉。每次选 2 ～ 3 穴，选用丹参注射液或当归注射液或维生素 B_{12} 注射液，常规穴位注射。

【按语】

1. 针灸治疗耳鸣、耳聋有一定的疗效，但对于鼓膜损伤、听力完全丧失者难以取效。

2. 治疗期间避免劳倦，节制房事，调整情绪，避免使用耳毒性药物。

【文献摘录】

1.《灵枢·口问》：耳者，宗脉之所聚也……溜脉有所竭者，故耳鸣。补客主人、手大指爪甲上与肉交者也。

2.《针灸大成·卷九》：耳内虚鸣，肾俞、足三里、合谷……耳聋气闭，听宫、听会、翳风。

3.《针灸逢源·卷五》：新聋多热，取少阳、阳明……久聋多虚，补足少阳，液门、中渚、外关、翳风、耳门、后溪、听宫、听会、合谷、侠溪。

第十节　聤　耳

聤耳是以耳内流脓为主症的病证，又称“脓耳”。

聤耳的发生常与外感风热、情志恚怒、嗜食辛辣厚味等因素有关。本病病位在耳，手足少阳经皆入于耳，故本病属少阳经病变，多属风热上壅或肝胆火郁夹湿热上攻结聚耳窍所致。基本病机是邪扰耳窍或耳窍失养。

西医学中，聤耳多见于急、慢性化脓性中耳炎、急性乳突炎、胆脂瘤中耳炎等疾病中。

【辨证要点】

主症　耳内疼痛，流脓，耳胀闷或耳鸣，听力下降。

风热上壅：发病较急，耳痛逐渐加重，耳内闷胀闭塞，听力下降，伴头痛，发热，咽干咽痛。舌红，苔薄黄，脉浮数。

肝胆火盛：耳内剧痛，如钻如刺，耳脓多而黄稠，伴烦躁易怒，口苦咽干，小便黄赤，大便秘结。舌红，苔黄厚，脉弦数。

脾虚湿滞：耳内流脓，经年不愈，脓液清稀量多，听力下降或有耳鸣，伴四肢倦怠，面色少华，纳差食少，大便溏薄。舌淡，苔白腻，脉濡。

肾阴亏虚：耳内流脓，经年不愈，脓液秽臭，状如腐渣，伴头晕神疲，腰膝酸软。舌红，少苔，脉细数。

【治疗】

1. 基本治疗

治法　清热泻火，通利少阳。取耳区局部穴及手、足少阳经穴为主。

主穴　耳门　听会　翳风　侠溪　外关

配穴　风热上壅配风池；肝胆火盛配行间、足临泣；脾虚湿滞配三阴交、阴陵泉；肾阴亏虚配太溪、肾俞。

方义　手、足少阳经均行于耳周，入耳中。近取手足少阳经在耳部周围的耳门、听会、翳风，可疏利少阳，行气通窍；远取手少阳经的外关、足少阳经的侠溪，可和解少阳，清热泻火，疏通少阳经气。诸穴合用，既属远近配穴法，又属上下配穴法。

操作　耳周腧穴针刺时应注意针尖的角度和方向，防止刺伤耳膜；刺翳风要选较细的针，只捻转，不提插，以防刺伤面神经，要求针感向耳底传导；余穴常规刺，可用灸法。灸前先擦净外耳道脓液，用艾条温和灸耳周穴，至局部皮肤红润、有温热感为度，每次约15分钟。

2. 其他治疗

（1）耳针　取耳尖、神门、肾上腺、肾、内耳、肝、胆、外耳、内分泌、枕。每次选用3～5穴，毫针刺法或压丸法。

（2）穴位注射　取耳门、听会、翳风、合谷、外关。每次选2～3穴，选用丹参注射液、当归注射液或维生素 B_1、维生素 B_{12} 注射液，常规穴位注射。

（3）激光针　取翳风、听会、足三里、丘墟、耳门、曲池、太溪及耳孔患处。每次选2～4穴，用氦-氖激光仪每穴照射5分钟（耳孔配光导纤维照射）。

【按语】

1. 针灸治疗聤耳有较好的疗效。对已化脓穿孔者，针灸治疗可促进吸收、痊愈。

2. 治疗期间忌食辛辣香燥之品，及时清除耳内积脓或积液，保持耳道引流通畅。避免不适当的擤鼻，避免水、泪等进入耳中。

3. 急性化脓性中耳炎，应注意病情变化，密切观察，若见剧烈的耳痛、头痛、发热和神志异常，提示有发生变证的可能，要及时处理。

【文献摘录】

1.《千金翼方·卷第二十六》：又聤耳脓出，亦宜灸。日三壮至二百壮，侧卧张口取之。

2.《针灸资生经·第六》：下关，治聤耳，有脓汁出。耳门，治耳有脓汁出，生疮，䐢耳，聤耳，耳鸣如蝉声，重听无所闻。

3.《神应经·耳目部》：聤生疮有脓汁，耳门、翳风、合谷。

第十一节　鼻　鼽

鼻鼽是指突然和反复发作的以鼻痒、打喷嚏、流清涕、鼻塞等为主要特征的鼻病。呈季节性、阵发性发作，亦可常年发病。

鼻鼽的发生常与正气不足、外邪侵袭等因素有关。本病病位在鼻，与肺、脾、肾三脏关系密切。基本病机是脾肾亏虚，肺气不固，邪聚鼻窍。

西医学中，鼻鼽多见于变应性鼻炎、血管运动性鼻炎、嗜酸性粒细胞增多性非变应性鼻炎等疾病中。

【辨证要点】

主症　鼻痒，打喷嚏，流清涕，鼻塞。

肺气虚寒：每遇风冷易发，气短懒言，语声低怯，自汗，面色苍白，或咳喘无力。舌质淡，苔薄白，脉虚弱。

脾气虚弱：患病日久，鼻塞鼻胀较重，面色萎黄，四肢倦怠，食少纳呆，大便或溏。舌淡胖，边有齿痕，苔薄白，脉弱无力。

肾阳亏虚：病久体弱，早晚较甚，神疲倦怠，面色苍白，形寒肢冷，小便清长，夜尿频多。舌质淡，苔白，脉沉细无力。

肺肾阴虚：多见禀赋不足，劳倦过度，或见咳嗽，咽痒，多梦少寐，口干烦热。舌红，苔白，脉细数。

【治疗】

1. 基本治疗

治法　调补正气，通利鼻窍。取局部穴为主。

主穴　上迎香　印堂　风门　足三里

配穴　肺气虚寒配肺俞、气海；脾气虚弱配脾俞、胃俞；肾阳亏虚配肾俞、命门；肺肾阴虚配太溪、三阴交。

方义　上迎香位于鼻旁，穴通鼻气，通利鼻窍之力最强，可治一切鼻病；印堂位于鼻上，为治鼻炎之要穴；风门可宣肺理气，肺开窍于鼻，肺气宣则鼻窍可通；足三里为强壮要穴，可益气固表。

操作　印堂由上向下沿皮直刺至鼻根部，上迎香由下向上沿鼻翼斜刺近鼻根部，余穴常规针刺。

2. 其他治疗

（1）耳针　取内分泌、内鼻、肺、脾、肾穴。毫针刺法，或埋针法、压丸法。

（2）穴位注射　取迎香、合谷、足三里等穴。选用丹参注射液，或维生素 B_1、胎盘注射液等，常规穴位注射。

（3）穴位敷贴　取大椎、肺俞、膏肓、肾俞、膻中穴。用白芥子 30g，延胡索、甘遂、细辛、丁香、白芷各 10g，研成粉末。上述药末用辣椒水调糊，涂医用无菌敷贴上，撒上适量肉桂粉，贴于穴位。30 ～ 90 分钟后去掉，以局部红晕微痛为度。

（4）皮肤针　取颈椎夹脊 1 ～ 4、背部第 1 侧线、前臂部手太阴肺经。叩刺至局部皮肤潮红。

【按语】

1. 针灸治疗本病有效，尤其对改善鼻道的通气功能较为迅速。

2. 经常锻炼身体，适当户外运动，增强抵抗力。过敏性鼻炎还应积极查找过敏原，避免接触。

【文献摘录】

1.《针灸甲乙经 · 卷七》：风眩头痛，鼻不利，时嚏，清涕而出，风门主之。

2.《针灸资生经 · 第六》：玉枕、百会、印堂、当阳、临泣，疗鼻塞。

3.《神灸经纶 · 卷之三》：鼻塞，囟会、上星、风门。

第十二节　鼻　渊

鼻渊是以鼻流腥臭浊涕、鼻塞、嗅觉减退为主症的病证，重者又称“鼻漏”。

鼻渊的发生常与外邪侵袭、胆腑郁热、脾胃湿热等因素有关。本病病位在鼻，肺开窍于鼻，足阳明胃经起于鼻，“胆移热于脑，则辛頞鼻渊”（《素问 · 气厥论》），故本病与肺、脾、胃、胆关系密切。基本病机是邪壅鼻窍。

西医学中，鼻渊多见于急、慢性鼻炎，急、慢性鼻窦炎和副鼻窦炎等疾病中。

【辨证要点】

主症　鼻塞，鼻流浊涕，嗅觉减退。

肺经风热：多见于发病初期，鼻塞，鼻涕量多，色白或微黄，发热恶寒，头痛，咳嗽。舌红，苔薄黄，脉浮数。

胆腑郁热：鼻涕浓浊，量多，色黄或黄绿，或有腥臭味，头痛鼻塞，口苦咽干，心烦易怒，小便黄赤。舌红，苔黄，脉弦数。

脾胃湿热：多见于鼻渊后期，鼻塞重而持续，流涕缠绵不愈，鼻涕黄浊而量多，嗅觉减退，头昏闷或重胀，胸脘痞闷，纳呆食少。苔黄腻，脉滑数。

【治疗】

1. 基本治疗

治法　通利鼻窍。取局部穴为主。

主穴　迎香　印堂　上迎香　通天　列缺　合谷

配穴　肺经风热配尺泽、少商；胆腑郁热配阳陵泉、侠溪；脾胃湿热配曲池、阴陵泉。

方义　迎香夹于鼻旁，印堂位于鼻上，上迎香位于鼻旁，均是治鼻渊要穴，近取三穴共奏疏散鼻部郁热而通鼻窍之功效；远取列缺、合谷为表里经配穴，可清泻肺热；通天善通鼻窍。诸穴合用，为三部配穴法。

操作　常规针刺，迎香宜斜向上透刺上迎香穴。

2. 其他治疗

（1）耳针　取内鼻、外鼻、肾上腺、额、肺、胆、脾、胃。每次选 3 ～ 5 穴，毫针刺法，或埋针法、压丸法。

（2）穴位注射　取合谷、迎香。选用复合维生素 B 注射液或丹参注射液、当归注射液，常规穴位注射。

（3）穴位敷贴　取大椎、肺俞、脾俞、胃俞、胆俞。用白芥子 30g，延胡索、甘遂、细辛、丁香、白芷、苍耳子、辛夷、薄荷各 10g，研成细末，用生姜汁或辣椒水调糊，涂医用无菌敷贴上，撒上适量肉桂粉，贴于穴位，保留 4 小时以上。每周 1 次，连续 3 次。

【按语】

1. 针灸治疗鼻渊有一定的疗效。

2. 对慢性鼻渊反复发作者，应做专科检查，及时排除肿瘤。

3. 平时要锻炼身体，增强体质，预防感冒。

【文献摘录】

1.《备急千金要方·卷三十》：曲差、上星、迎香、素髎、水沟、龈交、通天、禾髎、风府，主鼻窒喘息不利、鼻喎僻多涕，鼽衄有疮……天柱，主不知香臭。

2.《针灸大成·卷五》：鼻流涕臭，名曰鼻渊，曲差、上星、百会、风门、迎香。

3.《针灸逢源·卷五》：鼻渊又名脑漏……上星、风府、曲差、人中、合谷。

第十三节　咽喉肿痛

咽喉肿痛是以咽喉红肿疼痛、吞咽不适为主症的病证。

咽喉肿痛的发生常与外感风热、饮食不节和体虚劳累等因素有关。本病病位在咽喉，咽通于胃，喉为肺系，肾经上循喉咙，结于廉泉，故本病与肺、胃、肾等脏腑关系密切。基本病机是火热或虚火上灼咽喉。

西医学中，咽喉肿痛多见于急性咽炎、扁桃体炎、扁桃体周围脓肿、咽后脓肿、咽旁脓肿、急性喉炎等疾病中。

【辨证要点】

主症　咽喉部红肿疼痛、吞咽不适。

外感风热：咽部红肿疼痛，吞咽不适，伴发热，汗出，头痛，咳嗽，小便黄。舌质红，苔薄白或微黄，脉浮数。

肺胃热盛：咽部红肿，灼热疼痛，吞咽困难，高热，口渴喜饮，口气臭秽，大便秘结，小便黄赤。舌红，苔黄，脉数有力。

阴虚火旺：咽干微肿，疼痛，午后或入夜尤甚，或咽部异物感，干咳痰少而稠，手足心热。舌红，苔少，脉细数。

【治疗】

1. 基本治疗

（1）实证

治法　清热利咽，消肿止痛。取手太阴、手足阳明经穴为主。

主穴　少商　商阳　关冲　天容　内庭

配穴　外感风热配风池、外关；肺胃热盛配厉兑、鱼际。

方义　少商为手太阴肺经的井穴，可清泻肺热，为治咽喉肿痛的要穴；商阳为手阳明大肠经的井穴，可疏泄阳明郁热；关冲为手少阳三焦经的井穴，可清泻三焦之火，消肿利咽；天容位于咽喉附近，属于手太阳小肠经，清热利咽作用显著；内庭为足阳明胃经荥穴，“荥主身热”，善清胃经之火。

操作　毫针常规刺，泻法；少商、商阳、关冲、厉兑可点刺出血。

（2）虚证

治法　滋阴降火，利咽止痛。取足少阴经穴为主。

主穴　太溪　照海　列缺　鱼际

方义　太溪为肾之原穴，有滋阴降火作用；照海属足少阴肾经，通阴跷脉，列缺属手太阴肺经，通任脉，二穴相配，为八脉交会组穴，专治咽喉疾患；鱼际为手太阴肺经的荥穴，可清肺热、利咽喉。

操作　毫针常规刺，补法或平补平泻法。列缺、照海行针时可配合做吞咽动作。

2. 其他治疗

（1）三棱针　取少商、商阳、耳背静脉。点刺出血。

（2）皮肤针　取合谷、大椎、后颈部、颌下、耳垂下方。叩刺至局部潮红为度。

（3）穴位注射　取合谷、曲池、孔最。选用10%葡萄糖注射液或板蓝根注射液、鱼腥草注射液等，常规穴位注射。

【按语】

1. 针灸对咽喉肿痛实证疗效较好。

2. 忌食辛辣刺激性食物，戒烟酒，避免有害气体的不良刺激。

3. 若扁桃体周围脓肿已成脓，或急性喉炎出现喉水肿，呼吸困难，应做专科处理。

【文献摘录】

1.《针灸大全·卷之四》：单鹅风，喉中肿痛，肺三焦经热，关冲二穴，天突一穴，合谷二穴。

2.《针灸大成·卷八》：咽喉肿痛、闭塞、水粒不下，合谷、少商，兼以三棱针刺手大指背头节上甲根下，排刺三针。

3.《类经图翼·卷十一》：喉痹、喉癣，天柱、廉泉、天突、阳谷、合谷、后溪、三间、少商、关冲、足三里、丰隆、三阴交、行间。

第十四节 喉 喑

喉喑是以声音嘶哑为主症的喉病，常伴有喉痒、干涩微痛等症状，又称“失音”“喑哑”“声嘶”。教师、播音员、售货员等用嗓较多者容易罹患本病。

喉喑的发生常与外邪侵袭、语音劳损、肺肾亏虚等因素有关。本病病位在咽喉，声音出于肺系而根于肾，故本病与肺、肾关系密切。基本病机是肺气不宣，喉窍失养。

西医学中，喉喑多见于急性咽喉炎、慢性咽喉炎、声带肥厚、声带息肉或声带结节等疾病中。

【辨证要点】

主症 声音嘶哑。

风热壅肺：猝然声音嘶哑，喉痛不适，干痒而咳，或有发热，微恶寒，头痛，口微渴。舌边尖红，苔薄白，脉浮数。

痰凝血瘀：声嘶日久，发音费力，喉涩微疼，痰少而黏，声带肥厚肿胀，或有声带小结、声带息肉。舌质暗红，或有瘀点，苔薄白，脉滑或涩。

阴虚火旺：声嘶日久，喉干微痛，喉痒干咳，痰黏难出，清嗓频作，或颧红唇赤，口干少饮，失眠多梦，腰膝酸软。舌红，苔薄，脉细数。

【治疗】

1. 基本治疗

治法 疏经通络，利喉开音。取局部穴为主。

主穴 扶突 天鼎 阿是穴 列缺 照海

配穴 风热壅肺配尺泽、少商；痰凝血瘀配内关、三阴交；阴虚火旺配太溪、鱼际。声音嘶哑甚加复溜；咽喉肿痛甚加合谷。

方义 扶突、天鼎、阿是穴位近喉咙，三穴相配可疏通经气，以利声门；列缺为手太阴肺经穴，为治疗肺系疾病的常用穴，照海为足少阴肾经穴，有滋肾利咽喉之功，二穴相配，为八脉交会组穴，专治咽喉疾病。

操作 诸穴常规针刺。针列缺、照海行针时，可配合做吞咽动作；少商点刺出血。

2. 其他治疗

（1）皮肤针 取手太阴肺经、手阳明大肠经、背部至腰骶脊柱两侧、颈前区。依次轻叩各经区，以皮肤潮红为度，颈前区可重叩，以微出血为度。

（2）三棱针 取少商、商阳、耳背静脉。点刺出血。

（3）耳针 取咽喉、肺、颈、气管、肾、大肠、轮1～轮6。毫针浅刺，亦可压丸；或取耳背静脉、扁桃体区、咽喉区，点刺出血。

【按语】

1. 针灸对喉喑效果明显，但应注意对原发病的治疗。

2. 避免有害气体的不良刺激，忌烟酒及辛辣刺激性食物。注意休息，合理发音。

第十五节 牙 痛

牙痛是指因各种原因引起的牙齿疼痛，为口腔疾患中最常见的症状之一。

牙痛的发生常与外感风火邪毒、过食膏粱厚味、体弱过劳等因素有关。本病病位在齿，肾主骨，齿为骨之余，手、足阳明经分别入下齿、上齿，故本病与胃、肾关系密切。基本病机是风火、胃火或虚火上炎所致。

西医学中，牙痛多见于龋齿、牙髓炎、牙周炎、牙槽或牙周脓肿、冠周炎及牙本质过敏等疾病中。

【辨证要点】

主症　牙齿疼痛。

风火牙痛：发作急骤，牙痛剧烈，牙龈红肿，喜凉恶热，伴发热。舌红，苔薄黄，脉浮数。

胃火牙痛：牙痛剧烈，牙龈红肿甚至出血，遇热加剧，伴口渴，口臭，便秘，尿赤。舌红，苔黄，脉洪数。

虚火牙痛：牙齿隐隐作痛，时作时止，午后或夜晚加重，日久不愈，可见齿龈萎缩，甚则牙齿浮动，伴腰膝酸软，手足心热，头晕眼花。舌红，少苔或无苔，脉细数。

【治疗】

1. 基本治疗

治法　祛风泻火，通络止痛。取手足阳明经穴为主。

主穴　颊车　下关　合谷　内庭

配穴　风火牙痛配翳风；胃火牙痛配厉兑；虚火牙痛配太溪。龋齿牙痛配偏历。

方义　颊车、下关属局部取穴，可疏泄足阳明经气，消肿止痛；合谷为四总穴之一，“面口合谷收”，为治疗牙痛的要穴；内庭为足阳明胃经的荥穴，可清泻阳明火热。

操作　毫针常规刺，泻法。内庭可点刺出血。疼痛剧烈者每日治疗 2 次。

2. 其他治疗

（1）穴位敷贴　取双侧阳溪。将大蒜捣烂，于睡前敷贴，至发疱后取下。用于龋齿疼痛。

（2）耳针　取口、上颌或下颌、牙、神门、胃、肾。每次选 3 ～ 5 穴，毫针刺法，或埋针法、压丸法。

（3）穴位注射　取颊车、下关、合谷、翳风。每次选 1 ～ 2 穴，用柴胡注射液或鱼腥草注射液，常规穴位注射。

【按语】

1. 针灸对牙痛疗效显著，但对龋齿只能暂时止痛，反复针灸治疗无效者，要进一步查找原因，针对病因治疗。

2. 平时应注意口腔卫生，避免冷热酸甜等刺激。

3. 注意与三叉神经痛相鉴别。

【文献摘录】

1.《灵枢・经脉》：手阳明之别，名曰偏历。去腕三寸，别入太阴；其别者，上循臂，乘肩髃，上曲颊偏齿；其别者，入耳，合于宗脉。实则龋聋；虚则齿寒痹隔。取之所别也。

2.《针灸资生经・卷六》：大迎、颧髎、听会、曲池，主齿痛恶寒……翳风治牙车痛……商阳治齿痛恶寒……上关疗风牙疼、牙车不开。

3.《类经图翼・卷十一》：齿牙痛，承浆、颊车、耳垂下尽骨上穴（三壮，如神），肩髃（七壮，随左右灸之），列缺（七壮，立止），太渊（风牙痛），鱼际、阳谷（上牙），合谷、三间（下齿，七壮），足三里（上齿痛者，七七壮愈），太溪、内庭（下牙）。

第十六节 口 疮

口疮是以口腔内的唇、舌、颊、上腭等处黏膜发生单个或多个溃疡为主症的病证，亦称“口糜”“口疳”。

口疮的发生常与过食辛辣厚味、嗜饮醇酒、外感风火燥邪、病后劳损等因素有关。本病病位在口、舌，心开窍于舌，脾开窍于口，脾经连舌本，散舌下，肾经夹舌本，故本病与心、脾、肾关系密切。基本病机是火热上炎于口、舌。

西医学中，口疮多见于溃疡性口炎、复发性口疮等疾病中。

【辨证要点】

主症 唇、舌、颊、上腭等处黏膜出现圆形或椭圆形的淡黄色或灰白色小点，周围红晕，表面凹陷，局部灼痛。

心脾蕴热：唇、颊、上腭及舌面等处见绿豆大小黄白色溃疡，周围鲜红微肿，灼热疼痛，伴口干口渴，心烦不寐，大便干结，小便短赤。舌红，苔黄或黄腻，脉滑数。

阴虚火旺：口疮灰白或灰黄，周围色淡红，溃疡面较小而少，每因劳累诱发，此愈彼起，反复绵延，伴口干咽燥，五心烦热，腰膝酸软。舌红，苔少，脉细数。

【治疗】

1. 基本治疗

（1）实证

治法 清热泻火止痛。取手厥阴、手足阳明经穴为主。

主穴 劳宫 地仓 合谷

方义 劳宫为手厥阴经的荥穴，可清心火而止痛；地仓为足阳明经与阳跷脉之会，可清泻阳明邪热；合谷为四总穴之一，“面口合谷收”，可清泻阳明之热，为治疗口腔疾患的要穴。

操作 毫针常规刺，泻法。

（2）虚证

治法 滋阴降火。取手足少阴经穴为主。

主穴 廉泉 通里 照海

方义 廉泉为阴维脉、任脉之会，肾经所结之处，可滋阴降火；通里为手少阴经的络穴，可养阴清心；照海为足少阴经穴，阴跷脉始发，可导虚热下行。

操作 毫针常规刺，平补平泻法。

2. 其他治疗

（1）耳针 取口、心、脾、胃、肾。毫针刺法或压丸法。

（2）三棱针 取大椎及大椎旁开 1.5 ～ 2cm 处阿是穴。用三棱针挑断皮下纤维组织 2 ～ 3 根，挤压针孔，令出血少许，每周 2 次。

（3）穴位敷贴 取涌泉。吴茱萸 10g，研细末，用醋调成膏状，医用无菌敷贴固定。

【按语】

1. 针灸治疗口疮有一定的疗效。

2. 平时宜注意口腔卫生，忌食辛辣刺激性食物，戒烟酒。

【文献摘录】

1.《太平圣惠方·卷第九十》：小儿口有疮蚀，龈烂，臭秽气冲人，灸劳宫二穴各一壮，在手心中，以无名指屈指头着处是也。炷如小麦大。

2.《类经图翼·卷十一》：口舌疮痛糜烂疳蚀：颊车、地仓、廉泉、承浆、天突、金津、玉液（上二穴刺出血）、合谷、阳陵泉（治胆热口苦善太息）。

3.《针灸集成·卷二》：口疮，取承浆、合谷、人中、长强，又取金津、玉液，各出血。又取委中，泻后溪，此二穴乃心火、肾水二经之表，胆俞、小肠俞，各灸七壮。又刺太冲、劳宫。

第十一章
急　症

扫一扫，查阅本章数字资源，含PPT、音视频、图片等

急症是指发病急骤、病势发展变化较快、病情较重甚至危及患者生命而需要及时诊治的病证。由于急症以新病暴急而起、痼疾猝然发作或加重为特征，所以在古代文献中，有关急症的病名常冠以“中”“暴”“卒”等字样，如“中恶”“暴厥”“卒中”“卒心痛”“卒死”等，以区别于慢性疾病。

历代医家都非常重视急症的治疗，并积累了很多有效经验，特别推崇用针灸治疗急症。本章仅介绍针灸疗效较好的、临床最常见的，或最危重的几种病证的针灸急救方法。

针灸治疗急症，取穴时应以患者体位舒适稳定、医生取穴方便、快速为原则，因此患者应尽量仰卧位，选穴多以头面、四肢部穴位为主，在特定穴中以郄穴和井穴较为常用。

第一节　晕　厥

晕厥是以突发而短暂的意识丧失，四肢厥冷为主症的病证。历代文献记载有寒厥、热厥、暑厥、气厥、血厥、痰厥、食厥、尸厥、秽厥、蛔厥、尿厥、色厥、肢厥等十余种。

晕厥的发生常与暴怒、猝受惊恐、跌仆创伤、劳倦过度、久病虚弱、失血过多、素体元气不足等因素有关。本病病位在脑，涉及五脏六腑，与心、肝关系尤为密切。基本病机是气机逆乱，神窍受扰，或气血不足，脑窍失养。

西医学中，一过性脑缺血、脑血管痉挛、体位性低血压、低血糖昏迷、癔症性昏迷以及外伤、情志等各种原因皆可引起晕厥（反射性晕厥、心源性晕厥、脑源性晕厥）。

【辨证要点】

主症　突然昏仆，不省人事，四肢厥冷。轻者昏厥时间较短，数秒至数分钟后恢复清醒；重者昏厥时间较长，但苏醒后无明显后遗症。

实证：多因暴怒引起，兼见面赤唇紫，口噤息粗，肢痉握拳。脉伏或沉弦。

虚证：面白唇淡，目陷口张，息微汗出。舌质淡，脉沉微。

【治疗】

1. 基本治疗

治法　苏厥醒神。取督脉穴为主。

主穴　水沟　百会　中冲　涌泉

配穴　实证配合谷、太冲；虚证配足三里、关元。四肢厥冷配中脘、气海、关元。

方义　脑为元神之府，督脉入络脑，水沟、百会为督脉穴，为醒脑苏厥开窍之要穴；心主神明，手厥阴心包经、足少阴肾经皆络于心，“病在脏者取之井”，故取两经之井穴中冲、涌泉，醒

神开窍以救急。

操作 实证只针不灸，泻法，或百会点刺出血，可用电针；虚证针灸并用，补法，重灸百会。

2. 其他治疗

（1）耳针 取心、皮质下、肾、肾上腺。实证加肝、肺；虚证加脾、胃。毫针刺法，实证用强刺激，虚证弱刺激，直至复苏。

（2）三棱针 取太阳、十二井穴或十宣。用三棱针点刺放血。适用于实证、热证。

（3）指针 取水沟、内关、太冲。用拇指重力掐按，以患者出现疼痛反应并苏醒为度。

【按语】

1. 晕厥是临床上常见的危重病证，应紧急救治。对于情绪激动、外伤疼痛引起的晕厥针灸效果良好，对于其他原因引起者，针灸可作为应急辅助治疗。

2. 在针灸救治晕厥的同时，应详细检查，明确诱因及原发病，以便采取综合救治措施。

【文献摘录】

1.《灵枢·九针十二原》：五脏之气已绝于内，而用针者反实其外，是谓重竭，重竭必死，其死也静，治之者，辄反其气，取腋与膺。

2.《类经图翼·卷十一》：厥逆，人中（灸七壮，或针入至齿妙）、膻中（二十一壮）、百会（暴厥逆冷）。

3.《神灸经纶·卷之三》：扁鹊治虢太子疾，取三阳五会，更熨两胁下，即苏……厥逆昏沉，不省人事，脉伏绝者，气海、丹田、关元，用大艾炷灸二七壮，得手足温暖，脉至知人事，无汗要有汗出即生。

第二节 虚 脱

虚脱是以突然面色苍白，大汗淋漓，四肢逆冷，表情淡漠，或烦躁不安，甚则昏迷，二便失禁，血压下降，脉微欲绝为主症的病证。

虚脱的发生常与大汗、大吐、大泻、大失血、情志内伤、外感六淫邪毒等因素有关。古代文献中有亡阴、亡阳、阴阳俱脱的论述，为阴阳欲脱的危急证候。虚脱病本在五脏，基本病机是阴不敛阳，阳不固阴，阴阳欲离欲绝。

西医学中，虚脱多见于各种原因引起的休克。

【辨证要点】

主症 面色苍白，汗出淋漓，神情迟钝，四肢厥逆，少尿或二便失禁，甚则昏迷，血压下降，脉微欲绝。

亡阳：呼吸微弱，面色晦暗，体温不升，口唇紫绀，尿少或失禁。舌质胖，苔薄，脉细无力或芤大。

亡阴：口渴喜饮，心悸，多汗，唇舌干红，烦躁不安。舌绛干瘦，脉细数无力。

【治疗】

1. 基本治疗

治法 回阳固脱，苏厥救逆。取督脉、任脉穴为主。

主穴 素髎 百会 神阙 关元 内关

配穴 亡阳配气海、足三里；亡阴配太溪、涌泉。神昏配水沟、涌泉。

方义 督脉为阳脉之海，入络脑，素髎、百会为督脉穴，故能醒脑开窍、振奋阳气；脐下为元气所聚之处，任脉为阴脉之海，神阙、关元为任脉穴，神阙位于脐部，关元位于脐下，重灸可大补元气，敛阴固脱，回阳救逆；内关为手厥阴心包经之络穴，又是八脉交会穴，通于阴维脉，可维系、调节诸阴经之气，有通心络、益心气、强心醒神之功。

操作 素髎毫针强刺激，泻法，内关用补法；神阙、关元、百会重灸。

2. 其他治疗

（1）指针 取水沟、内关、合谷。每穴用拇指重力掐按 1 ～ 3 分钟。

（2）耳针 取肾上腺、皮质下、心、神门。毫针刺法，或压丸法。

（3）穴位注射 取关元、足三里、三阴交。亡阴选用参麦注射液，亡阳选用参附注射液，常规穴位注射。

（4）灸法 取神阙、气海、关元、足三里。附子研细，黄酒调和制饼放于穴位，上置艾炷，每穴灸 5 ～ 7 壮。多用于亡阳的救治。

【按语】

1. 虚脱可由多种原因引起。由于其发病突然，病情复杂，须针对病因采取不同的综合治疗方法，针灸可作为抢救措施之一。

2. 对虚脱重症患者要加强护理，应平卧，头位略低，解开衣领，松开衣带，详细观察病情变化，逐日记录脉象、体温、出入量、呼吸、血压等。

【文献摘要】

1.《针灸大成・卷五》：血迷血晕，人中。

2.《类经图翼・卷十一》：尸厥卒倒气脱，百会、人中、合谷、间使、气海、关元。

第三节 高 热

高热是指体温升高，超过 39℃。在古代文献有“壮热”“灼热”“身大热”等名称。

高热分为外感高热和内伤高热。外感高热与外感六淫疫毒之邪，尤其是火热、湿热、暑热之邪有关；内伤高热则是脏腑功能失调致郁遏化热引起。阳盛则热，故高热总属阳热邪盛或阳气外布。基本病机是正邪相争，或体内阳热之气过盛。

西医学中，高热多见于急性感染性疾病、急慢性过敏性疾病、部分恶性肿瘤、严重烧伤、中暑等疾病中。

【辨证要点】

主症 体温升高，超过 39℃。

热在肺卫：发热恶寒，头身疼痛，鼻塞咽痛，咳嗽痰稠。舌红，苔薄黄，脉浮数。

气分热盛：高热汗出，烦渴引饮，小便黄赤，大便秘结。舌红，苔黄，脉洪数。

热入营血：高热夜甚，心烦，口渴少饮，或斑疹隐隐，或衄血、尿血、便血，甚者出现神昏谵语，抽搐。舌红绛而干，脉细数。

【治疗】

1. 基本治疗

治法 清热泻火，凉血解毒。取头部穴、四肢末端穴、督脉穴、手阳明经穴为主。

主穴 大椎 曲池 合谷 十二井或十宣

配穴 热在肺卫配外关、鱼际；气分热盛配支沟、内庭；热入营血配曲泽、委中。神昏谵语配水沟、素髎；抽搐配太冲、阳陵泉。

方义　阳盛则热，头为诸阳之会，四肢为诸阳之本。督脉、阳明经阳气旺盛，故治疗高热当首取头部、四肢末端、督脉与阳明经腧穴。大椎为督脉穴，与手足三阳交会，能宣散全身阳热之气；曲池、合谷分别为手阳明经的合穴、太肠之原穴，能清泻阳明和气血分的热证；十二井或十宣位于四肢末端，为阴阳经交接之所，既能清热泻火解表，又能凉血解毒调神。

操作　大椎、十二井或十宣、曲泽、委中点刺放血。余穴毫针常规刺，泻法。热在肺卫宜浅刺，热入营血刺宜出血。

2. 其他治疗

（1）耳针　取耳尖、耳背静脉。用三棱针点刺出血，用于发热期。

（2）穴位注射　取曲池、风门、肺俞。外感发热选用柴胡注射液、板蓝根注射液，内伤发热选用鱼腥草注射液、清开灵注射液，常规穴位注射。

（3）刮痧　取脊柱两侧和背俞穴。用刮痧板刮至皮肤出现紫红色为度。

（4）拔罐　取胸背部脊柱两侧膀胱经皮部和颈项、背部督脉经线部位。反复走罐至皮肤紫红色为度。

【按语】

1. 针灸退热有较好的效果，可以作为应急处理高热的措施之一。但引起高热的原因较多，在针刺治疗的同时，须查明原因，明确诊断，针对病因进行治疗。

2. 高热汗多者，应多饮糖盐水。饮食应清淡，易消化，忌油腻、辛辣厚味。

【文献摘录】

1.《素问·水热穴论》：头上五行行五者，以越诸阳之热逆也，大杼、膺俞、缺盆、背俞，此八者，以泻胸中之热也。气街、三里、巨虚上下廉，此八者，以泻胃中之热也。云门、髃骨、委中、髓空，此八者，以泻四肢之热也。五脏俞傍五，此十者，以泻五脏之热也。凡此五十九穴者，皆热之左右也。

2.《针灸甲乙经·卷七》：热病汗不出，天柱及风池、商阳、关冲、液门主之。

3.《扁鹊神应针灸玉龙经·磐石金直刺秘传》：伤寒一二日，发热如火，曲池（泻）、委中。

4.《针灸大成·卷八》：大热，曲池、三里、复溜。

第四节　抽　搐

抽搐是以四肢不自主地抽动，或伴有项背强直、角弓反张、口噤不开为主症的病证。历代文献记载有“搐搦”“拘挛”“刚痉”“柔痉”“痉厥”“惊厥”等名称。

抽搐的发生常与感受六淫疫毒、暴怒、头部外伤、药物中毒、失血伤津等因素有关。本病病位在脑，而累及于肝。基本病机是热极生风或虚风内动，致筋脉失养。

西医学中，抽搐多见于小儿高热惊厥、颅内感染、高血压脑病、妊娠痫证、癫痫、癔症、颅脑外伤、破伤风、颅内占位性病变等疾病中。

【辨证要点】

主症　四肢抽动，或伴有口噤不开、项背强直、角弓反张，甚者伴有意识丧失。

热极生风：发热，头痛，大汗出，渴欲冷饮。舌红绛，苔黄或少苔，脉洪数。

虚风内动：低热，虚烦不宁，肢颤或手足蠕动。舌绛，少苔，脉细数。

【治疗】

1. 基本治疗

治法　醒脑开窍，息风止痉。取督脉、手足厥阴经穴为主。

主穴　水沟　内关　阳陵泉　合谷　太冲

配穴　热极生风配大椎、曲池；虚风内动配血海、足三里。神昏不醒配十宣、涌泉。

方义　督脉入络脑，水沟为督脉穴，故刺之可醒脑开窍，息风止痉；内关、合谷位于上肢，阳陵泉、太冲位于下肢，且阳陵泉为筋会，合谷、太冲为“四关”穴，内关为手厥阴心包经之络穴，诸穴共用，可息风止痉，宁心安神。

操作　水沟向上斜刺0.5寸，用雀啄法捣刺；合谷透刺劳宫，太冲透刺涌泉，内关、阳陵泉直刺，用泻法，可用电针。

2. 其他治疗

（1）耳针　取皮质下、脑干、肝、心、肾，毫针刺法或埋针法。

（2）穴位注射　取合谷、太冲、阳陵泉、曲池。每次选2～3穴，热极生风选用清开灵注射液、醒脑静注射液，虚风内动选用生脉注射液。常规穴位注射。可用于抽搐急性发作期或巩固治疗。

【按语】

1. 针灸治疗抽搐有一定的疗效，可作为对症治疗以应其急。治疗中应查明原因，采取针对病因的治疗措施。

2. 治疗期间应保持室内安静通风，避免外界刺激。密切观察患者的呼吸、脉搏、体温、血压、瞳孔等变化。保持呼吸道通畅，以防窒息。

3. 患者在抽搐时针刺，或针刺中出现抽搐，应注意防止滞针、弯针、断针等现象的发生。

【文献摘录】

1.《灵枢·热病》：风痉身反折，先取足太阳及腘中及血络出血；中有寒，取三里。

2.《针灸甲乙经·卷七》：痉，取囟会、百会及天柱、膈俞、上关、光明主之……痉，身反折、口噤、喉痹不能言，三里主之。

3.《扁鹊心书·卷上》：破伤风、牙关紧急、项背强直，灸关元穴百壮。

4.《针灸集成·卷二》：角弓反张，天突（先针）、膻中、太冲、肝俞、委中、昆仑、大椎、百会。

第五节　内脏绞痛

一、心绞痛

心绞痛是指由冠状动脉供血不足，心肌急剧的、短暂的缺血、缺氧所引起的临床综合征。以胸骨后或心前区突然发生压榨性疼痛，伴心悸、胸闷、气短、汗出为特征。呈反复发作，一般持续时间几秒至十余分钟不等，休息或用药后可缓解。

心绞痛属中医学“胸痹”“心痛”“厥心痛”“真心痛”等范畴，其发生常与寒邪内侵、情志失调、饮食不当、年老体虚等因素有关。本病病位在心，与肝、肾、脾、胃关系密切。基本病机是心脉失养，或心络不畅。

西医学中，冠心病、心脏神经官能症、急性冠状动脉综合征、X综合征、风湿热、冠状动脉炎、肥厚型心肌病等均可引起心绞痛。

【辨证要点】

主症　突发胸闷及胸骨后或心前区压榨性或窒息性剧痛，伴心悸、胸闷、气短、出汗、表情焦虑和恐惧感。一般持续数秒至十余分钟不等，可放射至左肩、左上肢、前臂内侧及无名指和小指。休息或含服硝酸甘油可缓解。心电图 ST 段改变。

气滞血瘀：常因七情诱发，胸闷及心区压榨性疼痛，烦躁不宁。舌暗，苔薄白，脉弦紧。

寒邪凝滞：遇寒诱发，面色晦暗，唇甲青紫，心痛如刺，痛有定处，心痛彻背。舌质紫暗或有瘀斑，脉涩。

痰浊阻络：胸中痞闷而痛，痛彻肩背，喘不得卧，喉中痰鸣，形体肥胖，口黏乏味。舌胖，苔腻，脉滑。

阳气虚衰：面色苍白或表情淡漠，甚至心痛彻背，大汗淋漓，气促息微，四肢厥冷，唇甲青紫或淡白。舌淡，苔薄白，脉沉细微。

【治疗】

1. 基本治疗

治法　行气通阳，活血止痛。取手厥阴、手少阴经穴为主。

主穴　内关　阴郄　郄门　膻中

配穴　气滞血瘀配太冲、血海；寒邪凝滞配神阙、至阳；痰浊阻络配丰隆、中脘；阳气虚衰配心俞、至阳。

方义　内关是手厥阴心包经之络穴，又是八脉交会穴，与阴维脉相通，“阴维为病苦心痛”，是治疗胸痹心痛之要穴，不论寒热虚实皆可用之；阴郄是手少阴心经的郄穴，郄门是手厥阴心包经的郄穴，二穴合用，善治心脏急症；膻中是心包之募穴，又是气会，可化瘀止痛。

操作　膻中向下平刺，余穴毫针常规刺，可用电针。寒邪凝滞、阳气虚衰宜用灸法。

2. 其他治疗

（1）耳针　取心、神门、交感、皮质下、内分泌。每次选 3 ～ 4 穴，毫针刺法，或压丸法。

（2）穴位敷贴　取膻中、巨阙、心俞、厥阴俞。用七厘散少许，撒于麝香虎骨膏上敷贴。

（3）穴位注射　取内关、郄门、心俞、厥阴俞、足三里。每次选 2 穴，气滞血瘀选用复方丹参注射液，寒邪凝滞选用川芎嗪注射液，痰浊阻络、阳气虚衰选用人参注射液或参附注射液，心律失常选用生脉注射液。常规穴位注射。用于急性发作期。

【按语】

1. 针灸治疗心绞痛有缓急止痛的作用。研究表明针灸有改善冠脉循环，抗心肌缺血、缺氧作用。

2. 对重症心绞痛或持续发作，有心肌梗死可疑者，应慎重处理，必须采取相应的综合治疗措施，及时救治；在间歇期要坚持治疗。

【文献摘录】

1.《灵枢·经脉》：手心主之别，名曰内关，去腕二寸，出于两筋之间，别走少阳，循经以上系于心包，络心系。实则心痛，虚则为烦心，取之两筋间也。

2.《神应经·胸背胁部》：心胸痛，曲泽、内关、大陵。

3.《医学纲目·卷之十六》：心胸痛，并气攻，劳宫、大陵（各三分，泻之）、内关。

二、胆绞痛

胆绞痛是一种常见的急腹症，以右上腹胆区绞痛，阵发性加剧或痛无休止为主要特征。多见于各种胆道疾患，如胆囊炎、胆管炎、胆石症、胆道蛔虫等。

胆绞痛属中医学“胁痛”范畴，其发生常与情志不畅、恣食肥甘、结石、蛔虫等因素有关。本病病位在胆，与肝关系密切。基本病机是胆腑气机不畅。

【辨证要点】

主症 突发性右上腹剧痛，呈持续性绞痛，阵发性加剧。疼痛部位拒按，疼痛可放射至右肩背部。

肝胆气滞：常因情志变动而诱发，兼见性情急躁，胸闷不舒，恶心呕吐，纳呆。舌淡红，苔薄白，脉弦。

肝胆湿热：寒战高热，恶心呕吐，口苦咽干，黄疸，便干溲黄。舌红，苔黄腻，脉滑数。

蛔虫妄动：右上腹及剑突下呈钻顶样剧痛，拒按，恶心呕吐或吐蛔。舌淡，苔白，脉弦紧。

【治疗】

1. 基本治疗

治法 疏肝利胆，行气止痛。取胆的背俞穴、募穴、下合穴为主。

主穴 胆囊穴 胆俞 日月 阳陵泉

配穴 肝胆气滞配太冲、丘墟；肝胆湿热配行间、阴陵泉；蛔虫妄动配迎香透四白。发热寒战配大椎、曲池；恶心呕吐配内关、足三里。

方义 胆囊穴为经外奇穴，是治疗胆囊病的经验效穴；胆俞、日月合用是俞募配穴法，可利胆止痛；阳陵泉为胆之下合穴，“合治内腑”，可调理胆腑气机。

操作 日月沿肋间隙向外斜刺或平刺，勿深刺，以免刺伤内脏；余穴常规针刺，泻法，久留针，间歇行针以保持较强的针感，或用电针。

2. 其他治疗

（1）耳针 取胆、肝、腹、神门、交感、胃。每次选 3 ～ 4 穴，毫针刺法，或压丸法。

（2）电针 取阳陵泉、内关、心俞、胆俞。每次选取两对穴，选用疏密波。

（3）穴位注射 取胆囊穴、胆俞。每次选一对穴，选用 654–2 注射液或注射用水，常规穴位注射。

【按语】

1. 针灸治疗急性发作、病程短、无严重并发症的胆绞痛疗效理想，但同时要注意查明病因，对有严重并发症或结石较大且有梗阻倾向者，可采用中西医结合综合治疗。

2. 应注意调节情志，饮食清淡，少食肥甘厚味。

【文献摘录】

1.《素问·脏气法时论》：肝病者，两胁下痛，引少腹，令人善怒……取其经，厥阴与少阳。

2.《素问病机气宜保命集·卷下》：两胁痛，针少阳经丘墟。

三、肾绞痛

肾绞痛以剧烈腰区疼痛或侧腹部绞痛为主要特征，呈阵发性和放射性，可伴有血尿、排尿异常。

肾绞痛属中医学“腰痛”“石淋”“砂淋”“血淋”范畴，其发生常与过食辛辣、情志不遂、肾气亏虚等因素有关。本病病位在肾、膀胱，与脾、三焦关系密切。基本病机是结石内阻，气机不畅，水道不通。

【辨证要点】

主症 剧烈腰部或侧腹部绞痛，或阴部急胀刺痛，多呈持续性或间歇性，可见排尿困难或滴沥中断，或出现血尿。

下焦湿热：小便黄赤混浊，淋漓不畅，或有尿血，身热。舌红，苔黄腻，脉弦滑。

肾气不足：排尿无力，小便断续，甚则点滴而下，腰膝酸软，神疲懒言。舌淡，苔薄白，脉沉细。

【治疗】

1. 基本治疗

治法 清热利湿，通淋止痛。取肾和膀胱的背俞穴、募穴为主。

主穴 京门 肾俞 中极 膀胱俞 三阴交

配穴 下焦湿热配阴陵泉、委阳；肾气不足配水分、水道。恶心呕吐配内关、足三里；尿中砂石配次髎、水道；尿血配地机、血海。

方义 京门、肾俞、中极、膀胱俞分别是肾与膀胱的俞募穴，为俞募配穴法，可清利下焦湿热，助膀胱气化，通调肾与膀胱气机，行气止痛；三阴交穴通脾、肝、肾三经，可疏肝行气，健脾化湿，益肾利尿，化瘀通滞。

操作 中极、京门不可深刺，以防伤及内脏；余穴常规针刺，可用电针。

2. 其他治疗

（1）耳针 取交感、皮质下、肾、膀胱、输尿管、三焦。每次选 3 ～ 4 穴，毫针刺法，或压丸法。主要用于巩固治疗。

（2）穴位注射 取肾俞、膀胱俞、三焦俞。每次选一对穴，用注射用水或丹参注射液，常规穴位注射。

【按语】

1. 针灸（尤其是电针）对肾绞痛有较好的止痛效果，疼痛缓解后，应进一步治疗原发病。对于绞痛持续发作不能缓解者，应采取综合治疗，必要时应手术治疗。

2. 治疗期间宜多饮水，泌尿系结石引起者可适当做跑跳运动，增强治疗作用。

【文献摘录】

1.《备急千金要方·卷二十一》：石淋，脐下三十六种病不得小便，灸关元三十壮。

2.《太平圣惠方·卷第五十八》：中极……主淋、小便赤、尿道痛。

3.《针灸资生经·卷三》：石淋，灸关元或气门或大敦各三十壮。

第六节 出血证

一、鼻衄

鼻衄是指鼻腔不因外伤而出血的病证。古代文献又称“鼻红”“鼻洪”，妇女经期鼻出血为“倒经”。

鼻衄的发生常与外感风热、过食辛辣、情志不畅等因素有关。本病病位在鼻窍，与肺、胃、肝关系密切。基本病机是热伤鼻络，迫血妄行。

西医学中，鼻衄多见于鼻腔局部的病证，如鼻中隔偏曲、鼻腔炎症、肿瘤、小儿鼻腔异物并发炎症，及全身性疾病，如高血压、动脉硬化、凝血障碍性血液病、肝硬化、重金属或药物中毒、维生素缺乏及营养不良等疾病中。

【辨证要点】

主症 一侧或双侧鼻腔出血。

肺经郁热：鼻血点滴而出，鼻咽干燥，可伴有发热，咳嗽。舌质红，苔薄，脉数。

胃火炽盛：鼻血量多，齿龈肿胀或出血，大便秘结，小便短赤。舌质红，苔黄，脉滑数。

肝火上炎：鼻血量多，面红目赤，口苦咽干，烦躁不安，胸胁胀满。舌质红，苔黄，脉弦数。

【治疗】

1. 基本治疗

治法 清热宁肺，凉血止血。取督脉、手太阴经、手阳明经和局部穴位为主。

主穴 迎香 印堂 上星 孔最 合谷

配穴 肺经郁热配尺泽、鱼际；胃火炽盛配内庭；肝火上炎配行间。

方义 迎香、印堂为局部取穴，可调和气血，为治鼻病之要穴；上星属督脉，督脉下行鼻柱，可泻诸阳经之热，清鼻窍之火；孔最为手太阴肺经的郄穴，可肃肺清热，凉血止血；合谷为手阳明大肠经原穴，可清头面之热而止鼻衄。

操作 迎香朝鼻根方向透刺；上星、印堂均可用三棱针点刺出血；余穴常规针刺，泻法。

2. 其他治疗

（1）耳针 取内鼻、外鼻、肺、肾上腺、额。毫针刺法，或压丸法。

（2）穴位敷贴 取劳宫或涌泉。选用独头蒜洗净去皮，捣烂成泥膏状，敷贴于穴位。

【按语】

1. 针刺对单纯性鼻出血效果显著。血止后应查明病因，积极治疗原发病。出血量大时应配合局部填塞止血，以防止出血过多造成不良后果。

2. 鼻出血应注意与消化道出血鉴别。对血液病引起的鼻出血应慎用针刺和刺血法。治疗期间忌辛辣香燥之品。

【文献摘录】

1.《灵枢·杂病》：衄而不止，衃血流，取足太阳；衃血，取手太阳。不已，刺宛骨下；不已，刺腘中出血。

2.《针灸甲乙经·卷十二》：衄而不止，承浆及委中主之……衄，腕骨主之。

3.《备急千金要方·卷十二》：凡口鼻出血不止，名脑衄，灸上星五十壮，入发际一寸是。

二、咯血

咯血是指气管、支气管、肺组织出血，随咳嗽而出。多见于支气管扩张或炎症、肺结核、肺脓肿、肺癌、肺吸虫等。亦可见于风湿性心脏病、左心衰竭合并肺水肿等。

咯血属中医学“咳血”“嗽血”“咳唾血”“唾血”等范畴，其发生常与感受外邪、情志过极等因素有关。本病病位在肺，与肝关系密切。基本病机是火热灼伤肺络，迫血妄行。

【辨证要点】

主症 咳嗽痰中带血，或咯血量多，呼吸气急。

肺热伤络：发热喘咳，咳痰带血，或咳出大量血痰。舌红，苔薄黄，脉数。

肝火伤络：因恚怒而咯血，面红目赤，口苦咽干，咳逆胁痛。舌红，苔黄，脉弦数。

虚火伤络：反复咯血，口干咽燥，潮热盗汗。舌红，苔少，脉细数。

【治疗】

1. 基本治疗

治法 清热宁肺，凉血止血。取手太阴经穴为主。

主穴 孔最 尺泽 鱼际 中府

配穴 肺热伤络配大椎、少商；肝火伤络配行间、太溪；虚火伤络配百劳、太溪。

方义 孔最是肺经郄穴，是治疗咯血的经验效穴；尺泽是肺经合穴，鱼际是肺经荥穴，中府是肺之募穴，三穴合用，可清泻肺经热邪，凉血止血。

操作 尺泽、鱼际、大椎、少商点刺出血；中府向外侧斜刺；余穴常规刺，泻法。

2. 其他治疗

（1）穴位敷贴 取涌泉。选用独头蒜一枚洗净去皮，捣烂成泥膏状，敷贴于穴位。主要用于急性期。

（2）耳针 取气管、肺、肝、肾上腺。毫针刺法，或压丸法。主要用于急性期或巩固治疗。

（3）穴位注射 取孔最、肺俞。肺热伤络或肝火伤络选用清开灵注射液，虚火伤络选用生脉注射液，常规穴位注射。

【按语】

1. 针灸对咯血有效，但引起咯血的原因较多，应进行明确诊断，对因治疗；对大量咯血者应采用中西医结合综合治疗。

2. 治疗期间应避免辛辣燥热之品，大量咯血者应绝对卧床休息，避免紧张情绪。

【文献摘录】

1.《针灸甲乙经·卷八》：唾血，时寒时热，泻鱼际，补尺泽。

2.《备急千金要方·卷十二》：唾血振寒咽干，太渊主之。

3.《神应经·痰喘咳嗽部》：咳血，列缺、三里、肺俞、百劳、乳根、风门、肝俞。

三、吐血

吐血是指食管、胃或十二指肠出血，经口呕吐而出者。又称“呕血”，是上消化道出血的主要症状，其血色或鲜红或呈褐色，常混有食物残渣，或并发黑便。呕血量大时鲜血喷射而出，若不及时抢救，常危及生命。

吐血的发生常与过食辛辣、饮酒过量、情志恚怒等因素有关。本病病位在胃，与肝关系密切。基本病机是胃热、肝火灼伤胃络，气逆而吐血。

西医学中，吐血多见于胃及十二指肠溃疡出血、肝硬化并发食道静脉曲张出血、肿瘤等疾病中。

【辨证要点】

主症 呕吐鲜血，或呕血褐色，或混有食物残渣，或并发黑便。

胃热伤络：多在食用辛燥厚味或大量饮酒后吐血，色或鲜或暗，口臭便秘。舌红，苔黄腻，脉滑数。

肝火伤络：多因恚怒后吐血，色红量多，心烦胁痛。舌红，苔黄，脉弦数。

脾不统血：神疲乏力，心悸气短，面色苍白。舌淡，苔白，脉细弱。

【治疗】

1. 基本治疗

治法　凉血止血，和胃止呕。取胃的募穴、下合穴及胃经郄穴为主。

主穴　中脘　足三里　梁丘　内关

配穴　胃热伤络配内庭；肝火伤络配行间；脾不统血配脾俞、血海。

方义　中脘是胃的募穴，足三里是胃的下合穴，梁丘是胃经的郄穴，三穴合用，可和胃降逆，清热凉血；内关是八脉交会穴，通阴维脉，可宽胸降气，和胃止呕。

操作　内庭、行间点刺出血；余穴常规刺，泻法。

2. 其他治疗

（1）耳针　取胃、肝、贲门、交感。毫针刺法，或压丸法。用于巩固治疗。

（2）穴位注射　取足三里、梁丘、地机。胃热伤络或肝火伤络选用清开灵注射液，脾不统血选用人参注射液。常规穴位注射。可用于急性期。

【按语】

1. 针灸对吐血有一定的疗效，但引起吐血的原因较多，应进行明确诊断，对因治疗。对中大量吐血者必要时采用中西医结合综合治疗。

2. 治疗期间应避免辛辣燥热之品，对大量吐血者应禁止饮食和绝对卧床休息，避免情绪紧张。

【文献摘录】

1.《针灸甲乙经·卷十一》：心下有膈，呕血，上脘主之。

2.《备急千金要方·卷十二》：虚劳吐血，灸胃脘三百壮，亦主劳呕逆吐血，少食多饱多唾。

3.《针灸大成·卷九》：吐血等症，膻中、中脘、气海、三里、乳根、支沟。

4.《类经图翼·卷十一》：中脘，虚劳吐血。

四、便血

便血是指血液随大便而下，血量或多或少，血色鲜红或暗红，先便后血或先血后便，或血与便相混杂，或大便如柏油样，甚至单纯下血者，统称便血。古代文献又称为“后血”“肠风下血”等。

便血的发生常与外感六淫、饮食不节、内伤七情、劳倦太过等因素有关。本病病位在大肠，与脾、胃关系密切。基本病机是湿热下注，灼伤血络，或脾不统血。

西医学中，便血多见于痔裂下血、肠道炎症（阿米巴痢疾、肠结核、溃疡性结肠炎等）、肠道肿瘤、肠道息肉等疾病中。

【辨证要点】

主症　排便下血，血量多少不一，血色鲜红或暗红。

大肠湿热：先血后便，血色鲜红，肛门灼热疼痛。舌红，苔黄腻，脉数。

脾不统血：先便后血，血色暗红或黑，或血与便相混杂，面色不华，神倦乏力。舌淡，脉弱。

【治疗】

1. 基本治疗

治法　实则清热利湿、化瘀止血，虚则益气摄血。取大肠的背俞穴、下合穴及督脉穴、足太阳经穴为主。

主穴　大肠俞　上巨虚　长强　承山

配穴　大肠湿热配阴陵泉；脾不统血配脾俞、血海。

方义　本病病位在大肠，故取大肠之背俞穴大肠俞、下合穴上巨虚，以调肠止血，不论寒热虚实皆可用之；督脉过后阴，长强属督脉，为局部取穴，是治疗肠风下血之经验效穴；承山是足太阳膀胱经穴，其经别入肛中，可疏导肠道气机，清热利湿，化瘀止血。

操作　长强穴沿骶骨内壁进针 1 ～ 1.5 寸，注意不要刺穿直肠。余穴常规针刺。

2. 其他治疗

（1）耳针　取肛门、直肠、大肠、肾上腺。每次选用 2 ～ 3 穴，毫针刺法，或压丸法。用于巩固治疗。

（2）三棱针　取膈俞、次髎。用三棱针挑刺并挤压出血，然后拔罐。

（3）穴位注射　取大肠俞、承山。大肠湿热选用清开灵注射液或鱼腥草注射液，脾不统血选用人参注射液，常规穴位注射。

【按语】

1. 针灸对便血有一定的疗效。但引起便血的原因较多，应进行明确诊断，对因治疗。对中大量便血者必要时采用中西医结合综合治疗。

2. 治疗期间应避免辛辣燥热之品，大量便血者应卧床休息，避免情绪紧张。

【文献摘录】

1.《脉经·卷二》：关脉芤，大便去血数斗者，以膈俞伤故也……灸膈俞。若重下去血者，针关元。

2.《备急千金要方·卷三十》：劳宫主大便血不止，尿赤。

3.《针灸资生经·第三卷》：小肠俞治大便脓血出。下髎治大便下血。腹哀治大便脓血。

4.《神应经·肠痔大便部》：便血，承山、复溜、太冲、太白。

5.《针灸大成·卷九》：患大便下血，愈而复作……于长强穴针二分，灸七壮，内痔一消而血不出。

五、尿血

尿血是指尿液中混有血液或血块，又称“血尿”“溺血”“溲血”。少量血尿需显微镜检查才能发现，严重者肉眼即可发现尿中混血，更甚者即为全血尿。

尿血的发生常与嗜食辛辣油腻、五志过极、下焦受邪等因素有关。本病病位在肾、膀胱，与心、小肠关系密切。基本病机是火灼血络，血不归经。

西医学中，尿血多见于肾、输尿管、膀胱及尿道的结核、肿瘤等疾病中。

【辨证要点】

主症　肉眼或显微镜检查发现尿中混血或血块，甚则全血尿。

湿热下注：小便黄赤灼热，或频或涩，尿血鲜红。舌红，苔黄腻，脉滑数。

心火亢盛：心烦口渴，口舌生疮。舌尖红，苔少，脉数。

阴虚火旺：头晕耳鸣，腰膝酸软，潮热盗汗，心烦不眠。舌红，苔少，脉细数。

肾气不固：久病尿血色淡红，精神疲倦，腰膝酸软。舌淡红，苔白，脉沉弱。

【治疗】

1. 基本治疗

治法　清热利湿，凉血止血。取膀胱的背俞穴、募穴为主。

主穴　中极　膀胱俞　肾俞　阴陵泉　三阴交　血海

配穴　湿热下注配曲骨；心火亢盛配大陵、神门；阴虚火旺配太溪、照海；肾气不固配气海、关元。

方义　本病病位在膀胱与肾，故取膀胱之募穴中极，膀胱之背俞穴膀胱俞，肾之背俞穴肾俞，以疏利膀胱气机，通调水道；阴陵泉、三阴交清热利湿，血海凉血止血。

操作　毫针常规刺，泻法或平补平泻法。

2. 其他治疗

（1）耳针　取肾、膀胱、心、交感。毫针刺法，或压丸法。用于急性期或巩固治疗。

（2）穴位注射　取膀胱俞、肾俞、三焦俞。湿热下注或心火亢盛选用清开灵注射液或鱼腥草注射液，肾气不固选用人参注射液。常规穴位注射。

【按语】

1. 针灸对尿血有一定疗效。但引起尿血的原因很多，应进行明确诊断，对因治疗。对尿血较多者应采用中西医结合综合治疗。

2. 治疗期间应避免辛辣燥热之品，应多饮水，要卧床休息，避免情绪紧张。

【文献摘录】

1.《脉经·卷二》：尺脉芤，下焦虚，小便出血……灸丹田、关元，亦针补之。

2.《备急千金要方·卷五下》：小儿尿血……灸第七椎两旁各五寸，随年壮。

3.《类经图翼·卷十一》：尿血，膈俞、脾俞、三焦俞、肾俞、列缺、章门、大敦。

4.《针灸集成·卷二》：尿血，胃俞、关元、曲泉、劳宫、三焦俞、肾俞、气海年壮，太冲三壮，少府三壮，膀胱俞、小肠俞。

第十二章

其他病证

扫一扫，查阅本章数字资源，含PPT、音视频、图片等

第一节　慢性疲劳综合征

慢性疲劳综合征是一种病因不明，以持续半年以上的慢性、反复发作性极度疲劳，且休息后不能缓解为主要特征的综合征。体检和实验室检查一般无异常发现。

本病属中医学“五劳”“虚劳”“失眠”“心悸”“郁证”“眩晕”等范畴，其发病常与劳役过度、饮食起居失常、情志内伤等因素有关，与肝、脾、肾等关系密切。基本病机是肝气郁结、脾气虚弱或心肾不交。

【辨证要点】

主症　持续或反复发作的严重疲劳半年以上。充分休息后疲劳不能缓解，活动水平较健康时下降50%。

肝气郁结：每因情绪波动疲劳加重，活动后减轻，心烦易怒，善太息，胁腹胀痛。舌红，苔薄，脉弦。

脾气虚弱：神疲乏力，劳则加重，纳呆懒言，面色萎黄。舌淡，苔薄，脉细弱。

心肾不交：心烦少寐，惊悸多梦，头晕耳鸣，腰膝酸软，口干咽燥。舌红，苔少或无苔，脉细数。

【治疗】

1. 基本治疗

治法　补益气血，调理气机。取相应背俞穴为主。

主穴　脾俞　肝俞　肾俞　百会　关元　足三里　三阴交

配穴　肝气郁结配太冲、膻中；脾气虚弱配中脘、章门；心肾不交配神门、太溪。失眠、心悸配内关、照海；头晕、注意力不集中配四神聪、悬钟。

方义　脾俞、肝俞、肾俞为脾、肝、肾的背俞穴，可通调脏腑气机，善治本脏虚证；百会为督脉经穴，位于巅顶，为诸阳之会，清利头目，健脑益神；关元为任脉、足三阴经交会穴，乃大补元气之保健要穴；足三里为胃之下合穴，三阴交为足三阴经交会穴，两穴相配，益气养血，健运脾胃。

操作　毫针常规刺。百会可灸。

2. 其他治疗

（1）拔罐　选足太阳经背部第1、第2侧线。用火罐行走罐法或闪罐法，以背部潮红为度。

（2）皮肤针　取督脉、背俞穴和夹脊穴。叩刺至局部皮肤潮红为度。

（3）耳针　取心、肾、肝、脾、脑、皮质下、神门、交感。每次选 3 ～ 5 穴，压丸法。

（4）穴位注射　取脾俞、肝俞、肾俞、足三里。每次取 2 穴，选用当归注射液或黄芪注射液、胎盘注射液等，常规穴位注射，每日或隔日 1 次。

【按语】

1. 针灸治疗本病可以较好地缓解躯体疲劳的自觉症状，能调节患者的情绪和睡眠，并在一定程度上改善患者体质虚弱的状况。

2. 配合饮食疗法，补充维生素和矿物质；必要时配合口服中药辨证治疗。

3. 保持情绪乐观，日常生活规律，参加适当的体育锻炼。

【文献摘录】

1.《铜人腧穴针灸图经》：肾俞，治虚劳……五劳七伤虚惫。

2.《普济方・针灸》：三里……华佗云：疗五劳羸瘦，虚乏。

3.《针灸大成・心脾胃门》：思虑过多，无心力，忘前失后，灸百会。

第二节　戒断综合征

戒断综合征是指长期吸烟、饮酒、使用镇静安眠药或吸毒之人，在成瘾、产生依赖性后，突然中断而出现的烦躁不安、呵欠连作、流泪流涎、全身疲乏、昏昏欲眠、感觉迟钝等一系列戒断现象。

中医学无此病名，但在“郁证”“多寐”“痫证”“虚损”等病证中有类似症状。戒烟综合征与长期吸烟有关，主要与肺、心、脑关系密切；戒酒综合征与长期饮酒有关，主要与胃、脾、心、脑关系密切；戒毒综合征与长期使用镇静安眠药或吸毒有关，主要与心、脑、肝、脾、肾关系密切。本病的基本病机都是毒邪久滞、内扰心神。

一、戒烟综合征

【辨证要点】

主症　精神萎靡，疲倦乏力，焦虑不安，呵欠连作，流泪流涎，口淡无味，咽喉不适，胸闷，恶心呕吐，甚至出现肌肉抖动，感觉迟钝等。

【治疗】

1. 基本治疗

治法　宁心清肺，安神除烦。取手太阴及手少阴经穴为主。

主穴　尺泽　丰隆　神门　甜美穴（列缺、阳溪连线的中点）　百会

配穴　胸闷、气促、痰多配膻中、内关；咽部不适配列缺、照海；心神不宁、烦躁不安配内关；精神萎靡配脾俞、足三里；肌肉抖动配太冲、阳陵泉。

方义　尺泽为手太阴肺经合穴，丰隆为足阳明胃经络穴，两穴相配，可宣肺化痰、调和气血；神门乃心之原穴，甜美穴为戒烟的经验效穴，两穴配合，可宁心安神、除烦止呕；百会为督脉穴，位于巅顶，为诸阳之会，可清利头目、健脑益神。

操作　甜美穴直刺或斜刺 0.3 寸；余穴均常规针刺，用泻法，可用电针。

2. 其他治疗

耳针　选肺、口、内鼻、交感、皮质下、神门。毫针刺法，或埋针法、压丸法。特别是在有吸烟欲望时按压，能起到抑制吸烟欲望的作用。

【按语】

1. 针灸戒烟效果较好，对自愿接受戒烟治疗，且有强烈戒烟愿望者，大多可以达到预期的效果。但对于烟龄较长、平时每日吸烟量较大或因职业及环境造成吸烟习惯者，效果较差。戒烟的远期疗效较近期疗效差。

2. 运用耳针戒烟时，要求戒烟者在饭后或用脑工作中吸烟欲望最强时，自己按压已贴好的耳穴以加强刺激，使烟瘾消失。

二、戒酒综合征

【辨证要点】

主症　全身疲乏，软弱无力，呵欠，流泪流涕，厌食，恶心呕吐，烦躁不安，或精神抑郁等。

【治疗】

1. 基本治疗

治法　调和脾胃，宁心安神。取脾、胃的背俞穴为主。

主穴　脾俞　胃俞　足三里　神门　百会

配穴　烦躁不安、精神抑郁配内关、太冲；头昏、腰膝酸软配肾俞、太溪；恶心呕吐配内关、中脘；腹痛腹泻配天枢、上巨虚。

方义　脾俞、胃俞分别为脾、胃的背俞穴，足三里为胃的下合穴，三穴合用，可健脾和胃，调和气血；神门乃心之原穴，可宁心安神；百会位于巅顶，属督脉要穴，内通于脑，可镇静宁神。

操作　毫针常规刺，动留针 30 ～ 60 分钟，可用电针，宜持续保持较强针感。

2. 其他治疗

耳针　取胃、口、内分泌、皮质下、神门、咽喉。每次选 3 ～ 5 穴，毫针刺法或压丸法。如酒瘾发作时，可随时按压耳穴，能起到抑制饮酒欲望的作用。

【按语】

1. 针灸戒酒有明显效果，对自愿接受戒酒治疗，且有强烈戒酒愿望者，大多可以达到预期的效果。但对于酒龄较长、饮酒量较大或因职业或环境因素造成饮酒习惯者，效果较差。

2. 应用压丸法或耳穴埋针戒酒时，要求患者在酒瘾发作时自行按压已贴好的耳穴以加强刺激，促使酒瘾消失。

三、戒毒综合征

【辨证要点】

主症　长期吸食毒品成瘾，戒断时出现神疲呵欠，恶心呕吐，厌食，腹痛腹泻，肌肉抽动、软弱无力，流泪流涕，瞳孔扩大，毛发竖立或出汗，烦躁易怒或精神抑郁，甚至打人毁物等。

肝风扰动：性情暴躁，烦扰不安，抽搐谵妄，毁衣损物，碰伤头身，彻夜不眠，口苦目赤，涕泪齐下。舌红，苔黄，脉弦数。

心肾不交：精神恍惚，烦扰不安，眠而易醒，头晕心悸。舌红，苔白，脉弦细。

脾肾两虚：精神疲乏，肢体困倦，口流涎沫，不思饮食，头晕不寐，肌肉震颤甚或发抖，二便自遗。舌淡，苔白，脉沉细弱。

【治疗】

1. 基本治疗

治法　调和气血，安神定志。取督脉及手厥阴、手少阴经穴为主。

主穴 水沟 百会 神门 内关 劳宫 合谷

配穴 肝风扰动配太冲、侠溪；心肾不交配心俞、肾俞；脾肾两虚配脾俞、肾俞。腹痛腹泻、便秘配天枢、上巨虚；烦躁惊厥配中冲、涌泉；毒瘾发作初期配太冲；肌肉抽搐配阳陵泉。

方义 水沟、百会均为督脉穴，内通于脑，可清利头目，醒脑开窍；神门为心之原穴，可宁心安神；内关、劳宫分别为手厥阴心包经之络穴、荥穴，二穴相配，可宁心安神、清心除烦；合谷为手阳明大肠原穴，可通行气血，镇惊止痛。

操作 水沟刺向鼻中隔，刺激强度要大；余穴毫针常规刺，动留针 60 分钟，可用电针，宜持续保持较强针感。

2. 其他治疗

（1）拔罐 取督脉、夹脊穴及膀胱经背俞穴。用皮肤针重叩出血后加拔罐，可行走罐法。

（2）耳针 取肺、口、内分泌、肾上腺、皮质下、神门。肝风扰动加耳尖、肝阳、肝；脾肾两虚加脾、肾、艇中、腰骶椎；心肾不交加心、肾、交感。肢体抽搐加膝（腓肠点）、风溪；腹痛腹泻加交感、腹、胃、大肠。每次选 3 ～ 5 穴，毫针刺法，或压丸法。

【按语】

1. 针灸戒毒有一定的疗效。治疗过程中出现惊厥、虚脱等病情较重者，应及时采取静脉输液、支持疗法等综合治疗措施。

2. 在进行戒毒治疗前要详细了解患者吸毒的原因和方式，有的放矢地进行宣传教育和心理疏导。家庭及社会的配合是巩固疗效、断绝复吸必不可少的因素，应高度重视。

3. 对于因病（如肿瘤、呼吸系统、消化系统疾病及各类神经痛）而吸毒者，要给予相应的治疗，以免出现意外。

第三节 肥胖症

肥胖症是人体脂肪积聚过多，体重超过标准体重的 20% 以上的症候群。肥胖症分为单纯性和继发性两类，前者不伴有明显神经或内分泌系统功能变化，临床上最为常见；后者常继发于神经、内分泌和代谢疾病，或与遗传、药物有关。

肥胖症的发生常与暴饮暴食、过食肥甘、安逸少动、情志不舒、先天禀赋等因素有关。本病与胃、肠、脾、肾关系密切。基本病机是痰湿浊脂滞留。无论是胃肠积聚的痰热还是脾肾不能运化的痰浊，停滞于全身或局部都可造成肥胖。

【辨证要点】

主症 形体肥胖，面肥颈壅，项厚背宽，腹大腰粗，臀丰腿圆。

胃肠积热：消谷善饥，食欲亢进，口干欲饮，怕热多汗，腹胀便秘，小便短黄。舌质红，苔黄腻，脉滑数。

脾胃虚弱：食欲不振，心悸气短，嗜睡懒言，面唇少华，大便溏薄。舌淡，苔薄，脉细弱。

肾阳亏虚：喜静恶动，动则汗出，畏寒怕冷，头晕腰酸，月经不调或阳痿早泄，面色㿠白。舌淡，苔薄，脉沉细。

【治疗】

1. 基本治疗

治法 祛湿化痰，通经活络。取手足阳明经、足太阴经穴为主。

主穴 曲池 天枢 大横 阴陵泉 丰隆

配穴　胃肠积热配上巨虚、内庭；脾胃虚弱配脾俞、足三里；肾阳亏虚配肾俞、关元。心悸配神门、内关；胸闷配膻中、内关；嗜睡配照海、申脉。

方义　肥胖之症，多责之脾胃肠腑。曲池为手阳明大肠经的合穴，天枢为大肠的募穴，两穴相配，可通利肠腑，降浊消脂；大横为局部取穴，可健脾助运；阴陵泉为足太阴脾经之合穴，健脾祛湿，丰隆乃足阳明胃经之络穴，可健脾利湿，化痰消脂，为治痰要穴，两穴合用，可分利水湿、蠲化痰浊。

操作　诸穴均视患者肥胖程度及取穴部位的不同而比常规刺深 0.5 ～ 1.5 寸，可用电针。

2. 其他治疗

（1）皮肤针　按针灸主方或加减选穴，或取肥胖局部阿是穴。用皮肤针叩刺。实证重刺激，以皮肤渗血为度；虚证中等刺激，以皮肤潮红为度。

（2）耳针　取口、胃、脾、肺、三焦、内分泌、皮质下。每次选 3 ～ 5 穴，毫针刺法，或埋针法、压丸法，其间嘱患者餐前或有饥饿感时，自行按压穴位 2 ～ 3 分钟，以增强刺激。

【按语】

1. 针灸对单纯性肥胖症有较好疗效。在取得疗效后仍应调控饮食，坚持运动，以防体重回升。

2. 食物宜清淡，少食肥甘厚腻及煎炸之品，忌过度睡眠。

第四节　肿　瘤

肿瘤是机体在各种致癌因素作用下，局部组织异常增生而形成的新生物，是全身性疾病在局部的表现。恶性肿瘤是目前严重危害人类健康的常见疾病之一，其中肿瘤疼痛是因肿瘤压迫、侵犯有关组织神经所产生的疼痛，多为持续性疼痛，是中晚期肿瘤最重要的症状之一；肿瘤发热是肿瘤本身引起的非感染性发热和患者在肿瘤发展过程中因治疗而引起的发热，是中晚期恶性肿瘤常见症状；放化疗后不良反应则主要表现在骨髓抑制和胃肠道反应。

在中医学中，根据各种肿瘤的临床特点而予以相应的命名，如“癥瘕”“积聚”“肝积”“乳岩”“噎膈”“石瘿”等。本病的发生多与正气内虚、感受邪毒、七情怫郁、饮食损伤等因素有关。基本病机是脏腑功能失调，气滞痰凝，瘀毒搏结。

【辨证要点】

主症　早期无明显症状，后期见肿块逐渐增大、表面高低不平、质地坚硬，时有疼痛，常伴发热、乏力、鼓胀、纳差、消瘦并进行性加重。

【治疗】

1. 基本治疗

（1）改善症状，延长生存期

治法　扶正固本。以强壮保健穴为主。

主穴　关元　足三里　三阴交

配穴　肺癌配肺俞、内关、列缺、尺泽；胃癌、肠癌配胃俞、大肠俞、曲池、内关、上巨虚；肝癌配肝俞、中都、太冲；乳腺癌配内关、乳根、膺窗；食道癌配天突、膻中、巨阙、鸠尾。瘀血内停配膈俞、血海；痰湿结聚配中脘、丰隆、阴陵泉；气血不足配气海、脾俞、胃俞；脾肾阳虚配肾俞、命门；肝肾阴虚配太冲、太溪、照海。厌食配下脘、天枢、上巨虚；呃逆配内关、中脘。

方义 根据不同病变部位及患者不同的体质类型选 3 ～ 5 个穴位，每日或隔日治疗 1 次。

操作 可根据不同症状，配合艾灸，或用温针灸法或用艾炷灸法。

（2）镇痛

治法 行气活血。以夹脊穴及手阳明、足厥阴经穴为主。

主穴 夹脊 合谷 太冲

配穴 肝癌痛配阳陵泉、期门、章门；肺癌胸痛配孔最、尺泽、列缺；乳腺癌痛配内关、膻中、乳根；脑瘤痛配印堂、前顶、长强。

方义 选用相应夹脊穴，针对病变部位，鼓动脏腑气血，通调气机。合谷与太冲阴阳经上下相配。行气止痛。

操作 常规针刺，也可加用电针。根据具体情况每日可治疗数次。

（3）减轻放化疗反应

治法 扶正化浊。以督脉、足阳明、足太阴经穴为主。

主穴 大椎 足三里 三阴交

配穴 免疫功能抑制配内关、关元；白细胞减少配膈俞、脾俞、胃俞、肝俞、肾俞；胃肠反应配内关、中脘、天枢；口腔咽喉反应配照海、列缺、廉泉；直肠反应配天枢、大肠俞、支沟、梁丘。

方义 大椎为诸阳之会，针灸有宣导阳气、消散瘀热之效；足三里、三阴交健脾益气、化湿祛痰。

操作 针刺或加温针灸，或采用隔姜灸。

2. 其他治疗

（1）耳针 肿瘤相应耳穴部位压痛点、枕、皮质下、神门等。用毫针刺，中等强度刺激，留针 1 小时至数小时，可间歇行针。也可用耳穴压丸法。用于肿瘤疼痛。

（2）灸法 取大椎、足三里、三阴交、膈俞、脾俞、胃俞、肾俞、命门。用艾条温和灸，每次选 2 ～ 3 穴，每穴施灸 15 ～ 20 分钟。或在背俞穴隔姜铺灸。用于放化疗后副反应。

【按语】

1. 针灸可改善肿瘤患者的部分症状，具有较好的镇痛作用。

2. 宜在放化疗前进行针灸治疗，可更有效减轻放化疗反应。

第五节 衰 老

人体衰老是指生命周期中随时间进展而表现出功能不断衰退的过程，是一系列生理、病理过程综合作用的结果。包括生理性衰老和病理性衰老。

衰老的发生常与劳逸过度、饮食所伤、七情过极等因素有关。衰老主要与肾、胃、脾、肝、肺、心等脏腑关系密切。基本病机是肾精不足，脾胃虚弱，五脏失养。肾所藏之精是阴阳气血之本，对人的生长、发育、衰老起着决定性作用。随着肾气的衰退及脾胃虚弱，不能化生气血，五脏六腑、经络气血的功能也日渐衰退，阴阳失去平衡，衰老也就伴随而至。

【辨证要点】

主症 神疲健忘，表情淡漠，反应迟钝，形寒肢冷，腰膝无力，动作缓慢，发脱齿摇，眩晕耳鸣，气短乏力，纳差少眠，甚则颜面浮肿等。常伴有多种老年性疾病。

肾精不足：神情呆钝，健忘恍惚，动作迟缓，耳鸣耳聋，腰膝酸软，发脱齿摇。舌淡，苔薄白，脉细尺弱。

脾胃虚弱：神疲乏力，少气懒言，形体消瘦，面色萎黄，肢体倦怠，腹胀纳少，大便溏薄。舌淡，苔白，脉细弱。

心肺气虚：胸闷心悸，咳喘气短，动则尤甚，吐痰清稀，头晕神疲，语声低怯，自汗乏力。舌淡，苔白或唇舌淡暗，脉沉弱或结代。

【治疗】

1. 基本治疗

治法　调理气血、补益脏腑。取强壮保健穴为主。

主穴　关元　太溪　神阙　三阴交　足三里

配穴　肾精不足配肾俞；脾胃虚弱配脾俞；心肺气虚配心俞、肺俞。

方义　关元为任脉与足三阴经的交会穴，可补益元气、益肾填精，太溪为肾之原穴，可补益肾气，化生精血，二穴合用，可温肾壮元，以补先天之本；神阙为任脉穴，位居中腹，可温肾助阳；三阴交为足三阴经交会穴，可健运脾胃，补益肝肾，足三里为胃之下合穴，可健脾养胃，调补气血，二穴合用，健脾胃、益气血，以补后天之本。

操作　神阙用灸法，余穴常规针刺或加灸，补法。

2. 其他治疗

（1）皮肤针　取头部及督脉、背部膀胱经循行线。轻叩至局部皮肤潮红为度。

（2）灸法　取脾俞、肾俞、关元、气海、足三里。附子研细，黄酒调和制饼放于穴位，上置艾炷，每穴灸 5 ～ 7 壮。

（3）穴位注射　取足三里、三阴交、脾俞、肾俞。每次选 2 ～ 3 穴，选用胎盘注射液或鹿茸精注射液、黄芪注射液、当归注射液，常规穴位注射。

（4）耳针　选皮质下、内分泌、肾、心、脑。压丸法。

【按语】

1. 针灸对延缓衰老有一定的作用，尤以灸法应用最多，但应持之以恒。

2. 结合推拿、运动、娱乐、饮食等多种养生保健方法同时进行治疗，效果更佳。

【文献摘录】

1.《扁鹊心书·卷上》：中年以上之人，腰腿骨节作痛，乃肾气虚惫也，风邪所乘之证，灸关元三百壮。

2.《针灸资生经·第一》：若要安，丹田、三里不曾干。

3.《类经图翼·卷八》：（隔盐灸神阙穴）若灸至三五百壮，不唯愈疾，亦且延年。

第六节　损容性皮肤病

一、雀斑

雀斑是发生在日晒部位皮肤上的黑色或淡黄色色素斑点，因其斑如雀卵之色，故称雀斑，俗称雀子斑。本病为常染色体显性遗传，无性别差异，多在 5 岁左右出现，随着年龄增长雀斑数目增多。

雀斑的发生常与风火相搏、气郁血瘀等因素有关。本病病位在面部肌肤，与阳明经关系密切。基本病机是风邪外搏，火郁络脉，循经上犯于面部。

【辨证要点】

主症 色素斑点常见于面部（特别是鼻部及鼻翼两旁），呈点状或圆形、卵圆形，或不规则形态；大小如同针尖至米粒大，呈淡褐色至深褐色不等；少则数十，多者成百，密集分布，但互不融合；多数呈对称性。除影响面容美观外，无其他任何自觉症状。

【治疗】

1. 基本治疗

治法 祛风通络，化瘀消斑。取局部穴及手足阳明经穴为主。

主穴 印堂 颧髎 合谷 血海 三阴交 足三里

方义 印堂、颧髎位于面颊部，可疏通局部经络之气，活血祛斑；合谷为手阳明经穴，善治面部诸疾，可清泻阳明风火，凉血化斑；血海和三阴交为足太阴脾经穴，脾主肌肉，经别上面，合而用之，可补血养阴，调和气血；足三里为胃的下合穴，“合治内腑”，可调和胃肠，通络化瘀。

操作 毫针常规刺，或点刺出血。

2. 其他治疗

（1）皮肤针 取面部雀斑处及风池、肺俞。轻叩至皮肤潮红为度。

（2）火针 取雀斑处阿是穴。根据雀斑多少、面积大小分期治疗，每隔 3 ～ 4 日治疗 1 次。

（3）耳针 取肺、心、胃、大肠、内分泌、神门。每次选 2 ～ 4 穴，毫针刺法或压丸法。

（4）穴位注射 取足三里、血海、肺俞、膈俞。每次选 2 穴，选用当归注射液或丹参注射液，常规穴位注射，隔日 1 次。

【按语】

1. 针灸治疗本病有一定的疗效。

2. 治疗期间应尽量避免日光照射，以免影响疗效。

二、黄褐斑

黄褐斑是以发生于面部的对称性褐色色素斑为主要特征的病证，为颜面的色素沉着斑，多见于怀孕、人工流产及分娩后的女性。本病与女性内分泌失调、精神压力大有关，并与日晒、长期使用化妆品或长期服用某些药物（如避孕药）以及某些慢性病如月经不调、盆腔炎症、肝病、甲状腺功能亢进症、慢性酒精中毒、结核等有关。

黄褐斑属中医学“面尘”“肝斑”“面黑皯”“黧黑斑”等范畴，俗称“妊娠斑”“蝴蝶斑”，其发生常与情志不遂、忧思恼怒、日晒过多等因素有关。本病病位在面部肌肤，与阳明经及肝、脾、肾三脏关系密切。基本病机是气滞血瘀，面失所养。

【辨证要点】

主症 黄褐色、淡褐色或咖啡色斑，边界较清，形状不规则，最初为多发性，渐渐融合成片，对称分布于面部，以颧部、前额、鼻部、两颊最突出，有时呈蝶翼状，面部无炎症及鳞屑，无自觉症状及全身不适。

气滞血瘀：斑色较深，面色晦暗，口唇暗红，伴经前少腹痛，胸胁胀痛，急躁易怒，喜叹息。舌暗红，有瘀点或瘀斑，脉弦涩。

肝肾阴虚：色斑呈咖啡色，伴手足心热，失眠多梦，腰膝酸软。舌嫩红，苔少，脉细数。

脾虚湿困：斑色暗淡，面色㿠白，体胖，疲倦乏力。舌淡胖，边有齿印，脉濡细。

【治疗】

1. 基本治疗

治法　调和气血，化瘀消斑。取局部穴位及手足阳明经穴为主。

主穴　颧髎　合谷　足三里　血海　三阴交

配穴　气滞血瘀配太冲、膈俞；肝肾阴虚配肝俞、肾俞；脾虚湿困配脾俞、阴陵泉。根据面部黄褐斑不同部位取阿是穴。

方义　颧髎为局部取穴，以疏调局部经络之气，化瘀消斑；合谷为手阳明经的原穴，为治面部诸疾的要穴，足三里是胃的下合穴，善补气血，二穴合用，可沟通阳明经气，益气养血，化瘀消斑；血海、三阴交，均为脾经穴，二穴合用，可补益脾胃，调和气血，化瘀消斑。

操作　毫针常规刺。

2. 其他治疗

（1）耳针　取肺、肝、肾、心、内分泌、皮质下、内生殖器、面颊。每次选 2 ～ 4 穴，毫针刺法或压丸法。

（2）穴位注射　取肺俞、胃俞、足三里、血海等穴。每次选 2 穴，选用当归注射液或丹参注射液，常规穴位注射。隔日 1 次。

【按语】

1. 针灸治疗黄褐斑有一定疗效，但疗程较长。在治疗期间，应尽量避免日光照射。

2. 黄褐斑的发生可受多种因素影响，要积极治疗原发病。因服用某些药物或使用化妆品引起者，要停用药物和化妆品。

附篇
参考资料

子午流注针法与灵龟八法同属于以时间为条件的配穴法，是我国古代时间医学的重要组成部分，至今在临床仍发挥着重要作用。经过几千年的发展，针灸在临床各科广泛应用且效果显著。今后应深入研究针灸作用机制，开拓国际视野，推进针灸在世界范围内的应用，进一步提升针灸的国际传播力、影响力。

第十三章
子午流注针法与灵龟八法

第一节　子午流注针法

子午流注针法是以子午流注理论为基础，以五输穴配合阴阳五行，运用干支以推算经气流注盛衰开阖，按时取穴的针刺治疗方法。

一、子午流注的含义

子午是对立的两个词，合用具有时辰、阴阳、方位等含义。从时辰看，子午是日夜年份的两个起点：一天十二时辰，子时是夜半，午时是日中；一年中，子是农历十一月，为冬至节所在，午是农历五月，是夏至节所在。从阴阳看，子时为阴之极，阴极生阳，故半夜子时一阳初生；午时是阳之极，阳极生阴，故中午午时一阴初生。从方位看，《灵枢・卫气行》认为："岁有十二月，日有十二辰，子午为经，卯酉为纬。"经指南北（上下），纬指东西（左右）。

流注：流指流动，注指输注。是将人体经脉气血循环比喻为水流，在经络中川流不息地循环灌注。

子午流注是我国时间医学的重要组成部分，是从时间角度认识人体生命现象，专门研究人体脏腑、经脉的气血随时间推移流注盛衰规律的一种理论学说，它是子午流注针法的基础。

二、子午流注的理论基础

《内经》中天人相应、气血流注、候气逢时针刺的思想是子午流注的理论基础。

人生活在自然界中，自然界的各种变化对人体产生着巨大影响，随着时间的更替，在人体逐渐形成与自然界相应的节律性，如日节律、亚日节律、超日节律、月节律、年节律、超年度节律等。《灵枢・岁露论》云："人与天地相参也，与日月相应也。"《灵枢・顺气一日分为四时》云："夫百病者，多以旦慧昼安，夕加夜甚。"《素问・四气调神大论》云："故阴阳四时者，万物之终始也，死生之本也，逆之则灾害生，从之则苛疾不起，是谓得道。"说明人只有顺应自然界的变化，才能养生防病。

经脉是运行气血的通道，气血运行如自然界水流动向，循环不息。《灵枢・痈疽》记载："经脉留行不止，与天同度，与地合纪……夫血脉营卫，周流不休，上应星宿，下应经数。"《灵枢・逆顺肥瘦》云："脉行之逆顺奈何？……手之三阴，从脏走手；手之三阳，从手走头；足之三阳，从头走足；足之三阴，从足走腹。"十二经脉首尾相贯、依次衔接，气血循经脉依次传递流注。其流注是从手太阴肺经开始，阴阳相贯，首尾相接，逐经相传，到肝经为止，后又复注入肺，从而构成了周而复始、如环无端的流注系统，且有对应的流注时辰，即气血盛衰的变化，如气血流注肺经的时辰是寅时。

由于人体的气血按照一日十二个时辰的阴阳消长而有规律地流注于经脉之中，而人体的各种功能也随着时辰的推移发生周期性的变化，故针刺治疗亦当依气血衰旺的规律而按时循经取穴。《灵枢·卫气行》云："是故谨候气之所在而刺之，是谓逢时。"《素问·八正神明论》云："凡刺之法，必候日月星辰，四时八正之气，气定乃刺之。"说明中医学非常重视气候的变迁、日月的运转、昼夜的交替等自然界变化与人体生理活动、病理变化的密切关系，并逐渐地认识到把握时间进行治疗的重要性。

三、子午流注针法的源流

子午流注理论具有悠久的历史，是在古代哲学、天文、历法等知识基础上，结合中医经络学说逐步形成和发展起来的。

据资料记载，人们根据自然界的四时和朝夕变化养生和治疗疾病，早在春秋战国时代应用干支纪年纪月纪时已经出现。这个时期还出现了经络学说的专著《足臂十一脉灸经》和《阴阳十一脉灸经》以及《易经》，为子午流注理论的形成奠定了基础。

在秦汉时期，《内经》提出了天人相应、经脉气血流注、候气逢时针刺的思想，特别是"子午"和"流注"均出现在《内经》当中。《难经》补充了五输穴理论，并提出了"虚则补其母，实则泻其子"的治疗原则。张仲景《伤寒杂病论》论述人气随月相盈亏有逐日的变化，提出了日月避灸刺法。魏伯阳《周易参同契》一书首次提到"纳甲"一词。

晋代皇甫谧《针灸甲乙经》完善了五输穴，唐代孙思邈的《备急千金要方》《千金翼方》以及王焘《外台秘要》等均记载随日月生毁和日干支属性是"人气""人神"所在，同时提出日月变化、卫气沉浮、气血迟速的针灸禁忌。

宋、金时代，干支学说盛行，同时也影响和推动了时间医学的发展，子午流注逐渐由理论走向临床应用，众多医家潜心研究子午流注，纷纷著书立说。宋代《圣济总录》首载60年运气图，并提出医治疾病"必先岁气"之说。金代何若愚撰写、阎明广注释的《子午流注针经》，首先提出子午流注的名称，系统论述子午流注纳甲法，从而确立了子午流注针法的理论体系，是现存最早的子午流注专著。

明代高武《针灸聚英》所论五输穴的补虚泻实，为纳支法的取穴开了先河。徐凤的《针灸大全》、杨继洲的《针灸大成》以及李梴的《医学入门》等，对子午流注针法都有不同程度的发挥，其中《针灸大全》所载《子午流注逐日按时定穴歌》10首，对子午流注针法的开穴，提出了简明合理的方法，受到后世医家的推崇。清代、民国时期，针灸学术逐渐衰落。

中华人民共和国成立后，由于党的中医政策的实施，使中医针灸事业走向了复兴与繁荣，子午流注针法也受到众多学者的关注。1956年吴棹仙先生向毛泽东主席献子午流注环周图后，子午流注针法的影响剧增；1957年单玉堂先生贡献出家传"一四二五三〇规律"，解决了子午流注中闭穴的运用，对子午流注针法的发展运用做出了贡献。1970年以后，子午流注针法获得前所未有的发展提高，逐渐形成了子午流注针法的基本体系，同时还开展了大量的临床和实验研究。

四、子午流注针法的基本组成

子午流注针法由五输穴配合阴阳五行、天干地支配合脏腑时辰两大部分组成。

（一）五输穴配合阴阳五行（表 13–1、表 13–2）

表 13–1　阳经五输穴

经脉	井（金）	荥（水）	输（木）	经（火）	合（土）
大肠经（金）	商阳	二间	三间	阳溪	曲池
三焦经（相火）	关冲	液门	中渚	支沟	天井
小肠经（火）	少泽	前谷	后溪	阳谷	小海
胃经（土）	厉兑	内庭	陷谷	解溪	足三里
胆经（木）	足窍阴	侠溪	足临泣	阳辅	阳陵泉
膀胱经（水）	至阴	足通谷	束骨	昆仑	委中

表 13–2　阴经五输穴

经脉	井（木）	荥（火）	输（土）	经（金）	合（水）
肺经（金）	少商	鱼际	太渊	经渠	尺泽
心包经（君火）	中冲	劳宫	大陵	间使	曲泽
心经（火）	少冲	少府	神门	灵道	少海
脾经（土）	隐白	大都	太白	商丘	阴陵泉
肝经（木）	大敦	行间	太冲	中封	曲泉
肾经（水）	涌泉	然谷	太溪	复溜	阴谷

其歌诀如下：

少商鱼际与太渊，经渠尺泽肺相连；商阳二三间合谷，阳溪曲池大肠牵；
厉兑内庭陷谷胃，冲阳解溪三里随；隐白大都太白延，脾经商丘阴陵泉；
少冲少府属于心，神门灵道少海寻；少泽前谷后溪腕，阳谷小海小肠经；
至阴通谷束京骨，昆仑委中膀胱知；涌泉然谷与太溪，复溜阴谷肾所宜；
中冲劳宫心包络，大陵间使传曲泽；关冲液门中渚焦，阳池支沟天井索；
窍阴侠溪临泣胆，丘墟阳辅阳陵泉；大敦行间太冲看，中封曲泉属于肝。

（二）天干地支

天干，指甲、乙、丙、丁、戊、己、庚、辛、壬、癸，又称十天干。

地支，指子、丑、寅、卯、辰、巳、午、未、申、酉、戌、亥，又称十二地支。

1. 干支配合六十环周　天干地支配合，即干支配合，如甲与子配合，就成了甲子、乙丑、丙寅、丁卯……的依次排列，天干轮 6 次（10×6=60），地支轮 5 次（12×5=60），此即六十环周法，也称作六十花甲子（表 13–3）。它是古人纪年、月、日、时的必用符号。

表 13–3　干支配合六十环周

1 甲子	2 乙丑	3 丙寅	4 丁卯	5 戊辰	6 己巳	7 庚午	7 辛未	9 壬申	10 癸酉
11 甲戌	12 乙亥	13 丙子	14 丁丑	15 戊寅	16 己卯	17 庚辰	18 辛巳	19 壬午	20 癸未
21 甲申	22 乙酉	23 丙戌	24 丁亥	25 戊子	26 己丑	27 庚寅	28 辛卯	29 壬辰	30 癸巳

续表

31 甲午	32 乙未	33 丙申	34 丁酉	35 戊戌	36 己亥	37 庚子	38 辛丑	39 壬寅	40 癸卯
41 甲辰	42 乙巳	43 丙午	44 丁未	45 戊申	46 己酉	47 庚戌	48 辛亥	49 壬子	50 癸丑
51 甲寅	52 乙卯	53 丙辰	54 丁巳	55 戊午	56 己未	57 庚申	58 辛酉	59 壬戌	60 癸亥

2. 干支分阴阳 在干支中，天干属阳，地支属阴，单数为阳，双数为阴，这是不变的。即天干中，甲、丙、戊、庚、壬属阳，乙、丁、己、辛、癸为阴；地支中，子、寅、辰、午、申、戌属阳，丑、卯、巳、未、酉、亥属阴。其干支代数在年、月、日、时干支推算中应用（表 13–4）。

表 13–4 天干地支代数

代数	1	2	3	4	5	6	7	8	9	10	11	12
天干	甲	乙	丙	丁	戊	己	庚	辛	壬	癸		
地支	子	丑	寅	卯	辰	巳	午	未	申	酉	戌	亥

3. 干支与五行、脏腑配合 （表 13–5）

表 13–5 干支与五行、脏腑、经脉配合

五行	木		火		土		金		水	
天干	甲	乙	丙	丁	戊	己	庚	辛	壬	癸
地支	子	丑	未 亥	午 戌	辰	巳	卯	寅	申	酉
脏腑	胆	肝	小肠 三焦	心 包络	胃	脾	大肠	肺	膀胱	肾
经脉	胆经	肝经	小肠经 三焦经	心经 心包经	胃经	脾经	大肠经	肺经	膀胱经	肾经

其歌诀如下：

天干：

甲胆乙肝丙小肠，丁心戊胃己脾乡；庚属大肠辛属肺，壬属膀胱癸肾脏；

三焦阳腑须归丙，包络从阴丁火旁；阳干宜纳阳之腑，脏配阴干理自当。

地支：

肺寅大卯胃辰宫，脾巳心午小未中，申膀酉肾心包戌，亥焦子胆丑肝通。

4. 天干合化五行（五门十变） 根据刚柔相济之理，天干中阳干与阴干按顺序隔五相合，并化生五行，是纳干法合日互用的依据（表 13–6）。

表 13–6 天干合化五行

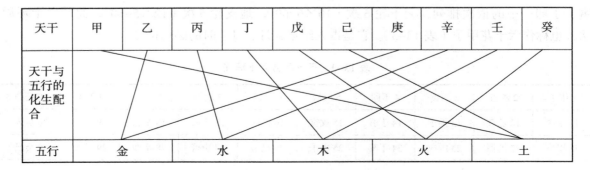

天干	甲	乙	丙	丁	戊	己	庚	辛	壬	癸
天干与五行的化生配合	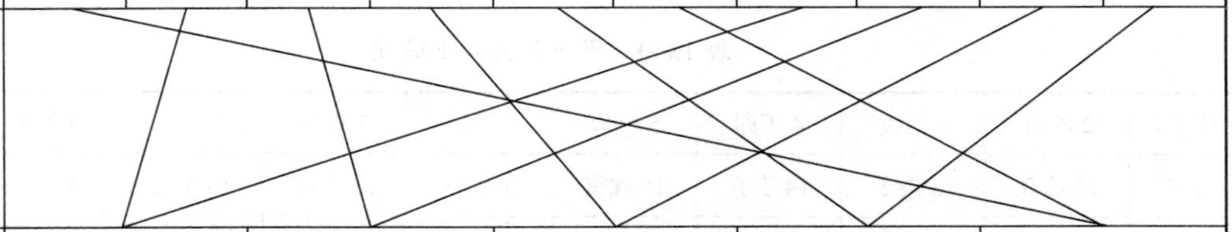									
五行	金		水		木		火		土	

5. 地支与月、时辰配合（表 13–7、表 13–8）

表 13–7　十二地支配十二月

地支	子	丑	寅	卯	辰	巳	午	未	申	酉	戌	亥
月份	十一	十二	一	二	三	四	五	六	七	八	九	十

表 13–8　十二地支配十二时辰

地支（时辰）	子	丑	寅	卯	辰	巳	午	未	申	酉	戌	亥
时间	23 ～ 1	1 ～ 3	3 ～ 5	5 ～ 7	7 ～ 9	9 ～ 11	11 ～ 13	13 ～ 15	15 ～ 17	17 ～ 19	19 ～ 21	21 ～ 23

（三）年、月、日、时干支推算法

子午流注针法开穴治病，要求知道患者就诊时的时干支，可通过万年历、应用软件和上网查询，也可通过下列方法按照年、月、日、时顺序推算。

1. 年干支推算法

年干序数＝（公元纪年 –3）÷ 10（取余数，无余者作 10）

年支序数＝（公元纪年 –3）÷ 12（取余数，无余者作 12）

例：求 2022 年干支?

年干序数＝（2022–3）÷ 10 ＝ 201……9（对应为壬）

年支序数＝（2022–3）÷ 12 ＝ 168……3（对应为寅）

即 2022 年干支为壬寅。

也可取当年的公元数减去 3，得出的数值除以 60，余数是该年的干支顺序数（见表 13–3 中的顺序数）。

2. 月干支推算法（以农历计算）

月干序数＝（年干序数 ×2+ 当月月数）÷ 10（取余数，无余者作 10）

月支序数＝（当月月数 +2）÷ 12（取余数，无余者作 12）

例：求 2022 年十月干支?

月干序数＝（9×2+10）÷ 10 ＝ 2……8（对应为辛）

月支序数＝（10+2）÷ 12 ＝ 1……0（对应为亥）

即 2022 年十月干支为辛亥。

月干支以农历立春发生时刻为起点，一年有十二个月，配十二地支，固定不变。正月建寅，每年正月是寅，二月是卯，……以此类推，不需设置闰月。也可按下列歌诀来推算月天干：

甲己之年丙作首，乙庚之年戊为头，丙辛之年庚寅上，

丁壬壬寅顺行流，若言戊癸何方起，甲寅之上去寻求。

3. 日干支推算法（以阳历计算）

元旦干支的计算：元旦干支一般需要查表得来（表 13–9），但同样也可以计算出来。

求当年元旦干支，先求出当年与 2001 年的年数差 Y（即当年年数 –2001），然后用公式计算。注意，余数凡逢 1 次闰年后加 1，逢 2 次闰年后加 2，……依此类推。其闰年可用歌诀推算：

四除年数尽均闰，除不尽者不闰年，百年整数停一闰，四百除尽仍为闰。

元旦天干＝（365×Y+1）÷10＝商……余数，加闰年数（若所得数大于 10，则减去 10）
元旦地支＝（365×Y+1）÷12＝商……余数，加闰年数（若所得数大于 12，则减去 12）
2022 年元旦天干＝（365×21+1）÷10=766……6，+5，-10（对应为甲）
2022 年元旦地支＝（365×21+1）÷12=638……10，+5，-12（对应为寅）
即 2022 年元旦干支为甲寅。

表 13-9　2020—2079 年各年元旦的日干支

闰年		平年					
年份	元旦干支	年份	元旦干支	年份	元旦干支	年份	元旦干支
2020	癸卯	2021	己酉	2022	甲寅	2023	己未
2024	甲子	2025	庚午	2026	乙亥	2027	庚辰
2028	乙酉	2029	辛卯	2030	丙申	2031	辛丑
2032	丙午	2033	壬子	2034	丁巳	2035	壬戌
2036	丁卯	2037	癸酉	2038	戊寅	2039	癸未
2040	戊子	2041	甲午	2042	己亥	2043	甲辰
2044	己酉	2045	乙卯	2046	庚申	2047	乙丑
2048	庚午	2049	丙子	2050	辛巳	2051	丙戌
2052	辛卯	2053	丁酉	2054	壬寅	2055	丁未
2056	壬子	2057	戊午	2058	癸亥	2059	戊辰
2060	癸酉	2061	己卯	2062	甲申	2063	己丑
2064	甲午	2065	庚子	2066	乙巳	2067	庚戌
2068	乙卯	2069	辛酉	2070	丙寅	2071	辛未
2072	丙子	2073	壬午	2074	丁亥	2075	壬辰
2076	丁酉	2077	癸卯	2078	戊申	2079	癸丑

日干支推算法：
首先应知：当年元旦的干支代数；所求当天与元旦相差天数。
日干序数 = 元旦天干序数 +（相差天数 ÷10）的余数（若所得数大于 10，则减去 10）
日支序数 = 元旦地支序数 +（相差天数 ÷12）的余数（若所得数大于 12，则减去 12）
例：求 2022 年 11 月 24 日干支？
日干序数 =1+（327÷10）=1+7（32……7）=8（对应为辛）
地支序数 =3+（327÷12）=3+3（27……3）=6（对应为巳）
即 2022 年 11 月 24 日干支为辛巳。
也可用下列方法计算：
首先应知：当年元旦的干支代数、当天的日数、每月干支应加的基数，闰年自 3 月起都加 1（表 13-10）。
日干序数＝（元旦天干序数 + 日序数 + 月天干加减基数）÷10（取余数，无余者作 10）
日支序数＝（元旦地支序数 + 日序数 + 月地支加减基数）÷12（取余数，无余者作 12）

表 13–10 每月干支应加的基数

月份		1月	2月	3月	4月	5月	6月	7月	8月	9月	10月	11月	12月
平年	干	–1	0	–2	–1	–1	0	0	1	2	2	3	3
	支	–1	6	10	5	–1	6	0	7	2	8	3	9
闰年		3月以后余数加1											

其歌诀如下：

一五双减一，三减二加十，七零九加二，十上加二八，闰从三月起，

二六加零六，四减一加五，八加一七走，冬三腊三九，余数均加一。

例：求 2022 年 11 月 24 日干支？

日干序数＝（1+24+3）÷10＝2……8（对应为辛）

日支序数＝（3+24+3）÷12＝2……6（对应为巳）

即 2022 年 11 月 24 日干支为辛巳。

4. 时干支推算法 十二地支配十二时辰都是从子时开始，固定不变。天干可从口诀推算得出：

甲己起甲子，乙庚起丙子，丙辛起戊子，丁壬起庚子，戊癸起壬子。

意思是甲日、己日的十二时辰，都是从甲子开始，同样，乙日、庚日从丙子开始，丙日、辛日从戊子开始，丁日、壬日从庚子开始，戊日、癸日从壬子开始。

也可用公式计算得出：

子时天干序数＝（日干序数 ×2–1）÷10（取余数，无余者作 10）

推算时干支时应考虑当地时间与标准时间之间的时差，推算时应以当地时间为准。1884 年国际会议制定划分时区的办法，规定每隔经度 15°算一个时区，全球分 24 个时区，把通过英国伦敦格林威治天文台原址那条经线定为 0°经线，作为 0°中央经线，从西经 7.5°至东经 7.5°为中时区，向东划分 12 个时区，向西划分 12 个时区。地理经度和时间有特定的关系。因地球每 24 小时自转 1 周（360°），则每小时自转 360° ÷24=15°，每经度 1°时刻差为 60÷15=4 分钟，此为地区时差计算的基础。我国采用北京所在的东八时区的区时作为标准时间，称为北京时间，但我国幅员辽阔，横跨五个时区，当地时间与北京时间时差较大，有必要推算出当地时间。在推算当地时间时须知道当地的平太阳时，并计算出当地的真太阳时。

平太阳时是假设地球绕日运动是标准的圆形，实际上地球绕日运动是椭圆形，每天的时间长短是不同的，并不都是 24 小时。真太阳时要求每天的中午 12 点，太阳处在头顶最高，因此传统上确定准确时辰，应使用真太阳时。北京时间实际上是平太阳时，是东经 120°经线的地方平太阳时。计算当地真太阳时的公式为：

当地真太阳时＝当地平太阳时＋时差＝北京时间＋当地平太阳时与北京时间之差＋真太阳时与平太阳时之差

当地平太阳时与北京时间之差 =4（分钟 / 度）×（地方经度 –120）

如广州位于东经 113.23°，那么广州与北京时间的时差应为：4×（113.23–120）＝ –27 分 5 秒，即广州平太阳时比北京时间慢 27 分 5 秒。真太阳时与平太阳时之差＝ 9.5 分钟 ×Sin2L–7.7 分钟 ×Sin（L+78°）。其中 L ＝ 280° +0.9856° ×（计算日距当年 1 月 1 日的天数），每天不同，可上网（http://bjtime.cn/）查阅，如 2022 年 11 月 24 日真太阳时与平太阳时之差为 +13 分 17 秒，即广州与北京时间的实际时差应为 –27 分 5 秒 +13 分 17 秒＝ –13 分 48 秒，那么广州的真太阳

时＝北京时间 –13 分 48 秒。

例：求广州 2022 年 11 月 24 日 15 时 05 分（北京时间）干支?

子时天干序数＝（8×2–1）÷10 ＝ 1……5（对应为戊）

2022 年 11 月 24 日 15 时 05 分广州的真太阳时应为 15 时 05 分 –13 分 48 秒＝ 14 时 51 分 12 秒，为未时。

即 2022 年 11 月 24 日子时干支应为戊子，15 时 05 分干支应为乙未。

五、子午流注针法的临床运用

（一）纳子法（纳支法）

纳子法是根据每日气血输注十二经的地支时辰、病证之虚实，配合五行生克穴位取穴治病的方法。

1. 按时循经取穴法 按一天十二时辰，每个时辰各配一经，在这个时辰内，该经从起点到终点的任何腧穴都可以选用（表 13–11）。例如，肺经病，每日寅时都可取肺经从中府到少商的任何腧穴针刺治疗。

表 13–11 气血流注十二经时辰

经脉	胆	肝	肺	大肠	胃	脾
时辰	子	丑	寅	卯	辰	巳
时间	23 ～ 1	1 ～ 3	3 ～ 5	5 ～ 7	7 ～ 9	9 ～ 11
经脉	心	小肠	膀胱	肾	心包	三焦
时辰	午	未	申	酉	戌	亥
时间	11 ～ 13	13 ～ 15	15 ～ 17	17 ～ 19	19 ～ 21	21 ～ 23

2. 补母泻子取穴法 根据气血流注到某经的时辰，再结合五输穴，用补母或泻子的取穴方法进行针刺治疗。开穴的原则：实则泻其子，虚则补其母。

本经补母泻子取穴法：在气血流注本经的时间，实证取本经所属“五行”之子穴泻之。如肺热咳嗽的实证，于寅时泻尺泽（水），因金生水，水为金之子。虚证取本经所属“五行”之母穴补之。如肺虚气喘，于卯时补太渊（土），因土生金，土为金之母。如果补泻时间已过，或不虚不实证，或遇有急症，可取本经本穴或原穴。

异经补母泻子取穴法：取与病经有相生关系的异经五输穴，例如肺经实证，肺属金，肾属水，金生水，肾经为肺经的子经，故在肾经经气流注的时辰酉时针刺，泻肾经子穴井木穴涌泉（水生木）及肾经本穴阴谷（水穴）；肺经虚证，肺属金，脾属土，土生金，脾经为肺经的母经，故在脾经经气流注时辰已过的午时针刺，补脾经母穴荥火穴大都（火生土）及脾经本穴太白（土穴）。余可类推。

（二）纳甲法（纳干法）

纳甲法是根据每日气血输注十二经的天干时辰，进行配穴针刺治病的方法。首先推算患者来诊的年、月、日、时干支，再以经脉五输穴的五行相生规律顺次开穴。

1. 天干配脏腑，阳进阴退（表 13–12）

表 13–12　日干子午流注按时开井穴

日干	甲	乙	丙	丁	戊	己	庚	辛	壬	癸
时辰	甲→ 戌→	乙→ 酉→	丙→ 申→	丁→ 未→	戊→ 午→	己→ 巳→	庚→ 辰→	辛→ 卯→	壬→ 寅→	癸→ 亥→
经脉	胆	肝	小肠	心	胃	脾	大肠	肺	膀胱	肾
井穴	窍阴	大敦	少泽	少冲	厉兑	隐白	商阳	少商	至阴	涌泉

2. 阳日开阳经井穴，按五输穴次序继续开阳时

（1）返本还原　开输穴时，同开井穴所属经脉的原穴。

（2）气纳三焦，开生我穴　阳经开到合穴后，下一阳时气纳三焦，开生我（“我”指井穴所属经脉）穴。以甲胆主气日为例（表 13–13）：

表 13–13　甲胆主气开穴

时辰	甲戌	乙亥	丙子	丁丑	戊寅	己卯	庚辰	辛巳	壬午	癸未	甲申 （日干重见）
经脉	胆	闭穴	小肠	闭穴	胃	闭穴	大肠	闭穴	膀胱	闭穴	三焦 （气纳三焦）
五输穴位	井 （金） 窍阴		荥 （水） 前谷		输 （木） 陷谷		经 （火） 阳溪		合 （土） 委中		纳（水） 液门 （他生我）
戊寅时同开丘墟，为返本还原											

3. 阴日开阴经井穴，按五输穴次序继续开阴时

（1）返本还原（以输为原）　开输穴时，同开井穴所属经脉的原穴。

（2）血归包络，开我生穴　阴经开到合穴后，下一阴时血归包络，开我（“我”指井穴所属经脉）生穴。以乙肝主血日为例（表 13–14）：

表 13–14　乙肝主血开穴

时辰	乙酉	丙戌	丁亥	戊子	己丑	庚寅	辛卯	壬辰	癸巳	甲午	乙未 （日干重见）
经脉	肝	闭穴	心	闭穴	脾	闭穴	肺	闭穴	肾	闭穴	心包 （血归包络）
五输穴位	井 （木） 大敦		荥 （火） 少府		输 （土） 太白		经 （金） 经渠		合 （水） 阴谷		归（火） 劳宫 （我生他）
己丑时同开太冲，为返本还原											

以上为甲日和乙日开穴表，应用时可按下列子午流注逐日按时定穴歌进行推算：

甲日戌时胆窍阴，丙子时中前谷荥，戊寅陷谷阳明输，返本丘墟木在寅。

庚辰经注阳溪穴，壬午膀胱委中寻，甲申时纳三焦水，荥合天干取液门。

乙日酉时肝大敦，丁亥时荥少府心，己丑太白太冲穴，辛卯经渠是肺经，
癸巳肾宫阴谷合，乙未劳宫火穴荥。
丙日申时少泽当，戊戌内庭治胀康，庚子时在三间输，本原腕骨可祛黄，
壬寅经火昆仑上，甲辰阳陵泉合长，丙午时受三焦木，中渚之中仔细详。
丁日未时心少冲，己酉大都脾土逢，辛亥太渊神门穴，癸丑复溜肾水通，
乙卯肝经曲泉合，丁巳包络大陵中。
戊日午时厉兑先，庚申荥穴二间迁，壬戌膀胱寻束骨，冲阳土穴必还原，
甲子胆经阳辅是，丙寅小海穴安然，戊辰气纳三焦脉，经穴支沟刺必痊。
己日巳时隐白始，辛未时中鱼际取，癸酉太溪太白原，乙亥中封内踝比，
丁丑时合少海心，己卯间使包络止。
庚日辰时商阳居，壬午膀胱通谷之，甲申临泣为输木，合谷金原返本归。
丙戌小肠阳谷火，戊子时居三里宜，庚寅气纳三焦合，天井之中不用疑。
辛日卯时少商本，癸巳然谷何须忖，乙未太冲原太渊，丁酉心经灵道引，
己亥脾合阴陵泉，辛丑曲泽包络准。
壬日寅时起至阴，甲辰胆脉侠溪荥，丙午小肠后溪输，返求京骨本原寻，
三焦寄有阳池穴，返本还原似嫡亲，戊申时注解溪胃，大肠庚戌曲池真，
壬子气纳三焦寄，井穴关冲一片金，关冲属金壬属水，子母相生恩义深。
癸日亥时井涌泉，乙丑行间穴必然，丁卯输穴神门是，本寻肾水太溪原，
包络大陵原并过，己巳商丘内踝边，辛未肺经合尺泽，癸酉中冲包络连，
子午截时安定穴，留传后学莫忘言。

4. 合日互用，增加开穴 根据天干合化五行，阳日阴时或阴日阳时，可开其合日互用日相应时辰的穴位。如甲日乙亥时无穴可开，可开己日乙亥时中封；己日乙丑时无穴可开，可开甲日乙丑时行间。其余可按地支顺时推进选穴，阳经按阳时补穴，即子补井、寅补荥、辰补输、午补经、申补合、戌补纳（穴）；阴经按阴时补穴，即丑补井，卯补荥，巳补输，未补经，酉补合，亥补纳（穴）。这样，所有的时辰都有了开穴。或用纳子法，即甲时胆，乙时肝……

5. 一、四、二、五、三、〇反克取穴法 按照上面举例和子午流注逐日按时定穴歌可以看出，阳日阳时开阳经穴，阴日阴时开阴经穴，一日 12 个时辰有 6 个时辰无穴可开，十日 120 个时辰就有 60 个时辰无穴可开，这给子午流注纳甲法的临床应用带来许多困难。根据合日互用，又开了 36 个时辰的穴位，但仍有 24 个时辰的是闭穴。后世医家通过反复临床实践和推算，提出了一、四、二、五、三、〇的反克取穴法。它根据六甲周期，阳进阴退开井穴和阳日阳时开阳经、阴日阴时开阴经，以及地支顺时推进等基础进行推算，解决了癸日十时不开穴的不足，根据反克推算，就能将 10 日共 120 个时辰纳甲法所要开的穴位全部开出，为子午流注纳甲法的临床运用大大推进了一步（表 13–15）。

表 13–15 一、四、二、五、三、〇反克取穴

常规		一	四	二	五	三	〇
五输纳穴		井	经	荥	合	输	纳、归
六甲	干支	甲日，甲戌	己日，甲子	戊日，甲寅	丁日，甲辰	丙日，甲午	乙日，甲申
	穴名	窍阴	阳辅	侠溪	阳陵泉	临泣	液门

续表

常规		一	四	二	五	三	○
五输纳穴		井	经	荥	合	输	纳、归
六乙	干支	乙日，乙酉	己日，乙亥	己日，乙丑	戊日，乙卯	丁日，乙巳	丙日，乙未
	穴名	大敦	中封	行间	曲泉	太冲	劳宫
六丙	干支	丙日，丙申	庚日，丙戌	庚日，丙子	己日，丙寅	戊日，丙辰	丁日，丙午
	穴名	少泽	阳谷	前谷	小海	后溪	中渚
六丁	干支	丁日，丁未	辛日，丁酉	庚日，丁亥	庚日，丁丑	己日，丁卯	戊日，丁巳
	穴名	少冲	灵道	少府	少海	神门	大陵
六戊	干支	戊日，戊午	壬日，戊申	辛日，戊戌	辛日，戊子	庚日，戊寅	己日，戊辰
	穴名	厉兑	解溪	内庭	足三里	陷谷	支沟
六己	干支	己日，己巳	癸日，己未	壬日，己酉	辛日，己亥	辛日，己丑	庚日，己卯
	穴名	隐白	商丘	大都	阴陵泉	太白	间使
六庚	干支	庚日，庚辰	甲日，庚午	癸日，庚申	壬日，庚戌	壬日，庚子	辛日，庚寅
	穴名	商阳	阳溪	二间	曲池	三间	天井
六辛	干支	辛日，辛卯	乙日，辛巳	甲日，辛未	癸日，辛酉	壬日，辛亥	壬日，辛丑
	穴名	少商	经渠	鱼际	尺泽	太渊	曲泽
六壬	干支	壬日，壬寅	丙日，壬辰	己日，壬午	甲日，壬申	癸日，壬戌	癸日，壬子
	穴名	至阴	昆仑	通谷	委中	束骨	关冲
六癸	干支	癸日，癸亥	戊日，癸丑	丁日，癸卯	丙日，癸巳	乙日，癸未	甲日，癸酉
	穴名	涌泉	复溜	然谷	阴谷	太溪	中冲

6. 按时开穴，配穴治疗　先开流注开穴，再配有效穴位。如牙痛在癸日庚申时来治疗，可先开二间，再配颊车进行治疗。

7. 根据病情，定时治疗　为提高疗效，可选择流注开穴与病情相适的时间进行治疗。如胃病，可约定在辛日戊子时取足三里治疗。

例：广州某患者 2022 年 11 月 24 日 15 时 05 分治疗，运用子午流注纳甲法应取何穴？

上述推算已知 2022 年 11 月 24 日干支为辛巳，15 时 05 分干支为乙未。

按子午流注逐日按时定穴歌进行推算，辛日乙未时取太冲和太渊穴。

第二节　灵龟八法

一、灵龟八法的含义

灵龟八法又称“奇经纳甲法”“奇经纳卦法”。它是运用古代哲学的八卦九宫学说，结合人体奇经八脉气血的会合，取其与奇经八脉相通的八个经穴，按照日时干支的推演数字变化，采用相加、相除的方法，做出按时取穴的一种针刺方法。

二、灵龟八法的源流

灵龟八法的理论基础与子午流注的理论基础是一致的。其起源也可追溯至春秋战国时期，早在《易经》中就出现了“灵龟”二字，而且《易经》中“河图洛书”、八卦中“九宫八风”等，为灵龟八法理论的形成奠定了基础。元代王国瑞所著《扁鹊神应针灸玉龙经》首先提出了飞腾八法的学术思想。八脉八穴的文字记载则首见于窦汉卿的《针经指南·流注八穴序》，提倡八法流注，察日时之旺衰，按时治疗。灵龟八法完整地提出首见于明代徐凤的《针灸大全》，该书卷四详尽地记载了灵龟八法、飞腾八法、八穴配合歌和逐日干支歌等内容，并指出灵龟八法是由飞腾八法、八脉八穴和子午流注等学术思想经整理而成的。

三、灵龟八法的组成

1. 八卦九宫 八卦是古人取阴阳之象，结合自然界的天、地、水、火、风、雷、山、泽作成的，其用“——”代表阳，用“— —”代表阴，用三个这样的符号，组成八种形式，叫做八卦。每一卦形代表一定的事物：乾代表天，坤代表地，坎代表水，离代表火，震代表雷，艮代表山，巽代表风，兑代表泽。其卦形可概括为：乾三连，坤六断，震仰盂，艮覆碗，离中虚，坎中满，兑上缺，巽下断。

八卦的名称和图像结合四方即为九宫。如图13-1，具体为：戴九履一，左三右七，二四为肩，八六为足，五十居中，寄于坤局。

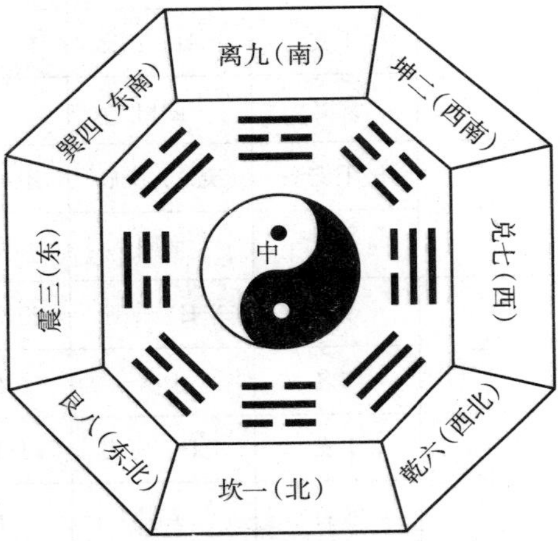

图 13-1 八卦九宫

2. 八脉交会穴 八脉交会穴是奇经八脉与十二经脉之气相通的八个腧穴，即公孙、内关、足临泣、外关、后溪、申脉、列缺和照海（表 13-16）。

表 13-16 八脉交会穴

穴 名	所属经脉	关 系	所通经脉	主治范围
公孙	足太阴脾经	父	冲脉	心、胸、胃病证
内关	手厥阴心包经	母	阴维脉	
足临泣	足少阳胆经	男	带脉	目外眦、耳、侧头、颈肩、胸胁病证
外关	手少阳三焦经	女	阳维脉	
后溪	手太阳小肠经	夫	督脉	目内眦、耳、头项、肩胛、腰背病证
申脉	足太阳膀胱经	妻	阳跷脉	
列缺	手太阴肺经	主	任脉	肺系、咽喉、胸膈病证
照海	足少阴肾经	客	阴跷脉	

其歌诀如下：

公孙冲脉胃心胸，内关阴维下总同；临泣胆经连带脉，阳维目锐外关逢；
后溪督脉内眦颈，申脉阳跷络亦通；列缺任脉行肺系，阴跷照海膈喉咙。

3. 八卦、九宫、八穴关系（表 13–17）

表 13–17　八卦、九宫、八穴关系

八卦	乾	坎	艮	震	巽	离	坤	兑
九宫	六	一	八	三	四	九	二、五	七
八脉交会穴	公孙	申脉	内关	外关	临泣	列缺	照海	后溪

其歌诀如下：

坎一联申脉，照海坤二五，震三属外关，巽四临泣数，
乾六是公孙，兑七后溪府，艮八系内关，离九列缺主。

4. 八法逐日干支代数（表 13–18）

表 13–18　八法逐日干支代数

代数	10	9	8	7
天干	甲己	乙庚	丁壬	戊丙癸辛
地支	辰戌丑未	申酉	寅卯	巳亥午子

其歌诀如下：

甲己辰戌丑未十，乙庚申酉九为期，丁壬寅卯八成数，
戊癸巳午七相宜，丙辛亥子亦七数，逐日干支即得知。

5. 八法临时干支代数（表 13–19）

表 13–19　八法临时干支代数

代数	9	8	7	6	5	4
天干	甲己	乙庚	丙辛	丁壬	戊癸	
地支	子午	丑未	寅申	卯酉	辰戌	巳亥

歌诀如下：

甲己子午九宜用，乙庚丑未八无疑，丙辛寅申七作数，丁壬卯酉六须知，
戊癸辰戌各有五，巳亥单加四共齐，阳日除九阴除六，不及零余穴下推。

四、灵龟八法的临床运用

1. 开穴法　运用灵龟八法，是将日、时的干支数字共同加起来，得出四个数字的和数，然后按照阳日除以 9、阴日除以 6 的公式，用所得商之外的余数，对应八卦分配某穴的数字，就是当时应开的腧穴。

公式：（日干 + 日支 + 时干 + 时支）÷ 9（阳）或 6（阴）= 商……余数（为对应所开之穴）

例：广州某患者 2022 年 11 月 24 日 15 时 05 分治疗，运用灵龟八法应取何穴？

上述推算已知 2022 年 11 月 24 日干支为辛巳，15 时 05 分干支为乙未。

代入公式为：（7+7+8+8）÷6 = 4……6（对应为公孙）

即应取公孙穴。

2. 定时取穴，配穴治疗 根据病情选取相适应的八法开穴的穴位，再配以适当的经穴进行治疗。例如：头面之疾可选后溪、列缺、临泣、照海适应证的开穴时间；胃心胸诸疾可选公孙、内关适应证的开穴时间进行治疗。

3. 按时取穴，配合病穴 根据患者来诊时间所开的八法穴，再配合与疾病相适应的穴位进行治疗，以扶正祛邪，消除病痛，例如厥心痛，适逢丙申日己丑时，即先开公孙、内关，再取厥阴俞、巨阙针刺，以提高疗效。

4. 流注、八法联合应用 流注、八法均以“时穴”为主，二者联合应用，可先开八法穴，再配纳甲按时取穴；或先开八法穴，再配纳子取穴；或根据病情，预定八法开穴时间再配纳甲定时取穴。

［附］飞腾八法

1. 含义 飞腾八法也是以八脉八穴为基础，按时开穴的一种方法。它的理论基础和源流与灵龟八法相似，但运用略有不同。本法不论日干支和时干支，均以时天干为主，不用零余方法。

2. 天干八穴八卦配合关系

见表 13–20。

表 13–20 天干八穴八卦配合

时辰	甲壬	丙	戊	庚	辛	乙癸	己	丁
八穴	公孙	内关	临泣	外关	后溪	申脉	列缺	照海
八卦	乾	艮	坎	震	巽	坤	离	兑

其歌诀如下：

壬甲公孙即是乾，丙居艮上内关然，戊为临泣生坎水，庚属外关震相连，

辛上后溪装巽卦，乙癸申脉到坤传，己土列缺南离上，丁居照海兑金全。

3. 临床应用 飞腾八法应用时，每日按时辰的天干开穴。如甲子时开公孙穴，乙丑时开申脉穴，丙寅时则取内关穴（丙申、丙戌、丙辰等皆同），戊辰时开临泣穴，己巳时开列缺穴，庚午时取外关穴……治病时先取开穴，再取配穴。如丙寅时先取内关，再取配穴公孙。

例：广州某患者 2022 年 11 月 24 日 15 时 05 分治疗，运用飞腾八法应取何穴？

上述推算已知 2022 年 11 月 24 日 15 时 05 分干支为乙未，即时干为乙，故取申脉，可配后溪。

第十四章

针灸临床研究进展

“十三五”期间，以习近平同志为核心的党中央把中医药摆在更加突出的位置，引领中医药事业取得了历史性成就，针灸临床应用和研究也取得了丰硕的成果。本章主要介绍针灸治疗神经系统及精神心理疾病、痛证以及呼吸系统、心血管系统、消化系统、泌尿生殖系统、五官科疾病等方面的临床研究进展。要求熟悉并了解相关针灸前沿的知识，扩充知识面，为走向临床奠定基础。

一、神经系统及精神心理疾病

（一）中风

中风病是针灸临床最为常见的病种之一。1972 年石学敏院士提出和创立了“醒脑开窍”针刺法，并率先提出针刺手法量学理论，对捻转补泻手法确定了新定义和量化操作。“醒脑开窍”针刺法主要用于中风病急性期和恢复期的治疗，1999 年成为国家中医药科技成果推广项目。

针灸对中风出现的运动和感觉功能障碍、语言障碍、吞咽功能障碍、日常生活能力障碍及伴发的失眠、抑郁、认知障碍、疲劳、排尿困难和尿失禁、呃逆等一系列影响患者生活质量的症状，均有良好疗效。研究显示治疗中风后肩手综合征常取八邪穴和肩三针，以合谷刺法、经筋排刺、颈夹脊电针为主要治疗方法；治疗中风后痉挛性偏瘫临床应用频次高的穴位是合谷、曲池、肩髃、外关、足三里、阳陵泉等以阳经为主的拮抗肌群穴位，有研究通过肌电图得出相对于针刺尺泽、内关两个主动肌穴，针刺合谷、曲池两个拮抗肌穴在缓解痉挛性偏瘫上疗效更优；治疗中风后吞咽障碍频次最高的穴位是廉泉、风池、金津、玉液、翳风。

针刺治疗中风的同时，须结合肢体功能、语言功能等的康复锻炼及训练性治疗。我国大部分地区已建立了一定规模的康复中心，使综合疗法的思路得以实施。

（二）周围性面瘫

目前对于周围性面瘫的治疗，无论中医、西医都已达成共识，针灸疗法是最为有效的治疗方法之一。周围性面瘫常选用地仓、颊车、阳白、太阳、迎香、水沟、承浆、翳风、风池、合谷等穴进行针刺治疗。研究认为针刺治疗本病可能会调节边缘系统、运动前区域和默认模式网络，以促进脑功能的重组，从而改善面部运动和情绪调节，改善患者的社会和身体功能，并提高生活质量。

（三）抑郁症

抑郁症发病比较普遍。在人生历程中的某个时期，约 1/4 的女性和 1/10 的男性会染此疾。针灸治疗抑郁症主要以调神疏肝为法，取督脉、心经、肝经穴为主，如百会、四神聪、印堂、神门、内关、膻中、三阴交、太冲等。国际权威医学期刊 *Annals of Internal Medicine* 2016 年发表的美国最新临床实践指南指出，单用针灸疗法可纳入治疗策略。此外，抑郁症属精神心理性疾病，在治疗过程中还必须重视心理治疗。心理疏导、认知行为等可改善患者的错误认知观念，争取患者的主动配合。

二、痛证

痛证是针灸临床上重要的适应证。近年来，针灸治疗痛证有大量的报道，从总体上看，痛证包括神经痛、肌肉关节痛、内脏痛等，针灸治疗具有较好的疗效。

在针灸治疗痛证的研究方面，目前针刺镇痛的中枢机制研究较深入。不同电针参数的镇痛效果研究取得了突破性进展。韩济生院士发现不同电针参数是电针镇痛效果中不可忽视的重要因素，电针参数的镇痛效果不同，低频（2Hz）电针镇痛由 u/δ 受体介导，可促进 β－内啡肽（脑内）和脑啡肽（脑和脊髓）释放；高频（100Hz）电针镇痛由 k 受体介导，可促进脊髓中强啡肽的释放。一次治疗的电刺激时间不宜过长，且可采用低频、高频交替使用进行治疗，否则易于出现“针刺耐受”现象。

三、呼吸系统疾病

近年来，针灸治疗支气管哮喘、慢性支气管炎、慢性阻塞性肺病等呼吸系统疾病，临床多选用肺经腧穴及肺俞、定喘等穴，使用的针灸方法包括针刺、灸法、穴位敷贴、穴位注射、埋线、三棱针、耳针等疗法，都取得较明显疗效。

基于“冬病夏治”理论的穴位敷贴——三伏贴，是针灸治疗呼吸系统疾病的典型代表方法，大量的临床研究已经证明三伏贴对于缓解呼吸系统疾病的症状、提高机体免疫力有很好的疗效。

四、心血管系统疾病

现代医学在心血管系统方面的研究突飞猛进，近些年来针灸在心血管系统疾病方面的研究逐渐增多，改变了以往研究不足的局面。

针灸治疗心血管系统疾病主要有冠心病、心律失常、心绞痛、心脏神经官能症、无脉症和高血压病、休克等。针灸治疗心血管系统疾病常用的穴位有膻中、内关、心俞、厥阴俞、巨阙、神门、郄门、通里、阴郄等。一项纳入 404 例病人的临床研究显示，针刺内关、通里可显著减少患者心绞痛发作次数，降低心绞痛发作程度，提高 6 分钟步行测试得分，改善加拿大心血管学会心绞痛严重程度分级和西雅图心绞痛量表中的大部分评分，且治疗期间不良事件很少发生，安全性好。

五、消化系统疾病

针灸可治疗多种消化系统疾病，如急慢性胃炎、消化性溃疡、急慢性肠炎、功能性消化不良、肠易激综合征、功能性便秘、胆囊炎等。针灸治疗消化系统疾病取穴以中脘、天枢、足三里、内关、胃俞、脾俞、曲池、支沟、上巨虚、内庭、阳陵泉等为主，并结合辨证分型增加穴位，疗效肯定。

研究表明，针灸对消化道的运动、消化腺的分泌、胆汁流量以及胆囊、胆道的舒缩功能等均有调整作用。针刺足三里、胃俞、天枢等穴可以明显改变胃和小肠的活动，起到双向调节的作用。如胃的运动处于抑制状态时，针刺能使胃的活动加强，胃体收缩幅度增大，频率加快，胃液的酸度和酶的活性升高；反之，则出现完全相反的情况。

六、泌尿、生殖系统疾病

（一）泌尿系统疾病

针灸可治疗多种泌尿系统疾病，如尿潴留、尿失禁、遗尿等，取穴多以中极、膀胱俞、三阴交、阴陵泉、气海、关元、八髎穴、秩边、会阳等为主。在治疗方法上，除了传统的针刺、温针、耳穴等，脐灸的应用愈来愈多，且疗效肯定。

一项纳入 504 例病人的临床研究显示，电针双侧中髎、会阳穴可以明显减少女性压力性尿失禁患者的漏尿量和尿失禁频次，治疗期间不良事件很少发生，且受试者普遍（85.4%）认为电针治疗对疾病有中等程度以上的帮助，电针可能是通过促进盆底肌的神经恢复与加强改善相关症状。

针刺对缓解肾绞痛和排出结石具有较好的效果。在一定条件下，针刺能增强输尿管蠕动，促进排尿。有试验表明：弱刺激手法可减弱肾盂的收缩，减慢输尿管的蠕动；强刺激手法可使肾盂收缩增强，输尿管蠕动加快，而且针刺的后效应可维持一段时间。

（二）生殖系统疾病

针灸治疗生殖系统疾病历来是临床研究的亮点和热点。针灸对于非器质性因素所致的生殖系统疾病有显著的作用，针刺主要选用肝经、肾经、督脉和腰骶部、下腹部穴位。

月经病是临床常见病，病因复杂，症状多样。有临床研究表明针灸治疗月经不调具有很好的疗效，可通过诱发排卵治疗月经不调，对基础体温（BBT）均为单相的无排卵型月经失调患者，以电针关元、中极、子宫、三阴穴等穴进行治疗，大部分会出现排卵现象。

临床 Meta 分析结果显示：针灸治疗产后缺乳有效率高于常规护理及中药；在血清泌乳素（PRL）、泌乳量、乳房充盈程度等方面均优于常规护理及中药。针灸疗法可促进乳汁分泌，改善乳房充盈情况。

七、五官科疾病

针灸越来越广泛地应用于五官科疾病的治疗，取穴多以局部穴位为主，配合循经远端取穴和脏腑辨证取穴，临床疗效显著。

2015 年美国耳鼻喉头颈外科协会将针灸治疗纳入过敏性鼻炎临床实践指南，证据强度为 B 级，推荐强度为可选择。有研究将 75 例变应性鼻炎患者采用鼻三针治疗，透刺迎香、上迎香、印堂穴，治疗结束 6 个月后随访。结果总有效率 73.3%，提示鼻三针透刺治疗变应性鼻炎疗效确切，6 个月内效果稳定且优于西药组。

有研究分析与评价了 1954 ～ 2016 年针灸治疗眼病的临床研究论文，结果显示针灸治疗眼病的疾病谱共涉及 13 类疾病 47 个具体病证，总病例数为 176469 例，有效病例数为 160662 例，有效率为 91.0%。

八、其他病证

作为一种辅助手段，针灸常被用于肿瘤相关症状及化疗后不良反应的控制，如癌因性疲乏、癌性疼痛、化疗后恶心呕吐、化疗后白细胞减少等。针刺、穴位埋线、穴位注射、耳穴、艾灸、腕踝针、皮内针、穴位磁疗、经皮穴位电刺激、穴位敷贴及综合治疗等均在临床上得到运用。研究表明针灸治疗有助于提高癌痛患者白细胞介素 2RmRNA 表达的阳性表达率，从而促进其蛋白水平的表达率和改善细胞免疫功能。

全国中医药行业高等教育“十四五”规划教材
全国高等中医药院校规划教材（第十一版）

教材目录（第一批）

注：凡标☆号者为“核心示范教材”。

（一）中医学类专业

序号	书　名	主　编		主编所在单位	
1	中国医学史	郭宏伟	徐江雁	黑龙江中医药大学	河南中医药大学
2	医古文	王育林	李亚军	北京中医药大学	陕西中医药大学
3	大学语文	黄作阵		北京中医药大学	
4	中医基础理论☆	郑洪新	杨　柱	辽宁中医药大学	贵州中医药大学
5	中医诊断学☆	李灿东	方朝义	福建中医药大学	河北中医学院
6	中药学☆	钟赣生	杨柏灿	北京中医药大学	上海中医药大学
7	方剂学☆	李　冀	左铮云	黑龙江中医药大学	江西中医药大学
8	内经选读☆	翟双庆	黎敬波	北京中医药大学	广州中医药大学
9	伤寒论选读☆	王庆国	周春祥	北京中医药大学	南京中医药大学
10	金匮要略☆	范永升	姜德友	浙江中医药大学	黑龙江中医药大学
11	温病学☆	谷晓红	马　健	北京中医药大学	南京中医药大学
12	中医内科学☆	吴勉华	石　岩	南京中医药大学	辽宁中医药大学
13	中医外科学☆	陈红风		上海中医药大学	
14	中医妇科学☆	冯晓玲	张婷婷	黑龙江中医药大学	上海中医药大学
15	中医儿科学☆	赵　霞	李新民	南京中医药大学	天津中医药大学
16	中医骨伤科学☆	黄桂成	王拥军	南京中医药大学	上海中医药大学
17	中医眼科学	彭清华		湖南中医药大学	
18	中医耳鼻咽喉科学	刘　蓬		广州中医药大学	
19	中医急诊学☆	刘清泉	方邦江	首都医科大学	上海中医药大学
20	中医各家学说☆	尚　力	戴　铭	上海中医药大学	广西中医药大学
21	针灸学☆	梁繁荣	王　华	成都中医药大学	湖北中医药大学
22	推拿学☆	房　敏	王金贵	上海中医药大学	天津中医药大学
23	中医养生学	马烈光	章德林	成都中医药大学	江西中医药大学
24	中医药膳学	谢梦洲	朱天民	湖南中医药大学	成都中医药大学
25	中医食疗学	施洪飞	方　泓	南京中医药大学	上海中医药大学
26	中医气功学	章文春	魏玉龙	江西中医药大学	北京中医药大学
27	细胞生物学	赵宗江	高碧珍	北京中医药大学	福建中医药大学

序号	书名	主编	主编所在单位	
28	人体解剖学	邵水金	上海中医药大学	
29	组织学与胚胎学	周忠光　汪　涛	黑龙江中医药大学	天津中医药大学
30	生物化学	唐炳华	北京中医药大学	
31	生理学	赵铁建　朱大诚	广西中医药大学	江西中医药大学
32	病理学	刘春英　高维娟	辽宁中医药大学	河北中医学院
33	免疫学基础与病原生物学	袁嘉丽　刘永琦	云南中医药大学	甘肃中医药大学
34	预防医学	史周华	山东中医药大学	
35	药理学	张硕峰　方晓艳	北京中医药大学	河南中医药大学
36	诊断学	詹华奎	成都中医药大学	
37	医学影像学	侯　键　许茂盛	成都中医药大学	浙江中医药大学
38	内科学	潘　涛　戴爱国	南京中医药大学	湖南中医药大学
39	外科学	谢建兴	广州中医药大学	
40	中西医文献检索	林丹红　孙　玲	福建中医药大学	湖北中医药大学
41	中医疫病学	张伯礼　吕文亮	天津中医药大学	湖北中医药大学
42	中医文化学	张其成　臧守虎	北京中医药大学	山东中医药大学

（二）针灸推拿学专业

序号	书名	主编	主编所在单位	
43	局部解剖学	姜国华　李义凯	黑龙江中医药大学	南方医科大学
44	经络腧穴学☆	沈雪勇　刘存志	上海中医药大学	北京中医药大学
45	刺法灸法学☆	王富春　岳增辉	长春中医药大学	湖南中医药大学
46	针灸治疗学☆	高树中　冀来喜	山东中医药大学	山西中医药大学
47	各家针灸学说	高希言　王　威	河南中医药大学	辽宁中医药大学
48	针灸医籍选读	常小荣　张建斌	湖南中医药大学	南京中医药大学
49	实验针灸学	郭　义	天津中医药大学	
50	推拿手法学☆	周运峰	河南中医药大学	
51	推拿功法学☆	吕立江	浙江中医药大学	
52	推拿治疗学☆	井夫杰　杨永刚	山东中医药大学	长春中医药大学
53	小儿推拿学	刘明军　邰先桃	长春中医药大学	云南中医药大学

（三）中西医临床医学专业

序号	书名	主编	主编所在单位	
54	中外医学史	王振国　徐建云	山东中医药大学	南京中医药大学
55	中西医结合内科学	陈志强　杨文明	河北中医学院	安徽中医药大学
56	中西医结合外科学	何清湖	湖南中医药大学	
57	中西医结合妇产科学	杜惠兰	河北中医学院	
58	中西医结合儿科学	王雪峰　郑　健	辽宁中医药大学	福建中医药大学
59	中西医结合骨伤科学	詹红生　刘　军	上海中医药大学	广州中医药大学
60	中西医结合眼科学	段俊国　毕宏生	成都中医药大学	山东中医药大学
61	中西医结合耳鼻咽喉科学	张勤修　陈文勇	成都中医药大学	广州中医药大学
62	中西医结合口腔科学	谭　劲	湖南中医药大学	

（四）中药学类专业

序号	书　名	主　编	主编所在单位
63	中医学基础	陈　晶　程海波	黑龙江中医药大学　南京中医药大学
64	高等数学	李秀昌　邵建华	长春中医药大学　上海中医药大学
65	中医药统计学	何　雁	江西中医药大学
66	物理学	章新友　侯俊玲	江西中医药大学　北京中医药大学
67	无机化学	杨怀霞　吴培云	河南中医药大学　安徽中医药大学
68	有机化学	林　辉	广州中医药大学
69	分析化学（上）（化学分析）	张　凌	江西中医药大学
70	分析化学（下）（仪器分析）	王淑美	广东药科大学
71	物理化学	刘　雄　王颖莉	甘肃中医药大学　山西中医药大学
72	临床中药学☆	周祯祥　唐德才	湖北中医药大学　南京中医药大学
73	方剂学	贾　波　许二平	成都中医药大学　河南中医药大学
74	中药药剂学☆	杨　明	江西中医药大学
75	中药鉴定学☆	康廷国　闫永红	辽宁中医药大学　北京中医药大学
76	中药药理学☆	彭　成	成都中医药大学
77	中药拉丁语	李　峰　马　琳	山东中医药大学　天津中医药大学
78	药用植物学☆	刘春生　谷　巍	北京中医药大学　南京中医药大学
79	中药炮制学☆	钟凌云	江西中医药大学
80	中药分析学☆	梁生旺　张　彤	广东药科大学　上海中医药大学
81	中药化学☆	匡海学　冯卫生	黑龙江中医药大学　河南中医药大学
82	中药制药工程原理与设备	周长征	山东中医药大学
83	药事管理学☆	刘红宁	江西中医药大学
84	本草典籍选读	彭代银　陈仁寿	安徽中医药大学　南京中医药大学
85	中药制药分离工程	朱卫丰	江西中医药大学
86	中药制药设备与车间设计	李　正	天津中医药大学
87	药用植物栽培学	张永清	山东中医药大学
88	中药资源学	马云桐	成都中医药大学
89	中药产品与开发	孟宪生	辽宁中医药大学
90	中药加工与炮制学	王秋红	广东药科大学
91	人体形态学	武煜明　游言文	云南中医药大学　河南中医药大学
92	生理学基础	于远望	陕西中医药大学
93	病理学基础	王　谦	北京中医药大学

（五）护理学专业

序号	书　名	主　编	主编所在单位
94	中医护理学基础	徐桂华　胡　慧	南京中医药大学　湖北中医药大学
95	护理学导论	穆　欣　马小琴	黑龙江中医药大学　浙江中医药大学
96	护理学基础	杨巧菊	河南中医药大学
97	护理专业英语	刘红霞　刘　娅	北京中医药大学　湖北中医药大学
98	护理美学	余雨枫	成都中医药大学
99	健康评估	阚丽君　张玉芳	黑龙江中医药大学　山东中医药大学

序号	书　名	主　编		主编所在单位	
100	护理心理学	郝玉芳		北京中医药大学	
101	护理伦理学	崔瑞兰		山东中医药大学	
102	内科护理学	陈　燕	孙志岭	湖南中医药大学	南京中医药大学
103	外科护理学	陆静波	蔡恩丽	上海中医药大学	云南中医药大学
104	妇产科护理学	冯　进	王丽芹	湖南中医药大学	黑龙江中医药大学
105	儿科护理学	肖洪玲	陈偶英	安徽中医药大学	湖南中医药大学
106	五官科护理学	喻京生		湖南中医药大学	
107	老年护理学	王　燕	高　静	天津中医药大学	成都中医药大学
108	急救护理学	吕　静	卢根娣	长春中医药大学	上海中医药大学
109	康复护理学	陈锦秀	汤继芹	福建中医药大学	山东中医药大学
110	社区护理学	沈翠珍	王诗源	浙江中医药大学	山东中医药大学
111	中医临床护理学	裘秀月	刘建军	浙江中医药大学	江西中医药大学
112	护理管理学	全小明	柏亚妹	广州中医药大学	南京中医药大学
113	医学营养学	聂　宏	李艳玲	黑龙江中医药大学	天津中医药大学

（六）公共课

序号	书　名	主　编		主编所在单位	
114	中医学概论	储全根	胡志希	安徽中医药大学	湖南中医药大学
115	传统体育	吴志坤	邵玉萍	上海中医药大学	湖北中医药大学
116	科研思路与方法	刘　涛	商洪才	南京中医药大学	北京中医药大学

（七）中医骨伤科学专业

序号	书　名	主　编		主编所在单位	
117	中医骨伤科学基础	李　楠	李　刚	福建中医药大学	山东中医药大学
118	骨伤解剖学	侯德才	姜国华	辽宁中医药大学	黑龙江中医药大学
119	骨伤影像学	栾金红	郭会利	黑龙江中医药大学	河南中医药大学洛阳平乐正骨学院
120	中医正骨学	冷向阳	马　勇	长春中医药大学	南京中医药大学
121	中医筋伤学	周红海	于　栋	广西中医药大学	北京中医药大学
122	中医骨病学	徐展望	郑福增	山东中医药大学	河南中医药大学
123	创伤急救学	毕荣修	李无阴	山东中医药大学	河南中医药大学洛阳平乐正骨学院
124	骨伤手术学	童培建	曾意荣	浙江中医药大学	广州中医药大学

（八）中医养生学专业

序号	书　名	主　编		主编所在单位	
125	中医养生文献学	蒋力生	王　平	江西中医药大学	湖北中医药大学
126	中医治未病学概论	陈涤平		南京中医药大学	